Philip Rebensburg
Dr. med. Andreas Kappl

GESUND MIT HEILPILZEN

Bibliografische Information der Deutschen Nationalbibliothek
Die Deutsche Nationalbibliothek verzeichnet diese Publikation in der Deutschen Nationalbibliografie. Detaillierte bibliografische Daten sind im Internet über https://dnb.de abrufbar.

Für Fragen und Anregungen
info@m-vg.de

Wichtiger Hinweis
Dieses Buch ist für Lernzwecke gedacht. Es stellt keinen Ersatz für eine individuelle medizinische Beratung dar und sollte auch nicht als solcher benutzt werden. Wenn Sie medizinischen Rat einholen wollen, konsultieren Sie bitte einen qualifizierten Arzt. Der Verlag und der Autor haften für keine nachteiligen Auswirkungen, die in einem direkten oder indirekten Zusammenhang mit den Informationen stehen, die in diesem Buch enthalten sind.

Ausschließlich zum Zweck der besseren Lesbarkeit wurde auf eine genderspezifische Schreibweise sowie eine Mehrfachbezeichnung verzichtet. Alle personenbezogenen Bezeichnungen sind somit geschlechtsneutral zu verstehen.

Originalausgabe
8. Auflage 2025

Türkenstraße 89
80799 München
Tel.: 089 651285-0

Redaktion: Simone Fischer, Stefanie Heim
Umschlaggestaltung: Marc-Torben Fischer, München
Umschlagabbildung: alle Abbildungen von Shutterstock: Paladin12, Foxyliam, Sabelskaya, Sophie_Rose
Layout: Katja Muggli www.muggli.de
Satz: Daniel Förster, Belgern
Bildnachweis: Bischöfliche Pressestelle Hildesheim (bph): 15; CC BY-SA 3.0/Danielle Strobel: 179; Stefanie Gold-scheider/www.biothemen.de: 105; Margit Heimerl: 240 u.; Grit Siwonia: 240 o.
iStockphoto: AlbyDeTweede: 184, Anatoliy Sizov: 58, fotyma: 190, kwanchaichaiudom: 228 li., Mantonature: 200, THEPALMER: 20, 21; John Lash/www.nemeta.org: 14
Shutterstock: Aleksei Marinchenko: 159, Alexander62: 147, Auhustinovich: 60, Bildagentur Zoonar GmbH: 126, 195, bogdan ionescu: 203, dan_nurgitz: 122, Dmytro Ostapenko: 232, Eileen Kumpf: 130, Fly Dragon Fly: 18 re., Fotografiecor.nl: 153, HelloRF Zcool: 61, Henri Koskinen: 157, Igor Cheri: 207, Jaroslav Machacek: 8 o. li., 8 Mi. re., 8 u. re., 121; JerHetrick: 214, Johannes Dag Mayer: 38, Kaotunshutter: 230 re., Kappleyard: 225, KarepaStock: 101, Kateryna Kon: 41, Kimalu: 8 u. li., kosolovskyy: 74, KPixMining: 83, Lurtrat R: 178 o., Matauw: 117, Mateusz Suska: 224, Miriam Doerr Martin Frommherz: 16, N. F. Photography: 109, Nigel Wallace: 212, Nishihama: 65, NK-55: 135, NoPainNoGain: 19, Oksana_Slepko: 222, Olya Detry: 163, pada smith: 227, PattyPhoto: 8 Mi. li., 172; Peter Turner Photography: 134, Photoongraphy: 79, Piedone: 49, Pi-Lens: 113, Pixeljoy: 211, Protasov AN: 18 li., puttography: 138, 166; Richard Fincher: 228 re., Sergio Monti Photography: 24, Skowronek: 73, stockcreations: 92, successo images: 57, tarapong srichaiyos: 50, Tomasz Czadowski: 178 u., viyachai: 230 li., vonny widiyanto: 231, Zoltan Varga Photographer: 8 o. re.
Druck: Florjancic Tisk d.o.o., Slowenien
Printed in the EU

ISBN Print 978-3-7423-0521-3
ISBN E-Book (EPUB, Mobi) 978-3-7453-0187-8

Wir produzieren nachhaltig
www.m-vg.de

Weitere Informationen zum Verlag finden Sie unter

www.rivaverlag.de

Beachten Sie auch unsere weiteren Verlage unter www.m-vg.de

Philip Rebensburg
Dr. med. Andreas Kappl

GESUND MIT HEILPILZEN

Immunsystem stärken, Krankheiten heilen und Beschwerden lindern

riva

Inhalt

Vorwort

Wir leben in einer Zeit, in der die gesundheitlichen Auswirkungen des modernen Lebensstils, geprägt von Hektik, Stress und Reizüberflutung, immer mehr in den Vordergrund treten. Eine ungesunde Ernährung und Lebensweise gelten mittlerweile als die Auslöser der meisten sogenannten Zivilisationskrankheiten, deren Ausmaß immer größer wird. In gleichem Maße nimmt die Unzufriedenheit mit der westlichen Schulmedizin zu, die sich augenscheinlich schwertut, nachhaltige Heilungsstrategien für Krebs, Diabetes, Rheuma, Arthritis und Co. zu ersinnen und gut verträgliche Medikamente ohne gravierende Nebenwirkungen anzubieten. Immer mehr Menschen haben daher das Bedürfnis, ihr Wohlergehen selbst in die Hand zu nehmen, und sind auf der Suche nach Wegen, ihre Gesundheit und Körperkondition aufrechtzuerhalten und zu verbessern.

Da ist es nicht weiter verwunderlich, dass die Naturheilkunde gegenwärtig ein spektakuläres Comeback erlebt. Aktuelle Umfragen zeigen, dass der Trend zu alternativen Heilmethoden seit Jahren ungebrochen anhält. Auch bei der Ernährung wird genauer hingeschaut. Laut einer Studie der Techniker Krankenkasse zur Ernährung im Jahr 2017 hat für die Deutschen inzwischen »gesund« einen höheren Stellenwert als »lecker«. Bei der Vorgängerstudie 2013 stand »lecker« noch im Vordergrund. Das wachsende Bewusstsein in der Bevölkerung um den Zusammenhang zwischen Ernährung und Krankheit führt zu einem vertieften Interesse an Lebensmitteln, die eine über den reinen Ernährungswert hinausgehende positive Wirkung auf den Organismus haben. Aus den USA stammt das Functional-Food-Konzept, welches auf Nahrungsmitteln mit medizinischer Wirkung aufbaut. Das war die Geburt einer neuen Wissenschaftsdisziplin, der Functional Food Science oder der modernen Ernährungsmedizin. Im Gegensatz zur konventionellen medizinischen Forschung, die den Fokus eher auf die Behandlung von Krankheiten und die Bekämpfung ihrer Symptome richtet, geht es hier darum, gute Gesundheit zu bewahren, ergo das System Mensch ins Gleichgewicht zu bringen, dort zu halten und damit die Voraussetzungen für die Entwicklung von Krankheiten zu reduzieren.

Ein prominentes Beispiel sind Pilze, die derzeit wortwörtlich in aller Munde sind und ganz zu Recht voll im Trend liegen, zeigen sie doch, dass »gesund« und »lecker« keine Gegensätze sein müssen. Essbare Pilze werden schon seit Jahrtausenden wegen ihrer kulinarischen Eigenschaften als Nahrung geschätzt und auch einige ihrer medizinischen und vitalisierenden Eigenschaften kennt man schon lange. Doch erst in letzter Zeit wird man sich bewusst, wie wertvoll Pilze als gesundes Nahrungsmittel und Quelle biologisch aktiver Substanzen mit medizinischer Wirkung tatsächlich sind. Pilze bieten ein hervorragen-

»Der Pilz erlaubt es dir, deutlicher zu sehen, als unser untergehendes sterbliches Auge sehen kann, über die Horizonte dieses Lebens hinauszublicken, in der Zeit vorwärts und rückwärts zu reisen, in andere Ebenen der Existenz einzutreten und sogar (wie die Indianer sagen) Gott zu erfahren.«

R. Gordon Wasson,
Wallstreet-Banker und privatgelehrter Ethnomykologe (1898–1986)

des Nährstoffprofil, sie sind kalorienarm, aber reich an Protein und Ballaststoffen, enthalten alle acht essenziellen Aminosäuren (Isoleucin, Leucin, Lysin, Methionin, Phenylalanin, Threonin, Tryptophan und Valin), zahlreiche Vitamine und Mineralstoffe und bieten darüber hinaus eine Fülle von Substanzen, die unserer Gesundheit förderlich sind und sogar Krankheiten bekämpfen können. In diesem Zusammenhang werden Pilze in jüngster Zeit rege erforscht. Aktuell (2019) gibt es mehr als 50 000 wissenschaftliche Veröffentlichungen im Zusammenhang mit der Heilwirkung von Pilzen. Auch der Markt für Nahrungsergänzungsmittel aus Pilzen boomt: Weltweit wird sein Wert auf mehr als 18 Milliarden Dollar geschätzt.[1]

Das in diesem Buch vermittelte Wissen basiert auf sorgfältigen und gewissenhaften Recherchen. Dr. Andreas Kappl und ich möchten Ihnen einen Überblick über den aktuellen Forschungsstand in puncto Heilpilze geben, über ihren konkreten Einsatz in einer Arztpraxis berichten und Sie mit unserer Begeisterung für das verkannte Königreich der Pilze anstecken, ohne jedoch den Boden der Tatsachen zu verlassen. Nach einer ausführlichen Reise in die Welt der Pilze mit ihrer Systematik, Geschichte, den Inhaltsstoffen, Wirkungen und der Anwendung erfahren Sie alles Wissenswerte zu den 22 wichtigsten Heilpilzarten im Porträt und wie Sie diese konkret nutzen und zur Förderung Ihrer Gesundheit anwenden können.

Wir wünschen Ihnen viele neue Erkenntnisse und hoffen, Ihr Interesse an Heilpilzen geweckt zu haben!

Philip Rebensburg
Dr. Andreas Kappl

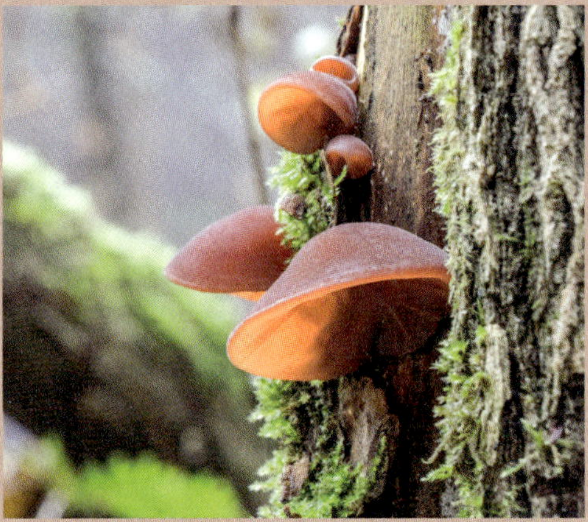

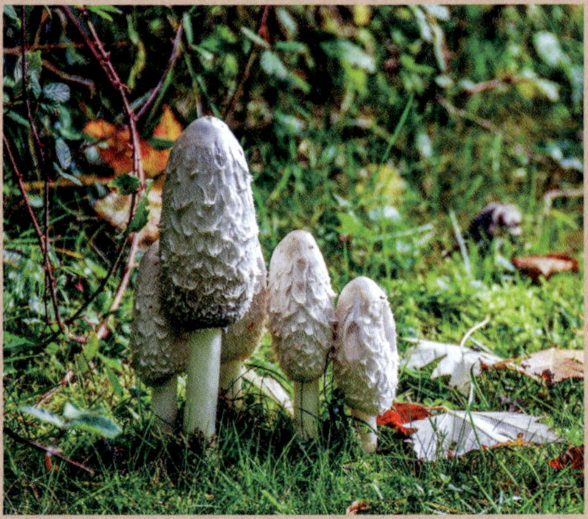

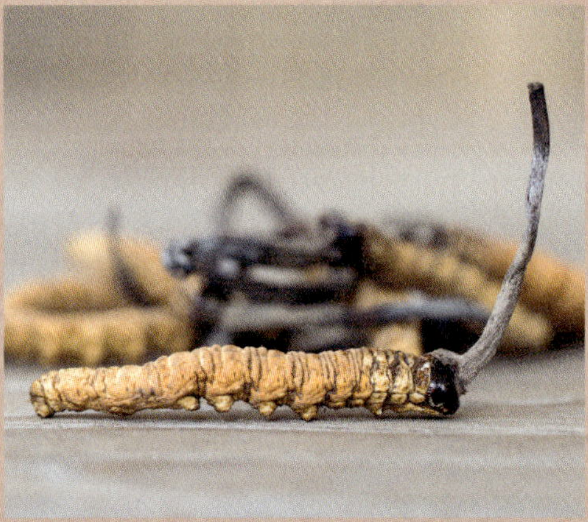

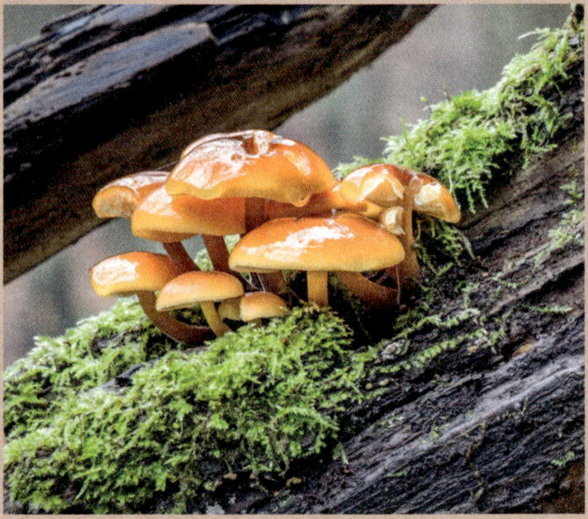

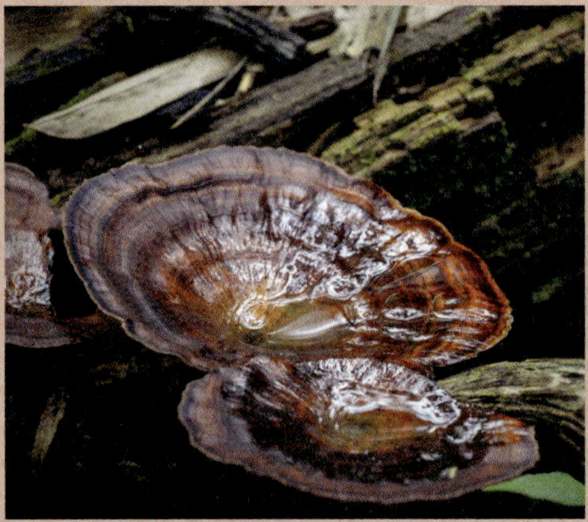

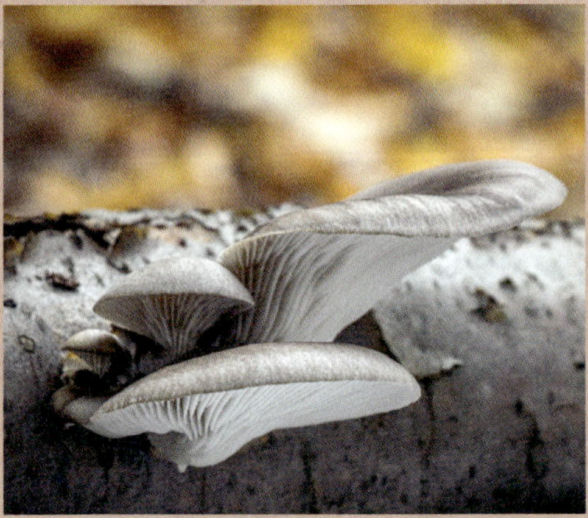

Wichtige Hinweise vorab

Ziel dieses Buches ist es, Ihnen einen Überblick über die neuesten Erkenntnisse der Ernährungsmedizin im Hinblick auf Heilpilze zu geben, basierend auf gründlicher wissenschaftlicher Recherche. Keinesfalls kann durch die hier bereitgestellten Informationen die Betreuung durch einen erfahrenen Arzt oder Heilkundigen ersetzt werden. Hier beschriebene medizinische Wirkungen und Anwendungen von Pilzen, auch die Dosierungsempfehlungen, dienen lediglich der Information und sollen nicht zur Selbstmedikation anregen. In jedem Fall sollten Sie bei der Selbstbehandlung mit Heilpilzen einen Therapeuten oder einen behandelnden Arzt hinzuziehen, um die hier genannten Präparate auf den speziellen Bedarfsfall prüfen zu lassen. Setzen Sie keinesfalls bereits verordnete Medikamente eigenmächtig ab.

Informationen zur rechtlichen Situation

Es besteht leider derzeit in Deutschland und Europa eine verwirrende Rechtslage rund um die medizinische Verwendung von Pilzen. Zu medizinischen Zwecken nutzbare Pilze als Heil- oder Medizinalpilze zu bezeichnen, wird von offiziellen Stellen höchst kritisch gesehen, da dies vom Wort her gesundheitliche Wirkungen suggeriert, die rigoros infrage gestellt werden. Man könnte meinen, dass der Gesetzgeber in Sachen Biologie auf dem Stand der 1960er-Jahre ist, als man noch glaubte, Pilze wären Pflanzen. Denn Pilze werden in mehr als 50 Jahre später erlassenen Vorschriften und Regularien noch immer zu den Pflanzen gerechnet und als »Kräuterprodukte« angesehen. Einige der essbaren Pilze mit medizinischen Eigenschaften werden als Speisepilze eingestuft und der Kategorie »Gemüse« zugeordnet, unterliegen also dem Lebensmittelrecht, während andere Medizinalpilze wegen ihres bitteren Geschmacks und ihrer zähen oder holzartigen Konsistenz nur als Nahrungsergänzungsmittel zugelassen sind. Wieder andere bekommen, etwa weil sie zu bitter sind, noch nicht einmal die Zulassung als Nahrungsergänzungsmittel. Und dann gibt es da noch die Novel-Food-Verordnung (EU) 2015/2283, die große Hürden bei der Neuzulassung von Heilpilzen und Heilpilzprodukten schafft. Für eine Zulassung als Heilmittel oder gar als Arzneimittel müssten umfangreiche und kostenintensive Studien vorgelegt werden, sodass bis dato in Deutschland kein einziger Heilpilz zugelassen ist. Durch das Arzneimittelgesetz und die Health-Claims-Verordnung besteht daher für Hersteller und Verkäufer ein Verbot, für ihre Pilzprodukte mit deren medizinischen Eigenschaften zu werben. Das hat schon so manchem Verkäufer eine saftige Abmahnung eingebracht. Durch die unübersichtliche Rechtslage sind für Medizinalzwecke eingesetzte Pilze in Deutschland und Europa in eine rechtliche Grauzone zwischen Kosmetika, Novel Foods (neuartige Lebensmittel), Gesundheitspflegeprodukten und Arzneimitteln gerutscht.

Die Konsequenzen dieser politisch verursachten Grauzone sind, dass Hersteller keine Angaben über die enthaltenen Wirkstoffe und ihre Anteile machen müssen, es keine Standardisierung und damit keine einheitliche Dosierung gibt und dass die Qualitätssicherung der auf dem Markt befindlichen Produkte lückenhaft bis mangelhaft ist. Auch wenn sich viele Hersteller um Transparenz bemühen, gibt es leider auch schwarze Schafe, die die Situation ausnutzen. Immerhin setzt man sich beim Bundesinstitut für Arzneimittel und Medizinprodukte mit der Thematik auseinander. So steht in der Stellungnahme der Gemeinsamen Expertenkommission des Bundesamts für Verbraucherschutz und Lebensmittelsicherheit (BVL) und des Bundesinstituts für Arzneimittel und Medizinprodukte (BfArM) zur »Einstufung bestimmter Vitalpilzprodukte« (Nr. 01/2014): »Die Expertenkommission ist zu dem Ergebnis gelangt, dass die Produkte der drei betrachteten Vitalpilzarten Chinesischer Raupenpilz *(Ophiocordyceps sinensis)*, Schmetterlingstramete *(Coriolus versicolor)* und Lackporling *(Ganoderma lucidum)* insbesondere dann unzulässig als Lebensmittel (Nahrungsergänzungsmittel) im Verkehr sind, wenn für eine konkrete Information zu dem einzelnen Produkt auf die allgemeinen Informationen im Internet zurückgegriffen werden muss. Die Kommission sieht die Gefahr, dass Verbraucher die Vitalpilzprodukte aufgrund der krankheitsbezogenen Bewerbung im Internet als Arzneimittel ansehen können. Entsprechend den Regelungen des Arzneimittelgesetzes müsste dann für diese Produkte die Wirksamkeit und Unbedenklichkeit in einem Zulassungsverfahren nachgewiesen werden.« Diese Einstufung ist höchst problematisch für alle, die mit Heilpilzen arbeiten möchten, denn ein Zulassungsverfahren als Arzneimittel ist so aufwendig, kostspielig und zeitintensiv, dass es für kleine Betriebe fast unmöglich zu realisieren ist. Ein Schelm, wer Böses dabei denkt.

Anmerkung zu den Pilznamen

Die Namensgebung der Pilze ist ein komplexes Themengebiet. So sind etliche Pilze unter verschiedensten alternativen Namen bekannt. Die Biologie benutzt daher zweiteilige lateinische Namen, die sogenannte binäre Nomenklatur nach Carl von Linné, um Arten von Lebewesen eindeutig zu benennen und voneinander zu unterscheiden. Sie besteht aus dem vorstehenden Gattungsnamen und dem nachgestellten sogenannten Art-Epitheton, der klein und wie der Gattungsname kursiv geschrieben wird und häufig ein charakterisierendes Adjektiv ist. Zum Beispiel steht bei der Schmetterlingstramete *(Trametes versicolor)* das Art-Epitheton »versicolor« für »vielfarbig«.

Gerade bei den Pilzen hat das Namensgebungskonzept aber nicht immer reibungslos funktioniert. Sie sind sowohl in ihrem Erscheinungsbild innerhalb einer Art äußerst vielfältig als auch zwischenartlich schwer voneinander zu unterscheiden. Es ist also wenig verwunderlich, dass in der Vergangenheit häufig unterschiedliche Arten dem gleichen Namen zugeordnet wurden. Ebenso wurde ein und dieselbe Art von verschiedenen Mykologen (Pilzwissenschaftlern) nicht als solche erkannt und unterschiedlich benannt. Ein bezeichnendes Beispiel ist der Mandelpilz. Er wird in seiner Funktion als Medizinalpilz häufig als ABM bezeichnet, was für *Agaricus blazei Murrill* steht. Er ist aber ebenso als *Agaricus brasiliensis* bekannt und neuerdings nennt man ihn wissenschaftlich exakt *Agaricus subrufescens*. Der Streit unter Mykologen um die Namensgebung der Pilze ist so alt wie die Mykologie selbst, aber dank moderner genetischer Analysemethoden kann heutzutage jede Art eindeutig zugeordnet werden und viele Fehlzuordnungen konnten bereits korrigiert werden. Damit einher gehen aber zahlreiche Neu- und Umbenennungen auch sehr gängiger Pilzarten, sodass mittlerweile sogar Fachleute verwirrt sind. Da zudem alle Literaturquellen vor einer Umbenennung den oder die alten Pilznamen verwendet haben, müssen diejenigen, die sich mit Pilzen beschäftigen, eine Vielzahl synonymer Bezeichnungen zuordnen können. So heißt beispielsweise der bekannte tonisierende Raupenpilz *(Cordyceps sinensis)* seit Kurzem wissenschaftlich korrekt *Ophiocordyceps sinensis*.

In diesem Buch werden der Einfachheit halber die in den Porträts vorgestellten Pilze (ab Seite 101) mit ihrem gängigsten deutschen Namen bezeichnet. Die aktuellen lateinischen Namen sowie gängige alternative Bezeichnungen sind bei jedem porträtierten Pilz aber zusätzlich angegeben.

*»Pilze sind kein Gemüse,
Pilze sind ein Königreich!«*

Unkas Gemmeker, Gesundheitsblogger und Podcaster

Kapitel **1**

Die faszinierende *Welt der Pilze*

Uraltes Wissen um Heilpilze neu entdeckt

Etwa 25 Prozent der gesamten Biomasse auf der Erde lässt sich dem Königreich der Pilze zuordnen.[1] Pilze sind das Recyclingsystem der Natur, aber das ist nur ein kleiner Aspekt ihres Wirkens im Gefüge des Lebens auf diesem Planeten. Es gäbe ohne sie weder Pflanzen noch Tiere, denn sie zersetzen Gestein und organisches Material zu Erde und schaffen so erst die Voraussetzung für das Überleben von Pflanzen und damit auch von Tieren. Viele Dinge unseres Alltags gäbe es nicht ohne die unsichtbare Mithilfe der Pilze, dazu zählen Brot, Bier, Wein und Käse, aber auch Waschmittel und Antibiotika. Die Entdeckung von Penizillin aus einem lästigen Schimmelpilz, der Obst befällt, revolutionierte Anfang des 19. Jahrhunderts die Medizin.

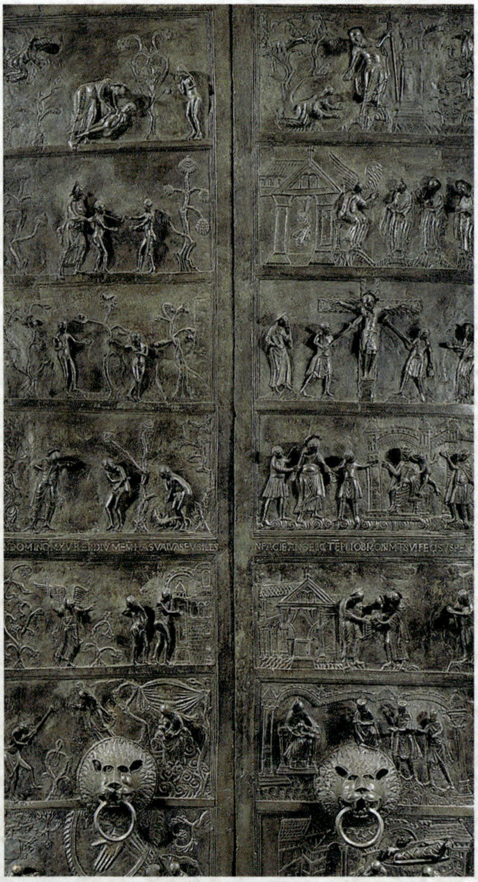

Pilze haben so viel zu bieten, und doch fristen sie überwiegend ein Schattendasein im kollektiven Bewusstsein der abendländischen Welt. Das war nicht immer so. Schon zu prähistorischer Zeit erkannten und schätzten unsere Vorfahren die nährenden, heilenden, tonisierenden, aphrodisierenden und psychoaktiven Eigenschaften von Pilzen. So schreibt der Ethnomykologe R. Gordon Wasson: »Die Verwendung von Pilzen, wenn ich richtigliege, hat sich über den größten Teil Eurasiens und Amerikas ausgebreitet, und als der Steinzeitmensch in das Licht der Vorgeschichte getreten ist, mögen diese seltsamen Pilze durchaus das wichtigste Geheimnis seiner heiligen Mys-

◀ *Die Bernwardstür des Doms zu Hildesheim aus dem Jahr 1015 zeigt links Szenen aus dem 1. Buch Mose des Alten Testaments, rechts das Leben Jesu Christi aus dem Neuen Testament.*

tik gewesen sein.« Pilze hatten ihren festen Platz in allen großen Hochkulturen und wurden regelrecht verehrt und teilweise sogar vergöttert. Zahlreiche Relikte alter Hochkulturen, insbesondere der Maya und Azteken, zeigen dies.[2] Außer als Quelle für Nahrung und Medizin wurden einige Pilze auch für religiöse und spirituelle Zwecke verwendet. Letzteres war der Kirche schon im Mittelalter ein Dorn im Auge und wurde rigoros bekämpft, dabei finden sich auch in der Geschichte des Christentums zahlreiche Hinweise auf den Gebrauch psychoaktiver Pilze. So zeigt etwa die berühmte bronzene Bernwardstür im Dom zu Hildesheim aus dem 11. Jahrhundert Szenen der Vertreibung aus dem Paradies. Aber den Baum der Erkenntnis sucht man vergebens. Adam und Eva stehen neben Gebilden, die durchaus als überdimensionale Pilze interpretierbar sind und an den psychoaktiven Spitzkegligen Kahlkopf *(Psilocybe semilanceata)* erinnern, der ebenfalls oft einen schlangenförmig gebogenen Stiel besitzt. Andere Abbildungen stammen aus einem Gebetsband namens *Paris Eadwine Psalter* (1180 nach Christus)[3] und zeigen ebenso biblische Szenen mit Formen, die verblüffende Ähnlichkeit mit Pilzen besitzen. Man darf vermuten, dass unter dem Eindruck der Inquisition und Hexenverbrennungen unter Federführung der katholischen Kirche das Wissen um die Heileigenschaften von Pilzen in der westlichen Hemisphäre und insbesondere in Europa fast vollständig verloren ging.

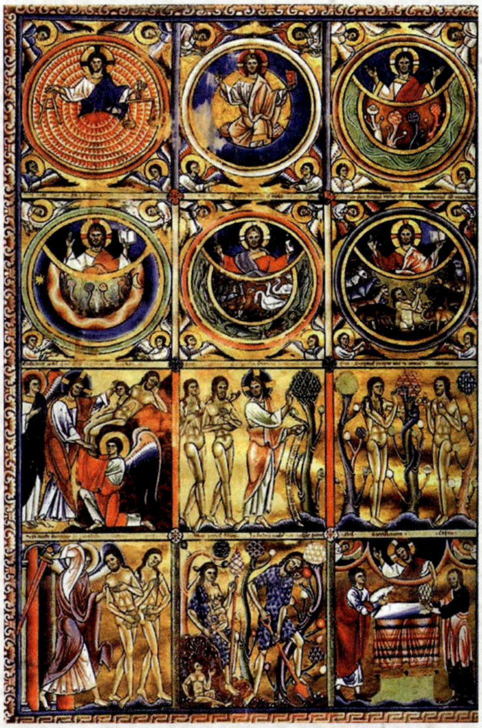

Eine der zwölf farbenfrohen Tafeln im Gebetsband Paris Eadwine Psalter (12. Jahrhundert), die biblischen Szenen mit prominent dargestellten Pilzen zeigt.

Leider ging auch nach der Entdeckung Amerikas durch die spanischen Konquistadoren viel traditionelles Heilwissen der Urbevölkerung Nord- und Südamerikas verloren. Zum Glück dehnten sich ihre kulturellen Raubzüge nur gen Westen aus, und so kann die Volksmedizin Südostasiens, insbesondere die traditionelle chinesische Medizin, kurz: TCM, auf annähernd 4000 Jahre lückenlose Erfahrung im Umgang mit Heilpilzen zurückblicken. Die dort vorhandene Wertschätzung der Pilze lässt sich schon an der Namensgebung erkennen: »Pilz der Unsterblichkeit«, »Baum-des-Lebens-Pilz« oder »Götterpilz« nennt man sie respektvoll in China und Japan. Bei uns tragen Pilze hingegen oft negativ behaftete Namen wie »Judasohr«, »Satansröhrling« oder »Hexenbutter«. Sie zeigen die im Vergleich eher skeptische Einstellung der Europäer gegenüber den seltsamen »Hutwesen«. Schuld sind im finsteren Mittelalter entstandene Ansichten, dass etwa Pilze aus Fäulnis entstehen würden oder bevorzugt an Versammlungsorten von Hexen und Geistern wachsen, die bis heute nachklingen. Aus dieser Zeit stammt auch die Bezeichnung »Hexenring« für ringförmig stehende Pilze.

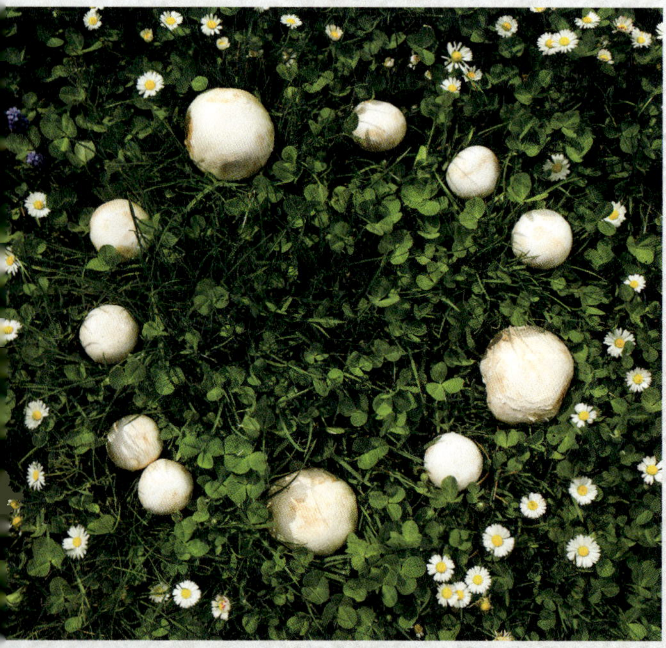

Die Wiederentdeckung der heilenden Wirkung von Pilzen

Erst vor wenigen Jahrzehnten, als die Naturheilkunde in der abendländischen Welt wieder in den Vordergrund rückte, wurde die hiesige medizinische Forschung auf die äußerst interessanten Wirkstoffe der Heilpilze aufmerksam. Wissenschaftler begannen, die Wirksamkeit ihrer Inhaltsstoffe auf die menschliche Gesundheit unter westlichen Gesichtspunkten zu studieren. Viele der aus der traditionellen chinesischen Medizin bekannten Wirkungen konnten seither wissenschaftlich bestätigt und die dafür verantwortlichen Stoffe identifiziert und charakterisiert werden. Heute sind viele Heilpilze gut – wenn auch nicht umfassend – dokumentiert und längst Bestandteil zahlreicher Therapiekonzepte der modernen ganzheitlichen Medizin. Gestützt durch umfangreiche wissenschaftliche Belege setzt sich immer mehr die Erkenntnis durch, dass die Ernährung zum Erlangen und Erhalten von Gesundheit weitreichendere Konsequenzen hat als bisher angenommen. Viele biologische Funktionen des menschlichen Körpers werden durch die Ernährung kontrolliert und moduliert, im positiven wie auch im negativen Sinn. Für viele Menschen kommt die Erkenntnis um den Zusammenhang zwischen Krankheit und Ernährung allerdings zu spät. Zivilisationskrankheiten wie etwa Diabetes mellitus (Zu-

◀ *Der auch bei uns heimische Wiesenchampignon (*Agaricus campestris*) bildet gern Hexenringe.*

ckerkrankheit), Krebs, Arteriosklerose (eigentlich Atherosklerose, Verengung der Arterien durch Ablagerungen), Rheuma, Schlaganfälle und Herzinfarkte sind überwiegend durch Fehlernährung[4], ungesunde Lebensweise[5] und Umwelteinflüsse[6] verursacht. Der Stress, den der hektische Alltag unserer modernen Lebensweise mit sich bringt, tut sein Übriges dazu.

In Zeiten industriell hergestellter Fertigkost und raffinierter Getreideprodukte, die größtenteils ihrer enthaltenen Mineralstoffe und Vitamine beraubt sind, ist die regelmäßige Versorgung mit allen für den Körper wichtigen Nährstoffen von größter Bedeutung, um die Entwicklung ernährungsbedingter Krankheiten zu vermeiden. »Lass die Nahrung deine Medizin sein und Medizin deine Nahrung!«, predigte einst schon Hippokrates, der Philosoph und Begründer der westlichen Medizin. Nach ihm ist Nahrung die einzige nachhaltige Medizin und gleichzeitig die Basis für Gesundheit. Pilze können hier einen großen Beitrag leisten, um wieder in den Zustand der Homöostase (Kasten unten) zu kommen beziehungsweise diesen Zustand zu erhalten, wenn wir ihn schon erreicht haben. Sie enthalten eine Fülle an Nährstoffen, deren Bedarf durch andere Nahrungsquellen teilweise sehr schwer zu decken ist. Viele Pilze enthalten auch eine Vielzahl an bioaktiven Stoffen, das heißt Substanzen, die eine nachweisbare Wirkung auf den Körper haben. Sie wirken regulierend auf die Körperprozesse, stärken Entgiftungsorgane, bekämpfen Bakterien und Viren, hemmen Entzündungen, erhöhen die Stressresistenz und Leistungsfähigkeit und noch vieles mehr.

Von den weltweit etwa 2000 essbaren Pilzarten enthalten bis dato mehr als 700 nachgewiesenermaßen medizinisch relevante Stoffe. Etliche dieser Pilze sind bereits seit Tausenden von Jahren bekannt und ein fester Bestandteil der traditionellen Volksheilkunde in Südostasien, insbesondere China, aber auch in Russland sowie Mittel- und Osteuropa. Sie werden seit einigen Jahrzehnten intensiv erforscht und sind Thema dieses Buches.

Die Homöostase – ein Zustand des Gleichgewichts

Der Begriff »Homöostase« leitet sich aus dem Griechischen *homoiostásis* ab. Dabei steht *homoios* für »gleich« und *stasis* für »bleibender Zustand«. Auf den Körper bezogen spricht man von einem physiologischen Gleichgewicht des inneren Zustands oder auch vom Gleichgewicht des (Organ-)Systems. Damit sind die Körperfunktionen gemeint wie etwa ein stabiler Blutdruck, ausgeglichene Blutzuckerwerte oder ein optimaler pH-Wert. Unser Körper sollte in der Lage sein, dieses körperliche Gleichgewicht selbst zu regulieren und innerhalb bestimmter Grenzen zu halten.

Kleine Pilzkunde

Pilze leben meistens auf festem Substrat, in der Regel Erde, Holz oder anderen organischen Materialien. Sie siedeln aber auch im Wasser und man findet sie sogar im Ozean. In Sachen Aussehen und Lebensweise unterscheiden sie sich drastisch. Viele der geschätzten 1,5 Millionen Pilzarten sind mikroskopisch klein. Manche können im Dunkeln leuchten, andere Insekten unter ihre Kontrolle bringen. Einige sind in der Lage, Krankheiten zu heilen, andere verursachen sie und wieder andere schicken uns mental auf fantastische Reisen. Pilze sind in jeder Hinsicht faszinierend.

Zur Biologie

Noch bis in die 1960er-Jahre wurden Pilze als eine Art niedere Pflanzen betrachtet, obwohl sie keine Fotosynthese betreiben können, also den Aufbau organischer Substanz aus anorganischen Stoffen unter Mitwirkung des Sonnenlichts. Sie wurden im Stammbaum des Lebens – Übersicht darüber, wer oder was wann wo aus wem hervorgegangen ist –, der damals nur zwischen Pflanzen, Tieren und Protisten (Einzellern) unterschied, den Pflanzen zugeordnet. Tatsächlich sind Pilze aber weder Pflanzen noch Tiere. 1969 bekamen sie auf der Basis ihrer Ernährungsweise ein eigenes biologisches »Reich« zugewiesen. Pflanzen produzieren ihre Nährstoffe durch Fotosynthese und Tiere nehmen sie auf, indem sie andere Tiere oder Pflanzen fressen. Pilze haben sich hingegen überwiegend als sogenannte Saprobionten darauf spezialisiert, totes organisches Material von Pflanzen und Tieren zu zersetzen, und tragen so maßgeblich zum Nährstoffkreislauf, Kohlenstoffkreislauf und zur Aufrechterhaltung des Gleichgewichts des Ökosystems bei. Eine große Zahl von Arten spielt darüber hinaus als Symbiosepartner von Bäumen, Sträu-

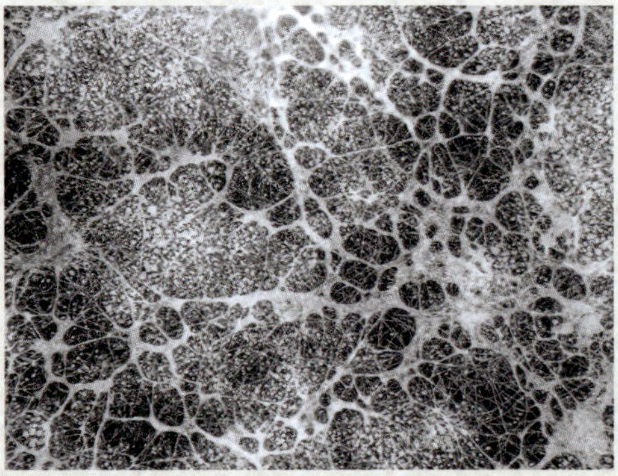

*So sieht ein Pilzmyzel (*Fusarium*) in der Betrachtung unter dem Mikroskop aus.*

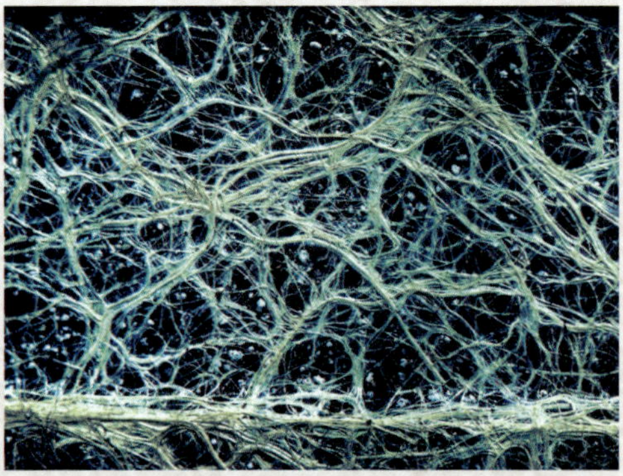

Das menschliche Nervengewebe sieht dem Pilzmyzel unter dem Mikroskop erstaunlich ähnlich.

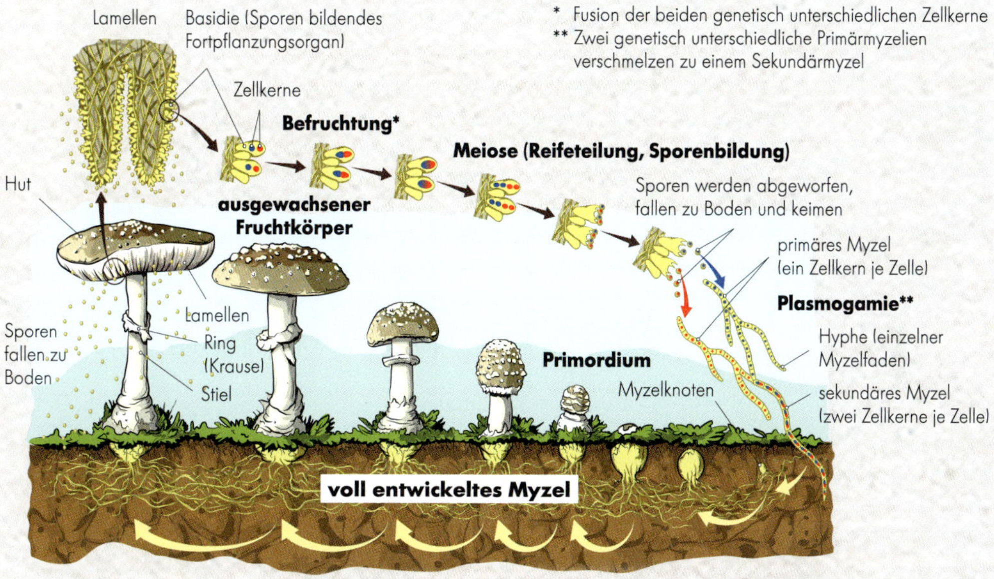

*Dargestellt ist hier der Lebenszyklus der Ständerpilze (*Basidiomycota*) am Beispiel des Pantherpilzes (*Amanita pantherina*).*

chern und Pflanzen (Mykorrhizasymbiose) eine überaus wichtige Rolle im Ökosystem.

Wir kennen nur einen Bruchteil der Pilzarten, die oft ein Leben im Verborgenen führen, denn der überwiegende Anteil der Millionen Pilzarten besteht aus mikroskopisch kleinen Lebewesen. Wenn wir an Pilze denken, meinen wir in der Regel die gleichermaßen faszinierenden wie zerbrechlichen und vergänglichen Gebilde mit Hut und Stiel, die bei feuchter Witterung genauso plötzlich erscheinen, wie sie wieder verschwinden, oder die in Plastik verpackt im Supermarktregal liegen. Tatsächlich sind das nur die Geschlechtsorgane des eigentlichen Pilzorganismus, die Fruchtkörper, die nur zu einem Zweck erscheinen: Vermehrung und Eroberung neuer Lebensräume. Diese Fruchtkörper beherbergen Unmengen von mikroskopisch kleinen Sporen, sozusagen »Pilzsamen«, die abgeworfen und dem Wind übergeben werden. Der eigentliche Pilzorganismus lebt als Myzel, ein dünnes, fädiges Zellgeflecht, versteckt in der Erde oder in verrottendem Holz. Dieses Geflecht hat erstaunliche Ähnlichkeit mit der Struktur eines Gehirns. Die einzelnen Fäden des Myzels, genannt Hyphen, verhalten sich analog zu Nervenzellen in der Art und Weise, wie sie Verknüpfungen bilden und untereinander kommunizieren.

Der bekannte Mykologe Paul Stamets bezeichnet das Myzel als »das Wood Wide

Web« oder auch als »natürliches Internet der Erde«. In der Tat wurde gezeigt, dass Bäume mithilfe des Pilzgeflechts miteinander kommunizieren,[7] und mittlerweile ist es Bioinformatikern sogar gelungen, binäre Daten mittels Pilzmyzel zu übertragen. Zudem nutzen Bäume das Myzel zum Austausch von Nährstoffen.[8] Pilze spielen im sogenannten Soil Food Web, den verwobenen Nährstoffkreisläufen des Bodens, eine wichtige Rolle als Primärzersetzer. Sie verdauen organische Substanz wie totes Holz, abgestorbene Pflanzenteile, Tierexkremente oder Laub, sodass die enthaltenen Nährstoffe wieder für den Wald verfügbar werden. Sogenannte Mykorrhizapilze, das sind in enger Symbiose mit Pflanzen lebende Arten, deren Myzelgeflecht eng mit dem Wurzelgeflecht ihrer Wirtspflanze verbunden ist, betreiben einen regen Nahrungshandel mit

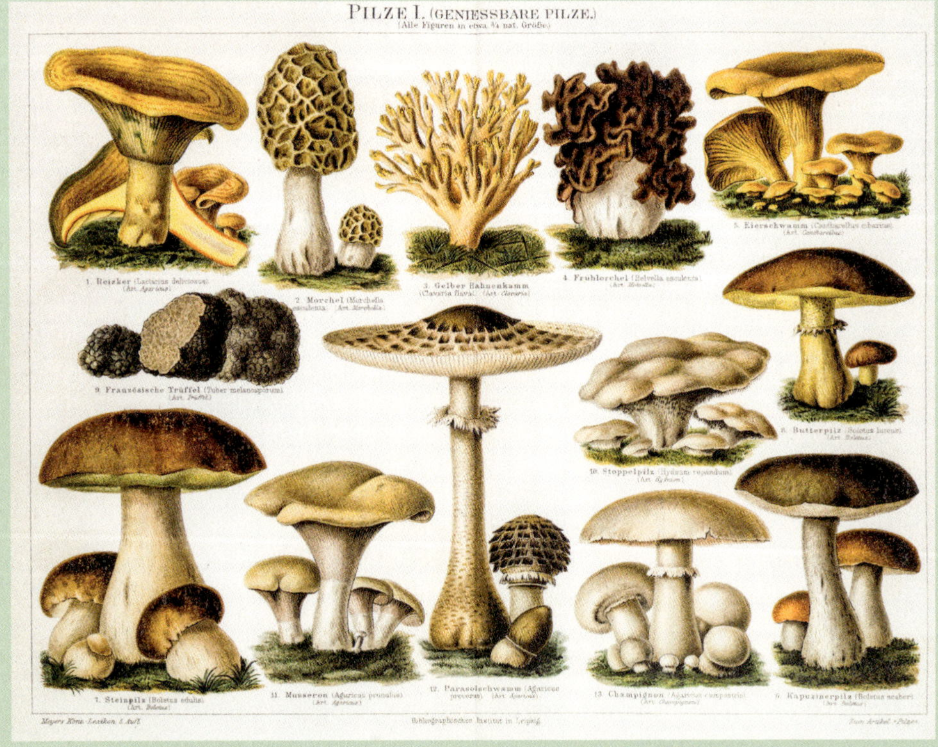

Diese beiden Übersichten essbarer (links) und giftiger (rechts) Pilze stammen aus Meyers Konversations-Lexikon von 1896, dem damals bedeutendsten Nachschlagewerk zu allgemeinem Wissen wegen seiner prächtigen Farbabbildungen und seiner Ästhetik.

ihren Wirten. Die Wirtspflanze beziehungsweise der Wirtsbaum liefert Zuckerverbindungen im Tausch für Mineral- und andere Vitalstoffe.

Welche Pilze in diesem Buch thematisiert werden

Pilze bilden ein eigenes Reich mit weitverzweigter Systematik. Diese vollständig zu behandeln, würde den Rahmen dieses Buches sprengen. Wir beschränken uns hier auf Großpilze, deren Fruchtkörper mit bloßem Auge gut sichtbar sind. Wichtig in diesem Zusammenhang ist in Anlehnung an spezielle Strukturen, an denen die Sporen gebildet werden, die Unterscheidung in »Ständerpilze« *(Basidiomycota)* und »Schlauchpilze« *(Ascomycota)*. Ständerpilze bilden ihre Sporen, meist vier an der Zahl, an mikroskopisch kleinen, keulenartigen

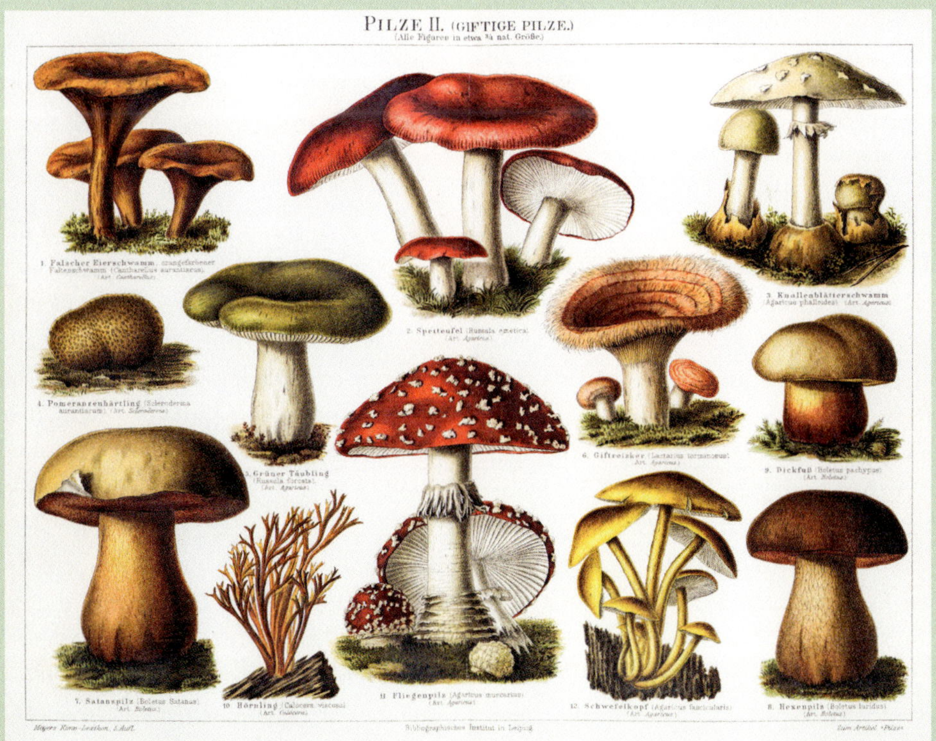

Strukturen, die als Ständer beziehungsweise Basidien bezeichnet werden. Die Sporen der Schlauchpilze, meist acht an der Zahl, werden in winzigen Schläuchen *(Asci)* gebildet. Typische Ständerpilze sind Röhrenpilze und Lamellenpilze, Vertreter der Schlauchpilze sind zum Beispiel Trüffel, Morcheln und bei den Heilpilzen der Tibetische Raupenpilz *(Cordyceps)*.

Was macht einen Pilz zum Heilpilz?

Eine ganze Reihe von Pilzen fällt in die Kategorie »Nahrungsmittel mit ausgewogenem Nährwert«. Andere haben medizinische Eigenschaften als Nahrungsergänzungsmittel beziehungsweise Heilmittel, taugen aber beispielsweise wegen ihrer holzartigen Konsistenz oder ihres extrem bitteren Geschmacks nicht primär als Nahrungsmittel. Dazu zählen in erster Linie langlebige Baumpilze wie Reishi, Chaga oder Birkenporling, die Sie in Kapitel 5 (ab Seite 99) noch kennenlernen werden. Andere wiederum vereinen beide Qualitäten. Maitake, Shiitake, Mandelpilz (ABM), Igelstachelbart *(Hericium)* und Samtfußrübling *(Enoki)* sind zum Beispiel hervorragende Speisepilze mit potenten medizinischen Wirkungen. Auch diese Pilze lernen Sie in Kapitel 5 näher kennen.

Dann gibt es noch die Gruppe der Giftpilze, die durchaus auch medizinische Eigenschaften haben, die sich aber aus selbsterklärenden Gründen nicht zur Einnahme eignen. Die in ihnen enthaltenen Substanzen werden daher isoliert und zur Entwicklung neuer pharmazeutischer Medikamente verwendet. So wird etwa die für viele tödliche Pilzvergiftungen verantwortliche Substanz Alpha-Amanitin (fachsprachlich α-Amanitin) aus dem Knollenblätterpilz derzeit für die Krebstherapie untersucht. Sie hemmt äußerst wirksam die DNA-Transkription der Zellen und blockiert damit Stoffwechsel und Vermehrung des Krebses. Da die starke Giftwirkung aber nicht nur Krebszellen, sondern auch alle anderen Zellen im Körper stark schädigt, haben findige Forscher die Substanz an ein Trägermolekül gebunden, das spezifisch an Krebszellen andockt und nur dort die tödliche Wirkung des Giftes entfaltet.[9]

Der fließende Übergang zwischen »essbar«, »essbar mit medizinischen Eigenschaften«, »nicht essbar, aber mit medizinischen Eigenschaften« und sogar »tödlich giftig, aber mit medizinischen Eigenschaften« macht es schwierig, anhand ihrer Merkmale zu definieren, was einen Pilz zum Heilpilz macht. Daher bezeichnen die Begriffe »Heilpilze«, »Medizinalpilze« und »Vitalpilze« nach gängigem Verständnis die Pilze, denen in der traditionellen Volksmedizin eine positive Wirkung auf die Gesundheit zugesprochen wird. Das sind in erster Linie solche, die bereits seit langer Zeit zu Heilzwecken in der traditionellen chinesischen Medizin (TCM) und der Volksheilkunde Japans, Skandinaviens und Russlands verwendet werden, aber auch ein paar »Exoten«.

Von Pilzen und Menschen – Spuren aus der Urgeschichte

Ob als Nahrung, Medizin oder zu religiösen und spirituellen Zwecken – Pilze wurden seit jeher auf jede nur erdenkliche Art von Menschen genutzt und wertgeschätzt, ja sogar verehrt und vergöttert, wie sich an unzähligen historischen Artefakten erkennen lässt. Den ältesten Beweis für die Nutzung von Pilzen als Nahrungsmittel fand man bei einer Ausgrabung in Spanien, wo ein annähernd 19 000 Jahre altes Skelett einer Frau entdeckt und schließlich als »Lady in Red« bekannt wurde.[10] Auf ihren Zähnen konnte man Reste einer Pilzmahlzeit nachweisen. Es ist davon auszugehen, dass Pilze schon lange vorher von Menschen konsumiert wurden,[11] wenn man allein die Tatsache betrachtet, dass 22 Pilze fressende Affenarten, die evolutionär gesehen viel älter sind als wir, bekannt sind.[12] Darunter sind übrigens auch unsere nächsten Verwandten, die Menschenaffen. Dass sich Pilze in prähistorischen Fundstätten nicht häufiger nachweisen lassen, liegt an der raschen Vergänglichkeit ihrer Fruchtkörper.

Pilze sind sehr wahrscheinlich viel enger mit unserer eigenen Historie verknüpft als bisher angenommen. In der frühen Steinzeit wurde etwa die Glut des Lagerfeuers einer umherziehenden Sippe im Inneren eines getrockneten Zunderschwamms transportiert.[13] Ohne die Mitnahme des wärmenden Feuers mithilfe von Pilzen wäre das Vordringen in kalte Gebiete nicht möglich gewesen. Aller Wahrscheinlichkeit nach waren unsere Vorfahren zu der Zeit, als ausgehend von Afrika der Rest der Welt besiedelt wurde, noch nicht in der Lage, Feuer selbst zu entfachen.[14] Sie waren deshalb dringend darauf angewiesen, ein durch einen Blitz oder einen Tautropfen spontan entfachtes Feuer dauerhaft am Leben zu erhalten.

Sehr wahrscheinlich machten unsere Vorfahren auch relativ früh mit Giftpilzen Bekanntschaft, aber vor allem entdeckten sie dabei wohl auch die bewusstseinsverändernden Qualitäten mancher halluzinogenen Pilzarten. Es sind etliche Höhlenmalereien bekannt, die als Indiz für einen Pilzkult dienen können. So etwa der »bienengesichtige Pilzschamane von Tassili n'Ajjer« der, neben anderen eindeutig pilzinspirierten Figuren, in einer Höhle am Rande der Sahara in Algerien entdeckt wurde und auf 9000 bis 7000 vor Christus datiert wird.[15] Er stellt lebhaft eine Verbindung zwischen den vermutlich rituell verwendeten Pilzen und dem Bienenhonig her, in dem halluzinogene Pilze teils heute noch traditionell konserviert werden. Einige Stimmen sind der Meinung, dass es diese Pilze waren, die die Evolution des modernen Menschen maßgeblich beschleunigt haben. Vor etwa 200 000 Jahren kam es unter evolutionären Gesichtspunkten zu einer sehr plötzlichen Verdopplung oder gar Verdreifachung des Gehirnvolumens des Homo sapiens, eine Tatsache, die Wissenschaftler bis heute nicht überzeugend erklären können. Vertreter der als »Stoned Ape Hypothesis« bekannten Theorie,[16] zu denen auch der renommierte Mykologe Paul Stamets gehört, sind der Ansicht, dass der rituelle Konsum halluzinogener Pilze dafür verantwortlich ist. Ihr Wirkstoff Psilocybin verändert das Bewusstsein und beeinflusst unter anderem die Gehirnleistung und damit das Lernvermögen positiv, indem er die Neubildung und Neuverknüpfung von Nerven- und Gehirnzellen fördert.[17]

Pilze in der Volksmedizin

Den ersten wissenschaftlichen Beweis für die Nutzung von Pilzen als Medizin fand man bei Ötzi, der inzwischen weltberühmten, etwa 5300 Jahre alten Gletschermumie aus Tirol, die 1991 entdeckt wurde. Wenig beachtet wurde die Tatsache, dass er Heilpilze bei sich trug. Man fand bei ihm zwei Exemplare des Birkenporlings *(Piptoporus betulinus)* und auch ein Stück Zunderschwamm *(Fomes fomentarius)*, die beide antimikrobiell wirken. Untersuchungen ergaben übrigens auch, dass Ötzi die bakteriellen Erreger der Borreliose, eine durch Zecken übertragene Krankheit der Haut, des Nervensystems und der Gelenke, in sich trug.[18]

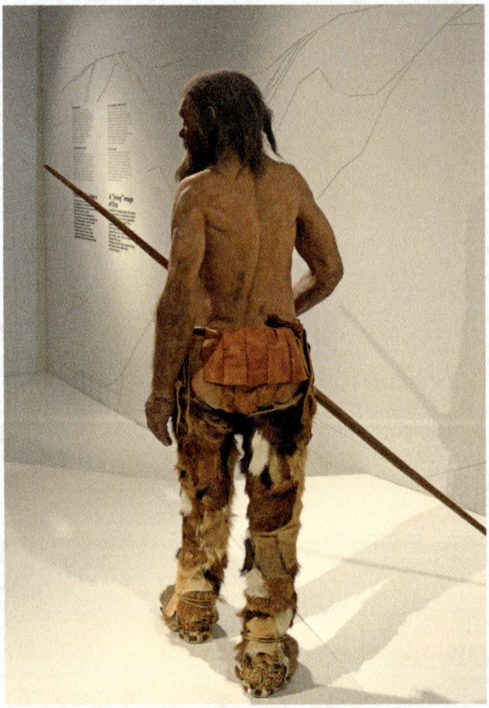

Ötzi, die weltbekannte Gletschermumie aus Südtirol, trug Heilpilze bei sich.

Die ersten schriftlichen Dokumentationen des weit in die Menschheitsgeschichte zurückreichenden therapeutischen Pilzgebrauchs finden sich in der legendären *Materia Medica* des wohl berühmtesten Arztes und Pharmakologen der griechischen Antike, Dioskurides, verfasst im Jahr 55 nach Christus.

Pilze in der traditionellen chinesischen Medizin

Pilze werden als Kernbestandteil der TCM seit mindestens 2000 Jahren zu gesundheitlichen Zwecken verwendet, wahrscheinlich jedoch schon seit deutlich längerer Zeit. Weit umfassender als in der *Materia Medica* von

Dioskurides werden eine Vielzahl Heilpilze und deren Wirkungen in dem ersten Standardwerk der traditionellen chinesischen Medizin, dem *Shennong ben cao jing*, beschrieben. Das älteste chinesische Buch über Heilmittel beschreibt bereits die medizinischen Wirkungen mehrerer Pilzarten, darunter Reishi *(Ganoderma lucidum)* und Silberohr *(Tremella fuciformis)*, die in Kapitel 5 (ab Seite 138 und 207) ausführlich beschrieben werden, oder der Fu Ling *(Poria cocos)* und andere. Es heißt, dass dieses Werk von dem mythischen Urkaiser Chinas, Shennong, der 2800 vor Christus gelebt haben soll, geschrieben wurde. Forscher vermuten aber eher, dass es um die Jahre 300 vor Christus bis 200 nach Christus verfasst wurde. Die dort aufgeführten Pilze werden hier der höchsten Klasse der Heilkräuter zugeordnet, über die geschrieben steht, dass ein dauerhafter Gebrauch keine Nebenwirkungen habe, »den Körper erleichtert und Langlebigkeit vermittelt«[19]. Im Jahr 1578 zur Zeit der Ming-Dynastie veröffentlichte der chinesische Arzt und Universalgelehrte Li Shi-Zhen dann ein umfassendes Kompendium der *Materia Medica*, das berühmte *Bencao Gang Mu* oder auch *Pen Ts'ao Kang Mu.*[20] Das 2010 zum UNESCO-Weltkulturerbe erklärte Werk listet bereits die medizinischen Eigenschaften von mehr als 20 Pilzspezies auf, die allesamt heute noch Verwendung finden und deren beschriebene Eigenschaften größtenteils im Lauf der letzten Jahrzehnte wissenschaftlich belegt wurden.

Pilze in der modernen Mykotherapie

Der Begriff »Mykotherapie« wurde von dem deutsch-ungarischen Mykologen Jan Lelley in den späten 1990er-Jahren geprägt. Die Mykotherapie beruht auf dem über Jahrtausende gesammelten Heilwissen der traditionellen Volksmedizin, ergänzt durch die Ergebnisse moderner Wissenschaft, die in sehr vielen Fällen die Erkenntnisse aus der traditionellen Volksmedizin bestätigen, verfeinern und erweitern konnte. Im Gegensatz zum eher allopathisch basierten Ansatz der westlichen Medizin, die darauf abzielt, eine Krankheit und ihre Symptome mit einem Arzneimittel, das eine der Krankheit entgegengesetzte Wirkung besitzt, zu bekämpfen, geht es bei der Mykotherapie darum, den Zustand der Gesundheit wiederzuerlangen, indem sämtliche im Organismus vorhandenen Gleichgewichte wiederhergestellt werden. Dazu zählen Hormonhaushalt, Immunzellengleichgewicht, Mineral- und Spurenelementhaushalt sowie Vitamin-, Enzym-, Wasser- und Elektrolythaushalt und weitere Regelkreise im Stoffwechsel. Sind alle Systeme im Körper im Gleichgewicht, ist die bereits genannte Homöostase (Kasten Seite 17) hergestellt.

»Pilze sind miniaturisierte pharmazeutische Fabriken, und von den Tausenden von Pilzarten in der Natur haben unsere Vorfahren und die modernen Wissenschaftler mehrere Dutzend identifiziert, die eine einzigartige Kombination von Talenten haben, welche zur Verbesserung unserer Gesundheit beitragen.«

Paul Stamets, weltbekannter Mykologe und Buchautor

Kapitel **2**

Inhaltsstoffe, Wirkung *und therapeutische Anwendung*

Der Gesundheitswert von Pilzen

Wie wichtig eine ausreichende Versorgung mit Nähr- und Vitalstoffen ist, merken wir oft erst, wenn sich diverse Symptome wie Abgeschlagenheit, Kopfschmerzen, Konzentrationsstörungen sowie Depressionen und weitere Krankheitsbilder zeigen. Dahinter verbergen sich häufig schlichtweg Mangelerscheinungen. Bedingt durch unseren westlichen Lebensstil, der unter anderem geprägt ist von Fehlernährung und Umweltgiften, wird unser Körper starkem Stress ausgesetzt. Dadurch entsteht ein Mehrbedarf an Vitalstoffen, der durch »Supermarktgemüse« aus ausgelaugten Böden kaum mehr zu decken ist. Ganz wie die Super Mario Brothers aus dem legendären Nintendo-Konsolenspiel der 1980er-Jahre können wir durch den Konsum von Pilzen zwar nur bedingt Superkräfte, aber auf jeden Fall ein »Level up!« bekommen.

Die wichtigsten Nährstoffe

Mehr und mehr wird klar, dass Pilze zu den gesündesten Nahrungsmitteln überhaupt gehören.[1] Sie bestehen zwar zu etwa 90 Prozent aus Wasser, aber die verbleibenden 10 Prozent haben es wahrlich in sich. Hier die Topinhaltsstoffe:

- **Eiweiß:** Pilze sind sehr reich an Eiweiß (Protein) und gleichzeitig kalorien-, cholesterin- und fettarm. Ihr Anteil an hochwertigen Proteinbausteinen, den Aminosäuren, bewegt sich zwischen 11 Prozent in der Schmetterlingstramete *(Trametes*

Pilze schmecken und machen schlank

Pilze sind ideale »Schlankmacher«, denn sie haben einen hohen Sättigungswert und sind gleichzeitig energiearm, da sie kaum leicht verfügbare Kohlenhydrate enthalten und im Schnitt nur etwa 20 Kalorien pro 100 Gramm Pilze enthalten. Zusammen mit ebenso wasserreichen und kalorienarmen Gemüsen wie Möhren, Salaten und Kohlrabi gehören sie zu den zum Abnehmen empfohlenen Lebensmitteln, die einen niedrigen glykämischen Index haben und auf neudeutsch »Volumetrics« heißen. Pilze füllen durch ihren hohen Ballaststoffanteil, der überwiegend aus Bestandteilen der Pilzzellwände stammt, den Darm und sorgen daher nicht nur für ein gutes und anhaltendes Sättigungsgefühl, sondern auch für erleichterten Stuhlgang. Auch die in vielen Pilzen enthaltenen Bitterstoffe fördern die Verdauung und begünstigen die Entschlackung. Da Pilze dazu noch dank ihrer vielen Geschmacks- und Aromastoffe großartig schmecken, können Sie schlemmen wie ein König und Ihrer Figur gleichzeitig Gutes tun.

versicolor) und satten 34 Prozent im Champignon *(Agaricus bisporus)*.[2]

- **Aminosäuren:** Aminosäuren sind die kleinsten Bauteile, aus denen Proteine bestehen, und lebenswichtig für alle Stoffwechselvorgänge im Körper. Etliche Pilze enthalten alle acht essenziellen Aminosäuren, also die Eiweißbausteine, die der Körper nicht selbst herstellen kann und die deshalb über die Nahrung zugeführt werden müssen. Das hochwertige Aminosäurenprofil der Pilze ist besonders reich an den sogenannten verzweigtkettigen essenziellen Aminosäuren Leucin, Isoleucin und Valin. Diese Aminosäuren machen nicht nur zu etwa 35 Prozent unseres Muskelgewebes aus, sondern übernehmen darüber hinaus auch wichtige regulatorische Aufgaben im Körper. Zum Beispiel fördert Leucin die Ausschüttung des Wachstumshormons Somatotropin (STH). Dieses wird in der Hirnanhangsdrüse (Hypophyse) gebildet und ist zwingend notwendig für ein normales Wachstum. Ferner kann Leucin die Insulinproduktion anregen, was zu einer erhöhten Verstoffwechselung von Glukose in verschiedenen Geweben führt und somit zur Regulation des Blutzuckerspiegels beiträgt. Aminosäuren, die nicht unmittelbar für die Proteinherstellung gebraucht werden, kann der Körper auch für die Energiegewinnung einsetzen. Die drei verzweigtkettigen Aminosäuren spielen dabei eine besondere Rolle, denn im Gegensatz zu den anderen essenziellen Aminosäuren, die in der Leber abgebaut und in Energie umgewandelt werden, erfolgt die Verstoffwechselung der verzweigtkettigen Aminosäuren hauptsächlich in der Skelett- und Herzmuskulatur sowie den Nieren. Sie beliefern diese Organe direkt mit Energie und sorgen somit für mehr Power, wo sie prioritär gebraucht wird. Besonders hoch ist der Anteil verzweigtkettiger Aminosäuren im Champignon, er entspricht etwa dem von Weizenkeimen.

- **Ballaststoffe:** Dadurch, dass die Zellwandbestandteile der Pilze größtenteils aus für uns unverdaulichen Kohlenhydratverbindungen bestehen, sind sie eine hervorragende Quelle für Ballaststoffe, die für die Verdauung unentbehrlich sind. Der Ballaststoffgehalt der Pilze beträgt zwischen 20 Prozent beim Champignon und 50 Prozent bei einigen Seitlingsarten.

- **Mineralstoffe:** Pilze enthalten eine Fülle an essenziellen Mineralstoffen, darunter Kalium, Kalzium, Phosphor, Magnesium, Selen und Zink.

- **Vitamine:** Pilze glänzen durch hohe Gehalte an B-Vitaminen. Die meisten Pilze, so auch Austernseitling und Champignon, enthalten besonders hohe Mengen an Vitamin B_1, welches für die Nerven und den Stresshaushalt besonders wichtig ist. Auch das für den Energiestoffwechsel zwingend benötigte Riboflavin (Vitamin B_2) enthält er im Vergleich zu den meisten pflanzlichen Nahrungsmitteln in deutlich erhöhten Konzentrationen. Niacin (Vitamin B_3) ist wichtig für gute Laune und gesunden Schlaf, denn mit dessen Hilfe wird im Körper die Aminosäure L-Tryptophan hergestellt, die wiederum zu Serotonin, dem »Glücksbotenstoff«, umgewandelt wird. Pantothensäure (Vitamin B_5) sorgt für gesunde Haut und Haare und Folsäure ist wichtig für den Blutkreislauf und das Immunsystem. Vergleichsweise hoch ist im Champignon auch der Anteil des in Pflanzen nicht vorkommenden Vitamins B_{12}.[3] Bemerkenswert ist das Vorkommen von Ergocalciferol, auch bekannt als Provitamin D_2, welches durch Lichteinwirkung aus dem Zellwandbestandteil Ergosterol entsteht. Der Gehalt an Vitamin D_2 lässt sich erheblich durch Einwirkung von Sonnenlicht beziehungsweise durch UV-Bestrahlung erhöhen, was bei Shiitakepilzen, die für sechs bis acht Stunden in die Sonne gelegt wurden, eine Vervielfachung um das 340-Fache bewirkt.[4] Hat man vorher 134,6 IE gemessen (IE ist eine internationale Einheit, um Vitamingehalte einheitlich anzugeben, wobei ein Mikrogramm 40 IE entspricht; englisch IU = *international units*), waren es nach dem Sonnenbad unglaubliche 46 000 IE pro 100 Gramm Trockenpilz! Aus diesem Grund weisen Pilze wie Kulturchampignons, die unter lichtarmen Bedingungen wachsen, nur geringere Mengen von Vitamin D_2, (etwa 40 IE) auf. Pflanzliches Vitamin D_2 gilt nach gängiger Meinung als minderwertig gegenüber Vitamin D_3 aus tierischen Quellen. Das stimmt so nicht. Aktuelle Studien belegen einen gleichwertigen Anstieg des 25-(OH)-D-Blutwerts (ein Indikator für die Beurteilung des Vitamin-D-Status im Körper) nach Gabe von Vitamin D_2 respektive D_3.[5] Lediglich die Verweildauer im Blut ist bei Vitamin D_3 höher. Ob das tatsächlich von Vorteil ist, ist umstritten, da der Wirkmechanismus im Körper noch lange nicht vollständig aufgeklärt ist. Pilze enthalten übrigens auch die Vitamine D_3 und D_4, allerdings nur in geringen Mengen.

Therapeutisches Potenzial

Seit jeher für ihren Nährwert und ihre gesundheitsfördernden Eigenschaften geschätzt, bestätigt auch die moderne Wissenschaft zunehmend das therapeutische Potenzial vieler altbekannter und ebenso vieler neu hinzugekommener Pilzarten. Aber lässt sich eigentlich erklären, warum Pilze eine medizinische Wirkung haben können? Werfen wir dafür einen kleinen Blick auf die Evolution des Lebens auf diesem Planeten. Pilze stehen dem Tierreich und damit uns Menschen in ihrer Entwicklungsgeschichte näher als den Pflanzen. Über den Stammbaum des Lebens wurde zwar in der Vergangenheit viel gestritten, aber man ist sich seit Kurzem dank genetischer Nachweismethoden darüber einig, dass das Tierreich und das Pilzreich aus einem gemeinsamen Vorfahr namens Opisthokonta hervorgegangen sind, und zwar vor ungefähr 1,1 Milliarden Jahren, als sich die Pflanzen schon längst abgezweigt hatten.[6] Dadurch gibt es viel mehr Gemeinsamkeiten im Aufbau pilzlicher und tierischer Zellen und ihres Stoffwechsels als zwischen Pflanzen und Tieren. Das mag ein Grund dafür sein, warum viele aus Pilzen hergestellte Substanzen auch auf Menschen (und natürlich Tiere) eine Wirkung zeigen. Einige dieser Verbindungen sind stark giftig, wie so mancher übereifriger Pilzsammler schon feststellen musste, aber in vielen Fällen haben sie eine überaus positive Wirkung auf die menschliche Gesundheit. Das leuchtet ein, wenn man bedenkt, dass Pilze sich gegen sehr ähnliche Krankheitserreger zur Wehr setzen müssen wie wir Menschen.

Pilze sind wahre Meister der Chemie und haben allerlei Stoffe entwickelt, um sich vor Krankheitserregern (Pathogenen) zu schützen und sich Ressourcen zu sichern, die zwar in erster Linie ihrem eigenen Überleben dienen, letztlich aber auch uns Menschen zugutekommen können. Die Kehrseite der Medaille dieser evolutionären Ähnlichkeit ist allerdings, dass humanpathogene, also Menschen befallende, Pilzarten vor allem für immungeschwächte Menschen ein großes Problem darstellen. Weil der Stoffwechsel von Mensch und Pilz sich so ähnlich ist, sind sie sehr schwer gezielt zu bekämpfen, ohne dabei Kollateralschäden anzurichten. Paradoxerweise sind es gerade die Heilpilze, die uns helfen können, krank machende Pilze wieder loszuwerden. Das kommt daher, dass Pilze auch untereinander um Lebensraum und Ressourcen konkurrieren und sich ihre Gegner vom Hals halten müssen, ohne sich dabei selbst zu schädigen. So verfügen einige Pilze über Fungizide, die sehr spezifisch gegen bestimmte Pilze wirken und menschliche Zellen unbehelligt lassen. Sie können beispielsweise den gefürchteten Schwächeparasiten *Candida albicans* bekämpfen, ohne dabei weitere Schäden anzurichten.[7]

Parallel dazu hat sich unser Immunsystem weiterentwickelt und gelernt, strukturelle Komponenten aus den Zellwänden der Pilze zu erkennen. Man kennt bis dato etliche Rezeptoren (Kasten Seite 35) auf der Oberfläche von Immunzellen, die Bestandteile der Pilzzellwände erkennen können.[8]

Pilzforschung im 21. Jahrhundert

Das globale Interesse an medizinisch wirksamen Pilzen nimmt stetig zu und zieht die Aufmerksamkeit von immer mehr Wissenschaftlern aus den verschiedensten Forschungsrichtungen auf sich. Das hat im Laufe der letzten Jahre zu einem enormen

Zuwachs an wissenschaftlichen Veröffentlichungen und vielen neuen Erkenntnissen geführt. Heute kennt man mehr als 700 medizinisch wirksame Pilzarten, deren bisher etwa 130 bekannte verschiedene medizinische Wirkmechanismen in mehr als 50 000 Studien untersucht wurden und bereits zu rund 15 000 Patentanmeldungen geführt haben.[9] Dennoch ist es schwierig, definitive Aussagen über die Heilwirkung von Pilzen zu machen, da die meisten Forschungsergebnisse aus Zellkulturen (in vitro, unter künstlichen Bedingungen, zum Beispiel im Reagenzglas) oder Tierversuchen (in vivo, am lebenden Organismus, zum Beispiel an Labormäusen) stammen. Eine Reihe von ungelösten Problemen, etwa die Verfügbarkeit von standardisierten Extrakten aus genau definierten Kulturbedingungen, die häufig immer noch reservierte Einstellung klinischer Forschungseinrichtungen gegenüber Naturheilmitteln und nicht zuletzt die Kosten verhindern vielfach große klinische Studien am Menschen. So ist die Anzahl der bisher rund 400 durchgeführten klinischen Studien leider immer noch relativ gering. Zudem ist auch ein negativer Einfluss der Pharmaindustrie mit ihren Lobbyorganen spürbar,[10] und selbst staatliche Einrichtungen wie etwa die Verbraucherzentrale und das Bundesinstitut für Risikobewertung (BfR) tragen mit ihren oft negativ gefärbten Veröffentlichungen dazu bei, dass medizinisch wirksame Pilze, gerade in der konventionellen Medizin, nur zögerlich akzeptiert werden. Das BfR etwa hat 2004 eine Warnung vor dem Konsum von Shiitakepilzen[11] herausgegeben, weil es bei etwa 50 Fällen weltweit zu einer allergischen Hautreaktion gekommen war (Kapitel 5, Seite 170/171) – angesichts der riesigen Verzehrmengen ein völlig überzogenes Vorgehen.

Spezifische Inhaltsstoffe und ihre Wirkung

Nicht nur die hier behandelten medizinisch verwendeten Großpilze sind außergewöhnlich reich an biologisch und pharmakologisch aktiven Substanzen – das gesamte Reich der Pilze produziert eine breite Palette an Substanzen mit einem noch breiteren Wirkungsspektrum. Neben Substanzen, die strukturbildend sind, also zum Beispiel Stoffe, aus denen die Zellwände der Pilzzellen aufgebaut sind, handelt es sich bei medizinisch wirksamen Inhaltsstoffen der Pilze meist um sogenannte Phytochemikalien oder Sekundärstoffe. Die auch als Sekundärmetabolite bezeichneten Stoffe dienen im Gegensatz zu Primärmetaboliten wie Zuckerverbindungen und Aminosäuren nicht unmittelbar dem Wachstum und Überleben, sondern erfüllen darüber hinaus spezielle Aufgaben. Oft ist aber noch nicht eindeutig geklärt, welche Rolle sie genau spielen. Etliche kommen wohl als

»chemische Waffe« gegen konkurrierende Organismen zum Einsatz, denn sie zeigen eine starke antimikrobielle Wirkung. Einige scheinen auch als Signalstoffe eine wichtige Rolle für die Steuerung biologischer Funktionen zu spielen. Manche dienen aber auch augenscheinlich dazu, gezielt Einfluss auf andere Organismen zu nehmen, ähnlich wie Duftstoffe, die Blumen einsetzen, um Insekten anzulocken, oder Bitterstoffe, die beispielsweise Bäume einsetzen, um sich vor Insektenfraß zu schützen. Diese Stoffe, die der Interaktion mit anderen Organismen dienen, sei es nun, um sie anzulocken, mit ihnen einen Tauschhandel einzugehen (Symbiose), sie zu vertreiben oder gar zu töten, nennt man Allelochemikalien. Sie sind aufgrund ihrer vielfältigen Wirkung auf den menschlichen Organismus von außerordentlichem medizinischem Interesse und wurden bereits vielfach zu unserem Nutzen eingesetzt.[12]

Antibiotisch wirksame Substanzen sind ein gutes Beispiel dafür. Denn ohne Cephalosporine, zu denen das bekannte Penizillin gehört, und andere aus Pilzen isolierte Antibiotika wären viele Meilensteine der modernen Medizin undenkbar gewesen. Auch Statine, eine Gruppe von cholesterinsenkenden Arzneistoffen, stammen aus dem Pilzreich. Sie werden gleichermaßen von Großpilzen und niederen Pilzen gebildet. Beide Substanzklassen dienen Pilzen zur Verteidigung gegen Bakterien (Antibiotika) und andere pilzliche Konkurrenten (Statine). Manche Stoffe findet man in der ganzen Pilzwelt, darunter die wichtige Klasse der immunologisch aktiven Beta-Glucane (fachsprachlich ß-Glucane) und verwandte Polysaccharide, die im nächsten Abschnitt noch genauer betrachtet werden. Andere Stoffe wiederum sind auf eine oder wenige Arten beschränkt, so etwa die zu den Terpenen gehörenden Erinacine und Hericenone aus Hericium, die unter anderem durch Aktivierung des Nervenwachstumsfaktors (NGF, englisch: *nerve growth factor*) regenerativ auf das Nervensystem wirken.[13]

Polysaccharide – das Konstruktionsmaterial für Zellwände

Die biologische Aufgabe der Polysaccharide hat überwiegend mit Struktur- und Speicherfunktionen zu tun. Zu den Polysacchariden gehören unter anderem die häufigsten organischen Moleküle auf diesem Planeten, die Strukturpolysaccharide Zellulose und Chitin. Zellulose ist ein Bestandteil der Zellwände von Pflanzen, während das durch stickstoffhaltige Molekülgruppen verstärkte Chitin in den Zellwänden der Pilze und den Panzern von Insekten und Krustentieren vorkommt.

Die Fraktion der wasserlöslichen Polysaccharide bildet die wichtigsten immunologisch aktiven Verbindungen in Pilzen. Ihre immunmodulierenden Eigenschaften wurden mittlerweile ausgiebig erforscht, unter anderem zeichnen sie sich durch eine hohe antioxidative Wirkung aus,[14] ferner wirken nicht wenige davon gegen Krebs (antikanzerogen) und Tumore (antitumoral). Allerdings greifen sie die Krebszellen nicht direkt an, sondern aktivieren verschiedene Immunreaktionen, die letztlich auf den Tumor einwirken.[15] Es hat sich gezeigt, dass die antitumoralen Eigenschaften mit speziellen Strukturmerkmalen einhergehen, wie sie in Beta-Glucanen vorkommen.

Beta-Glucane und ihre Schlüsselfunktion für das Immunsystem

Die mit Abstand wichtigste Wirkstoffgruppe der medizinisch bedeutsamen Polysaccharidverbindungen der Pilze sind die Beta-Glucane. Sie sind von hohem medizinischem Nutzen aufgrund der Tatsache, dass sie die Immunantwort modifizieren, indem sie mit etlichen Signal-Rezeptoren von Immunzellen interagieren (siehe Kasten rechte Seite). Sie werden also von unserem Immunsystem als Quasi-Erreger gedeutet und lösen damit eine Immunreaktion aus, ohne Krankheitssymptome zu verursachen. Ihre Wirkung lässt sich überwiegend als antientzündlich und immunmodulierend beschreiben. Darüber hinaus zeigen sie auch cholesterinsenkende und blutgerinnungshemmende Aktivitäten und wirken gegen Mutationen und Tumore. Daneben erhöhen sie die Antikörperproduktion, aktivieren die Lymphozyten, das sind Blutzellen, die zum Immunsystem gehören, und steigern die Produktion des Tumor-Nekrose-Faktors[16] (TNF). Dieser ist ein Signalstoff des Immunsystems, der an Entzündungsprozessen beteiligt ist und zu der Gruppe der Zytokine, der sogenannten zellulären Botenstoffe, gehört. TNF wird hauptsächlich von Makrophagen, Immunzellen des zellulären Immunsystems mit vielfältigen Aufgaben, ausgeschüttet und kann verschiedene zelluläre Prozesse auslösen. Dazu zählt die Apoptose, der kontrollierte Zelltod.

Auch wenn noch nicht alle Wirkmechanismen vollständig geklärt sind, zeichnet sich ab, dass Beta-Glucane ihre immunmodulierenden Eigenschaften insbesondere im Darm ausüben, indem sie mit Darmwandzellen interagieren und auch Einfluss auf die Durchlässigkeit der Darmwand nehmen.[17] Damit bieten Beta-Glucane auch ein beachtliches Potenzial bei der Behandlung verschiedener Magen-Darm-Probleme, einschließlich Kolitis (Darmentzündung) und Morbus Crohn. Der Darm wird nicht umsonst als Sitz des Immunsystems bezeichnet. Die Darmschleimhaut enthält etwa 70 bis 80 Prozent aller antikörperproduzierenden Immunzellen im Körper, was durchaus Sinn macht, wenn wir uns vor Augen führen, dass die riesige Darmoberfläche mehr Bakterien beherbergt, als unser Körper Zellen hat. Da der Darm gleichzeitig die größte Kontaktstelle unseres Körpers mit der Außenwelt ist, findet hier durch die aufgenommene Nahrung ein besonders häufiger Kontakt mit Keimen und Fremdstoffen, die als Antigene wirken, statt.

Die Wirkweise von Beta-Glucanen auf Immunzellen[18]

Über die Nahrung aufgenommene Beta-Glucane gelangen in den Blutkreislauf, wo sie von Makrophagen erkannt und aufgenommen werden. Die großen Beta-Glucan-Moleküle werden dann innerhalb der Makrophagen in kleinere Teile zerlegt, die anschließend freigesetzt werden. Diese kleinen Beta-Glucan-Fragmente werden schließlich von weiteren im Blut zirkulierenden Immunzellen, darunter Granulozyten, Monozyten, NK-Zellen und anderen Makrophagen, aufgenommen und die entsprechende Immunantwort wird eingeleitet. Eine der möglichen Aktionen ist die Tumorbekämpfung mittels Phagozytose, also das Fressen von Tumorzellen durch Beta-Glucan-aktivierte Granulozyten (Fresszellen). Allgemein gesehen aktivieren Beta-Glucane die Fresszellen, die wiederum die Bildung weiterer Immunzellen anregen, die dann im Blut- und Lymphsystem zirkulieren und Krankheitserreger vernichten.

In Zukunft dürften Beta-Glucane eine bedeutende Rolle bei der Behandlung von Kolitis, Reizdarm und Magen- und Darmkrebs spielen, vor allem auch, weil sie einfach und nebenwirkungsfrei mit der Nahrung zugeführt werden können. Weil Beta-Glucane nicht durch unsere Verdauungsenzyme zerlegt werden, gelangen sie unbeschadet in den Dünndarm, wo sie dann im darmassoziierten lymphatischen Gewebe der Darmschleimhaut auf Immunzellen, in erster Linie Makrophagen, treffen und von den auf ihrer Oberfläche sitzenden Rezeptoren erkannt und aufgenommen werden.

Chitin stimuliert Immunzellen

Chitin ist nach Zellulose das zweithäufigste natürliche Polysaccharid. Es hat jedoch nicht nur als Strukturprotein in Zellwänden der Pilze und mancher Bakterienarten sowie im Panzer von Insekten eine Bedeutung. Auch für das Immunsystem spielt das Polysaccharid mit seinen stickstoffhaltigen Seitengruppen eine wichtige Rolle. In Studien wurde gezeigt, dass Chitin komplexe Effekte auf die angeborene und erworbene Immunantwort ausüben kann,[19] und unter anderem auch entzündungshemmend wirkt[20]. Es konnte nachgewiesen werden, dass Chitin Immunzellen aktiviert und die Produktion von Zellbotenstoffen durch Bindung an diverse Rezeptoren der entsprechenden Immunzellen stimuliert. Diese Prozesse sind unter anderem für die antibakteriellen und antioxidativen Eigenschaften von Chitin verantwortlich.[21] Ebenso konnte gezeigt werden, dass Chitin die Wundheilung beschleunigen kann, die Darmschleimhaut schützt, und so möglicherweise zur Behandlung von Colitis ulcerosa beitragen kann.[22]

Aminosäuren, Peptide und Proteine

In ihrer Hauptfunktion als Bausteine der Proteine werden Aminosäuren nach der Bauanleitung, die sich in den Genen befindet, in den Ribosomen, das sind die »Proteinfabriken« der Zellen, zu Aminosäurenketten zusammengesetzt, die dann mithilfe von Enzymen auf bestimmte Art und Weise gefaltet werden, sodass eine dreidimensionale Struktur entsteht. Besteht diese aus unter 100 Aminosäurenbausteinen, nennt man sie Peptid, sind es mehr als 100, heißt sie Protein. Proteine sind für unseren Körperaufbau wichtig, zum Beispiel für Muskeln und anderes Gewebe. Wie Sie bereits erfahren haben, spielen Aminosäuren und daraus gebildete Peptide und Proteine auch eine wichtige Rolle bei Stoffwechselvorgängen. Sie können zum Beispiel als Enzyme ganz spezielle Aufgaben erfüllen und sind insbesondere für unser Immunsystem bedeutend. So sind etwa die bereits vorgestellten Zytokine Proteine, die als Botenstoff im zellulären Immunsystem dienen und viele verschiedene Prozesse steuern.

In Heilpilzen kommen immunologisch aktive Proteine, also Proteine, die einen Einfluss auf unsere Immunabwehr haben, nicht nur als Bestandteil von Polysacchariden, beispielsweise in Proteoglykanen, vor. Viele Proteine mit medizinischen Eigenschaften treten auch »nackt«, also ungebunden, auf, zum Beispiel LZ-8 (Ling Zhi-8) aus Reishi *(Ganoderma lucidum)*, welches in der Lage ist, bei Mäusen den Krankheitsverlauf von Diabetes Typ 1 zu stoppen, und das im Menschen die Bildung und Ausreifung von dendritischen Zellen stimuliert, die eine tragende Rolle bei der Erkennung von Krankheitserregern und bei der Produktion von Antikörpern spielen.[23] Velutin aus Enoki *(Flammulina velutipes)*[24] hemmt die Vermehrung von HIV, indem es ein dafür benötigtes Enzym, die HIV reverse Transkriptase, blockiert.[25] Der Virus kann seine Erbinformationen damit nicht vervielfältigen und sich nicht weiter reproduzieren.

Das Wirkungsspektrum der immunologisch aktiven Peptide und Proteine ist vielfältig. In erster Linie wirken sie durch Immunmodulation. So konnte eine direkte Wirkung auf die Aktivierung von Immunzellen festgestellt werden, aber auch eine Erhöhung der Immunantwort bei Impfungen.[26] Möglicherweise können die bisher in Impflösungen verwendeten (in hohem Maße gesundheitsschädlichen) aluminium- und quecksilberhaltigen Wirkverstärker durch solche immunologisch aktiven Pilzproteine abgelöst werden. Ferner wurden antiallergische Eigenschaften, antifungale und antivirale Wirkungen festgestellt. Einige hemmen auch die Bildung von Proteinen in den Ribosomen und unterbinden so die Bildung von Eiweißstoffen.

Lektine – der Schlüssel für die Zellkommunikation

Lektine kommen nicht nur in Pflanzen, sondern auch in vielen Fruchtkörper bildenden Pilzarten vor. Pflanzliche Lektine sind wegen ihrer möglichen gesundheitsschädigenden

Wirkungen in Verruf geraten. Vor allem Lektine aus Pilzen können dem Menschen aber durchaus eine positive medizinische Wirkung bieten. Es handelt sich bei Lektinen um kleine, wasserlösliche Glycoproteine, die eine Fülle an Aufgaben übernehmen, die meist mit der Abwehr von Fressfeinden und Parasiten zu tun haben. Sie können hochselektiv diverse Zuckerstrukturen (Glycane) erkennen und daran binden. Zudem spielen sie eine wichtige Rolle bei der Zellkommunikation, im Immunsystem, bei Entzündungsreaktionen und bei Krebs.[27] Werden Pilze – und Pflanzen – gefressen, die sich mit Lektinen schützen, können sich die frei werdenden Lektine spezifisch an die Zellmembranen des Angreifers binden und dort eine biochemische Reaktion mit einer toxischen Wirkung auslösen. Manche Lektine werden auch an die Umgebung abgegeben und erfüllen möglicherweise andere biologische Aufgaben. Neben oder gerade wegen ihrer spezifischen Bindungseigenschaften zeigen einige pilzliche Lektine auch für die Medizin hochinteressante antitumorale, antivirale und immunstimulierende Eigenschaften[28] und werden derzeit intensiv auf ihr Anwendungspotenzial bei menschlichen Erkrankungen hin untersucht[29].

Statine – effektiv gegen Pilzerkrankungen und Cholesterin

Cholesterinsenkende Statine gehören mit einem Jahresumsatz von annähernd 20 Milliarden US-Dollar zu den Goldgruben der Pharmaindustrie.[30] Weltweit nehmen etwa 20 Millionen Menschen Statine ein, um ihren Cholesterinspiegel zu kontrollieren. Lovastatin ist seit seiner Entdeckung 1979 durch die Firma Merck ganz vorn mit dabei. Ursprünglich wurde es aus dem Schimmelpilz *Aspergillus terreus* isoliert, wird aber auch von höheren Pilzen produziert, um sich unliebsame Konkurrenz vom Hals zu halten. Denn neben seiner Eigenschaft, Blutcholesterin zu senken, hat es eine starke antifungale Wirkung. Lovastatin findet sich in therapeutisch bedeutsamen Mengen in Austernseitlingen *(Pleurotus ostreatus)* und dem Honiggelben Hallimasch *(Armillaria mellea)*.

Triterpenoide gegen Entzündungen

Triterpenoide kommen natürlicherweise in Pflanzen und Pilzen vor und umfassen etwa 4000 Verbindungen, die generell hoch bioaktiv sind. Sie lösen sich eher in Alkohol und Fetten als in Wasser. Oft werden sie vereinfachend Triterpene genannt. Beispielsweise besitzen die menschlichen Sexualhormone eine Triterpenstruktur als Grundgerüst. Bekannte Triterpenoide sind außerdem Cholesterin, Lanosterin und Squalen. Viele der oft mit einem bitteren Geschmack einhergehenden Triterpene des Sekundärstoffwechsels sind in der belebten Natur weitverbreitet. Sie dienen bei Pflanzen und Pilzen in erster Linie der chemischen Verteidigung. Bei Tieren und Menschen spielen strukturell ähnliche Verbindungen wie schon erwähnt als Grundbaustein der Hormone eine wichtige Rolle.

Pilzliche Triterpenoide sind, was die hohe biologische Aktivität angeht, keine Ausnahme. Eine Vielzahl der legendären Heileigenschaften des Reishi oder Ling-Zhi *(Ganoderma lucidum)* sind auf seine Triterpenoide, insbesondere auf Ganoderensäure und Lucidensäure, zurückzuführen. Sie zeigen unter anderem eine antikanzerogene, antihistaminische, entzündungshemmende, blutdrucksenkende und beruhigende Wirkung.[31] Weitere Beispiele für biologisch aktive Triterpenoide sind Betulin und Betulinsäure, die der Chaga *(Inonotus obliquus)* aus der Birkenrinde anreichert. Neben einer Vielzahl anderer medizinischer Wirkungen zeigen sie antientzündliche, antikanzerogene und antivirale Eigenschaften.

Sterole mit Anti-Aging-Effekt

Sterole, auch Sterine genannt, zählen zu der chemischen Stoffklasse der Steroide. Sie kommen in fast jeder Lebensform vor und übernehmen vielfältige Aufgaben. Unter anderem finden sie sich bei allen Lebewesen, deren Zellen einen Zellkern besitzen, also bei Tieren, Menschen und eben auch Pilzen, als Strukturlipide in den Zellmembranen.

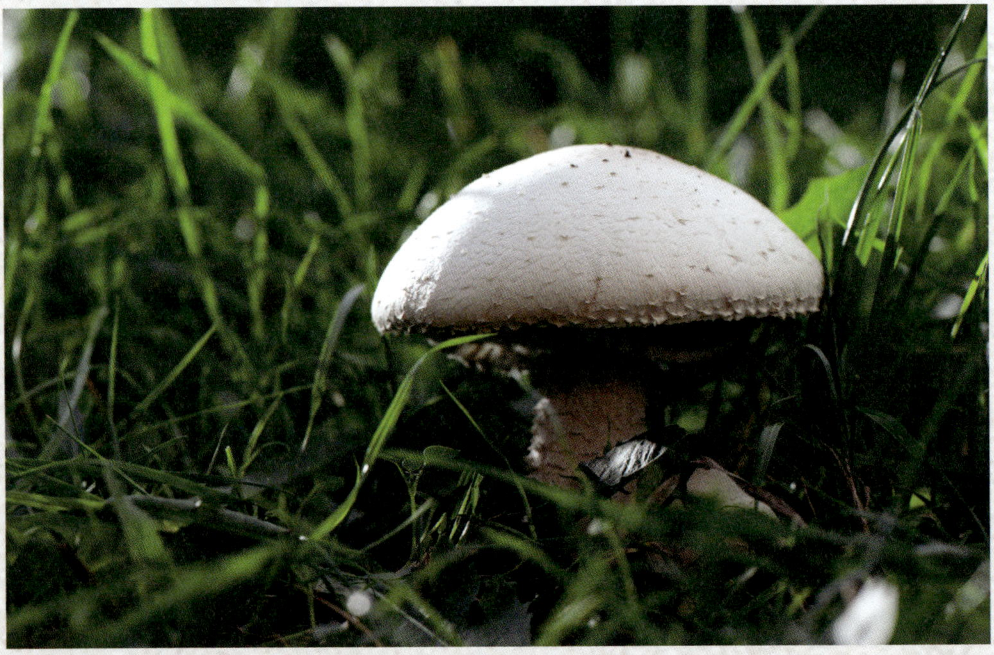

Champignons sind aufgrund ihres hohen Vitamingehalts eine schmackhafte Alternative zu Vitaminpillen.

Strukturlipide sind Fettstoffe (Lipide), die, wie der Name schon sagt, strukturgebendes Element der Zellwände sind. Sterole dienen ferner als Vorstufe einer Fülle von Steroidhormonen. Dies sind Steroide, die als Hormone wirken, zum Beispiel die Sexualhormone (Testosteron, Östrogen und Co.) und Stresshormone (Corticosteroide), aber auch Gallensäure und Steroidvitamine, etwa Vitamin D. Sterole, die aus Pilzen stammen, werden Mycosterole genannt. Pilze produzieren hauptsächlich Ergosterol, aber auch einige andere Sterole wie Brassicasterol. Der Gehalt an freiem Ergosterol in Pilzen bewegt sich im Bereich um 300 bis 500 Milligramm pro 100 Gramm Trockenmasse. Am meisten Ergosterol enthalten Champignons, am wenigsten Austernseitlinge.[32]

Es hat sich gezeigt, dass Pilze in der Lage sind, unter Sonnen- oder UV-Licht-Einwirkung große Mengen an Ergosterol in Vitamin D_2 (Ergocalciferol) umzuwandeln.[33] Ergosterol an sich wirkt antioxidativ und zeigt eine antitumorale Wirkung gegen eine Reihe verschiedener Tumoren. Es hat spezifische antiangiogene Eigenschaften, was bedeutet, dass die Bildung von Blutgefäßen, die den Tumor versorgen, gehemmt wird.[34] Auch die legendären Anti-Aging-Effekte des Reishipilzes gehen von Sterolen aus, genauer gesagt von den Ergosterol-Abkömmlingen Ganodermasid A und B. Deren Anti-Aging-Wirkung liegt in etwa gleichauf mit dem viel gepriesenen »Anti-Aging-Wunder« Resveratrol,[35] welches in Traubenkernextrakt (OPC) vorkommt.

Polyphenole – wirkungsvolle Antioxidantien

Zu den Polyphenolen gehören wichtige bioaktive Substanzgruppen wie Flavonoide, Chinone und Tannine, die vor allem aus Pflanzen bekannt sind, aber auch in vielen Pilzen vorkommen. Wenn wir Polyphenole aus Pflanzen oder Pilzen zu uns nehmen, können wir von deren Wirkung profitieren. In unseren Gemüsepflanzen kommen sie in immer geringeren Mengen vor, weil sie wegen ihres oft sehr bitteren Geschmacks selektiv herausgezüchtet werden, was in mehrfacher Hinsicht problematisch ist: So fehlen sie nicht nur in unserer Ernährung, auch die Pflanzen verlieren ihren Schutz vor Krankheiten und Fraßfeinden. Das führt letztlich dazu, dass Unmengen an chemischen Pestiziden eingesetzt werden, die dann mit dem »kastrierten« Gemüse auf den Teller und so in unseren Organismus gelangen. Glücklicherweise sind viele Heilpilze reich an Polyphenolen. Sie finden sich in besonders großen Mengen im Chaga *(Inonotus obliquus)*, aber auch reichlich in der Schmetterlingstramete *(Trametes versicolor)* und dem Reishi *(Ganoderma lucidum)*.

Polyphenole sind starke Antioxidantien und gelten daher als großartiges Anti-Aging-Mittel. In der Tat haben Studien gezeigt, dass sie für die antioxidative Wirkung verschiedener Pilze verantwortlich sind.[36] Einige Forscher bezweifeln aber, dass diese antioxidativen Polyphenole bioverfügbar sind, also vom Körper aufgenommen werden und an ihren Wirkorten ankommen. Phenolische

Verbindungen sind auch dafür bekannt, antimikrobiell zu wirken. Ihr Wirkmechanismus beruht unter anderem auf der Inaktivierung von bakteriellen Enzymen und Proteinen, an die sie irreversibel binden können, aber auch durch Eingriffe in die Zellkommunikationswege.[37] Darüber hinaus vermindern sie die Bildung von Krebszellen und wirken entzündungshemmend.[38]

Indole als Signalgeber

Eine ganze Reihe von Pilzen produziert Indolverbindungen als Sekundärmetabolite. Indole sind chemische Substanzen, die natürlicherweise als Grundbausteine in Farbstoffen, Hormonen und Alkaloiden vorkommen. Indole kommen neben Pilzen auch in manchen Blütenölextrakten vor.

Zu den Indolverbindungen gehören für unseren Organismus bedeutende Stoffe wie der Botenstoff Serotonin, das in unserem Körper im Zentralnervensystem und im Blut vorkommt, sowie seine Vorstufen, die Aminosäure L-Tryptophan und 5-Hydroxytryptophan (5-HTP), das Zwischenprodukt der Umwandlung von L-Tryptophan zu Serotonin. Auch die für die halluzinogene Wirkung bestimmter Pilze verantwortlichen Substanzen Psilocin und Psilocybin leiten sich von Indolen ab und sind dem Serotonin strukturell so ähnlich, dass sie an dieselben Rezeptorfamilien andocken können und die Wirkung des Serotonins imitieren und modifizieren, was zu veränderten Bewusstseinszuständen führen kann.[39]

Enzyme – Biokatalysatoren mit beachtlicher Wirkung

Enzyme treiben viele wichtige biochemische Reaktionen an und bedingen, dass diese bei niedrigen Temperaturen ablaufen können. So setzen sie Stoffe zu anderen Stoffen um und spalten große Moleküle auf. Pilze produzieren ein ganzes Arsenal an Enzymen, um Nährstoffe in ihrer Umgebung zu verdauen, aber auch, um sich zu schützen. Ihre diversen Funktionen sind von höchstem Interesse für Medizin, Industrie und Forschung. Pilzliche Verdauungsenzyme wie Proteasen (zerlegen Proteine) und Lipasen (zerlegen Fette) etwa werden schon lange in Waschmitteln verwendet und antioxidative Enzyme wie Superoxiddismutasen (SOD) finden sich beispielsweise in Anti-Aging-Kosmetik. Die metallhaltigen SOD sind besonders wichtig. Sie kommen in allen Lebewesen vor und dienen der Regulierung von oxidativem Stress. Es sind sehr starke Antioxidantien, die in der Lage sind, äußerst zellschädigende Superoxid-Radikale zu Wasserstoffperoxid und Sauerstoff umzuwandeln, wobei das Wasserstoffperoxid durch weitere Enzyme schließlich zu Wasser und Sauerstoff zersetzt wird. Sie haben durch die Reduktion von oxidativem Stress auch eine stark antientzündliche Wirkung.

Wie wichtig das Enzym für die Gesunderhaltung ist, wird in der Forschung deutlich. Man geht mittlerweile davon aus, dass bis zu 200 verschiedene Krankheiten des

Menschen mit einem SOD-Mangel in Verbindung stehen. Dieser Mangel wird möglicherweise durch eine genetische Fehlregulation verursacht, die letztlich die Bildung von SOD hemmt.[40] Nun fand man zwar heraus, dass die in Pilzen zahlreich vorhandenen SOD anscheinend nicht vom Körper über den Verdauungstrakt aufgenommen werden können, aber Reishi (*Ganoderma lucidum*) dennoch in der Lage ist, für einen Anstieg der Superoxiddismutase im Körper zu sorgen. Seine Inhaltsstoffe kurbeln die körpereigene SOD-Produktion an, indem sie die Bildung eines zellulären Faktors stimulieren und so die mögliche genetisch bedingte Ursache des SOD-Mangels aushebeln.[41]

Von besonderem Interesse sind auch die in einigen Pilzarten vorkommenden L-Aminosäure-Oxidasen (LAO). Der medizinischen Forschung sind sie bereits aus Schlangengift bekannt. Sie sind in der Lage, L-Aminosäuren zu spalten. Dabei wird Wasserstoffperoxid gebildet, dessen stark oxidative Wirkung überwiegend für ihre antiviralen, antibakteriellen, antiparasitären und blutverdünnenden Effekte verantwortlich ist. LAO können auch die Apoptose, eine kontrollierte Selbstzerstörung von Krebszellen, einleiten.[42]

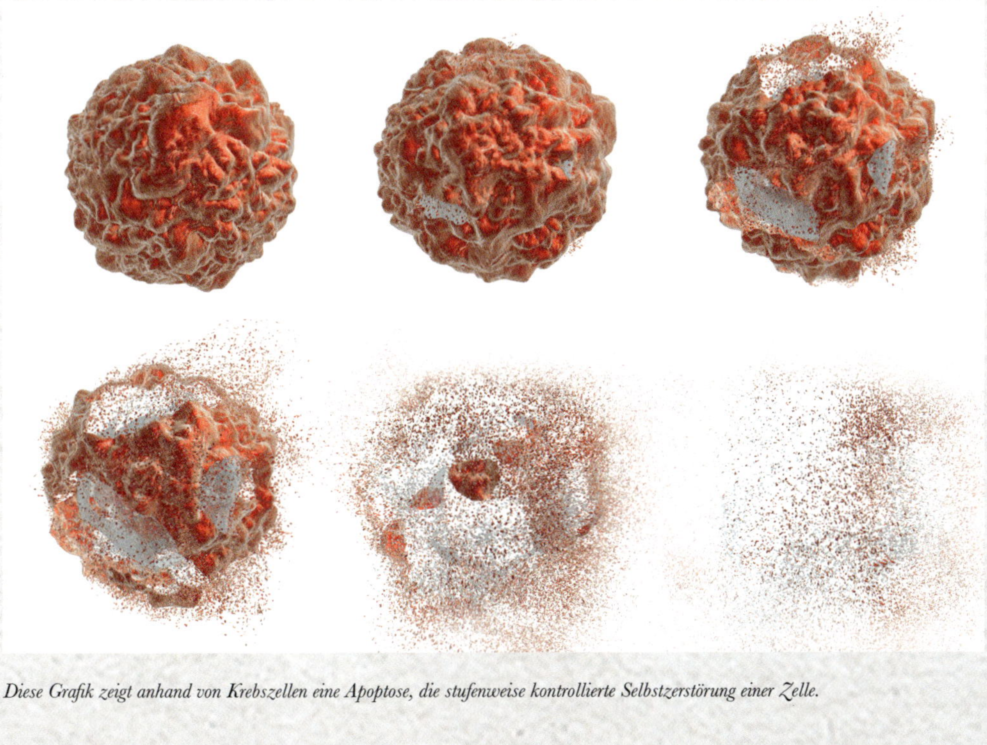

Diese Grafik zeigt anhand von Krebszellen eine Apoptose, die stufenweise kontrollierte Selbstzerstörung einer Zelle.

Pilze in der Mykotherapie: Behandlung von Krankheitsbildern

Bevor wir zum eigentlichen Thema dieses Abschnitts kommen, vorab ein paar wichtige Gedanken und neue Erkenntnisse zu den Ursachen von Krankheit im Allgemeinen, die helfen, die Wirkungsweise der Heilpilze zu verstehen. Viele, wenn nicht sogar alle der sogenannten Zivilisationskrankheiten gelten aus evolutionärer Perspektive als Folge einer zu schnellen Veränderung der Ess- und Lebensgewohnheiten. Mit der neusteinzeitlichen Agrarrevolution vor rund 10 000 Jahren und insbesondere mit der Industrialisierung und Entwicklung der modernen westlichen Gesellschaft konnte unsere genetische Ausstattung sich in keiner Weise an die veränderten Umstände anpassen.[43] Anders gesagt: Es gibt eine grobe Unstimmigkeit zwischen unserer altertümlichen Körperphysiologie und der westlichen Ernährung und Lebensweise, weil wir Menschen uns in den letzten Jahrtausenden zu rasant entwickelt haben, als dass sich unser genetischer Bauplan hätte anpassen können. Mutter Natur ist da etwas behäbiger, da dauert es schon einmal 100 000 Jahre, bis die Anpassung einer Art an eine neue Umweltbedingung erfolgt ist. Vereinfacht dargestellt, ist unsere Körperphysiologie und Genetik also noch immer quasi auf der gleichen Entwicklungsstufe wie vor 100 000 Jahren. Das hat zur Folge, dass sich unser so betrachtet antiquiertes Immunsystem ähnlich verhält wie ein Antivirenprogramm auf dem Computer, das seit Jahren nicht aktualisiert wurde. Es kann mit vielen ihm unbekannten Stoffen in unserer Ernährung und unserer Umwelt nicht umgehen, weil es sie nicht kennt. Es sortiert sie folglich in die Kategorie feindliche Bedrohung und schlägt Alarm. In Kombination mit weiteren Stressfaktoren für das Immunsystem, die unsere moderne Lebensart mit sich bringt, etwa Bewegungsmangel, der allgegenwärtige psychosoziale Stress und der Einsatz von Medikamenten gegen jedes kleine Wehwehchen (und nicht zu vergessen die Flut an Umweltgiften, der wir ausgesetzt sind),[44] kommt es zu einer Dauerreizung des Immunsystems. Unser Körper gerät aus dem Gleichgewicht. Die Folge sind nicht nur die sogenannten Autoimmunerkrankungen wie rheumatoide Arthritis, multiple Sklerose, Diabetes Typ 1 und die chronisch entzündliche Darmerkrankung Colitis ulcerosa, sondern ebenso koronare Herzerkrankungen, Fettleibigkeit, Bluthochdruck, Diabetes Typ 2, Osteoporose (Knochenschwund), Krebs und weitere Krankheitsbilder. All diese Krankheiten kommen in Jäger-und-Sammler-Gesellschaften und anderen nicht verwestlichten Bevölkerungsgruppen so gut wie nicht vor.[45] Im weiteren Sinne sind sie eigentlich alle Autoimmunerkrankungen, denn alle genannten Krankheitsbilder, auch Krebs,[46] haben eines gemeinsam: chronisch entzündliche Prozesse im Körper, bedingt durch ein entgleistes Immunsystem.[47] Die Tatsache, dass unser Immunsystem spezifische Andockstellen für Pilzwirkstoffe besitzt, weist ferner darauf hin, dass unsere Vorfahren schon lange Pilze konsumiert haben und womöglich unserem Immunsystem diese Ernährungskomponente in der modernen westlichen Ernährung schlichtweg fehlt.

Heute ist man den Mechanismen hinter chronisch entzündlichen Prozessen auf der Spur und das gewonnene Wissen dazu verdichtet sich zu der Erkenntnis, dass das Immunsystem von der Evolution entworfen wurde, um Lösungen für kurze, heftige Bedrohungen bereitzustellen. Es ist nicht dafür ausgelegt, mit lang anhaltender Reizung durch die genannten Faktoren umzugehen, und antwortet daher mit der 100 000 Jahre alten, bewährten Lösung für eine kurzfristige Bedrohung: einer von ihm selbst ausgelösten und normalerweise auch penibel kontrollierten entzündlichen Reaktion.

Die Entzündungsreaktion war in grauer Vorzeit für uns überlebenswichtig. Kam es zu einer Verletzung, sorgte die Entzündung für eine effektive Bekämpfung von mikrobiellen Bedrohungen. Es wurde erst kürzlich bekannt, dass das Ausklingen des Entzündungsprozesses nicht etwa einfach so passiert, wenn die Bedrohung vorüber ist oder das Immunsystem erschöpft ist. Genauso wie die Einleitung der Entzündungsreaktion sind der Prozess der »Entzündungsauflösung« und das Zurückerlangen der körperlichen Gleichgewichte ein vom Immunsystem aktiv gesteuerter Prozess. Es entscheidet sozusagen bewusst, wann genug ist. Dieser Prozess heißt »Resoleomics« oder auf Deutsch »Resolomik«. Er ist ziemlich komplex und hat bildlich gesprochen viele Zahnräder, von denen jedes einzelne, wenn es blockieren sollte, den gesamten Mechanismus stört oder lahmlegt.[48] Und darin liegt der Hund begraben: Das Immunsystem ist durch das Dauerfeuer von entzündungsfördernder Ernährung und Dauerstress nicht in der Lage, die einmal ausgelösten entzündlichen Prozesse zu beenden, was zu chronisch unbeendeten Entzündungen, einem geschwächten Immunsystem und damit einhergehend einer stark erhöhten Anfälligkeit für chronische Erkrankungen führt.[49]

Hier kommen nun die Heilpilze ins Spiel. Viele ihrer enthaltenen Wirkstoffe, insbesondere die in allen Pilzen vorkommenden Beta-Glucane (Seite 34/35), greifen über verschiedene Wege in das komplizierte Räderwerk des Immunsystems ein und tragen dazu bei, dass chronische Entzündungsprozesse zum Erliegen kommen können. Das geht natürlich nur, wenn parallel dazu die Flut an Stressoren ebenfalls eingedämmt wird. Hier ist der wichtigste Faktor eine Ernährungsumstellung, am besten hin zu einer Ernährungsweise, die unserer physiologischen Natur entspricht.[50] Der regelmäßige Konsum von Pilzen kann ein großer Schritt in Richtung Regeneration des Immunsystems und damit einhergehender ganzheitlicher Heilung sein. Wie wichtig es ist, das Immunsystem in Balance zu bringen, untermauern neuere Studien, die zu dem Ergebnis kommen, dass die thematisierten umwelt- und stressbedingten Entzündungsprozesse letztendlich die Hauptrolle in der Entstehung von Krebs spielen.[51]

Heilpilze in der (begleitenden) Krebstherapie

Entgegen der üblichen Lehrmeinung kann ein Großteil, laut einer Studie sogar 90 bis 95 Prozent, aller Krebsfälle auf die bereits erläuterten Faktoren Lebensweise und Umwelteinflüsse zurückgeführt werden.[52] Die unbequeme Wahrheit ist: Krebs ist eine vermeidbare Krankheit, der wir mitnichten hilflos ausgeliefert sind. Um Krebs vorzubeugen und insbesondere um ihn zu heilen, ist in den allermeisten Fällen eine tief greifende Umstellung der Lebensgewohnheiten, allen voran der Ernährungsgewohnheiten, zwingend nötig.[53]

Krebserkrankungen haben leider oft einen sehr schnellen und aggressiven Verlauf. Getreu dem Motto »den Feind mit seinen eigenen Waffen schlagen« hat die westliche Schulmedizin drastische und ähnlich aggressive Behandlungsmaßnahmen entwickelt, die das Krebswachstum stoppen sollen: Zum einen ist das die Chemotherapie, die auf hochgradig zelltoxische, chemische Wirkstoffe zurückgreift, und zum anderen die Bestrahlungstherapie, die auf der zerstörerischen Wirkung von radioaktiver Strahlung auf Krebszellen basiert. Prinzipiell funktioniert das auch recht gut, nur wird leider bei beiden Therapieformen auch sehr viel gesundes Gewebe zerstört. Das hat zur Konsequenz, dass der ohnehin durch den Krebs geschwächte Organismus noch weiter geschwächt wird – es kommt zu den bekannten und gefürchteten Nebenwirkungen wie Appetitlosigkeit, Erschöpfung (Fatigue), Übelkeit, Haarausfall und psychischen Symptomen wie Depressionen. Häufig kommt es zu erneuten Ausbrüchen mit weiteren Therapien. Inzwischen weiß man auch, dass Krebszellen mit der Zeit Resistenzen gegen die eingesetzten chemotherapeutischen Arzneimittel entwickeln können und ein nochmaliges Auftreten der Erkrankung dann bald zum Tod führt.[54]

Es ist daher an der Zeit, die Sinnhaftigkeit einer zelltötenden Chemotherapie zu hinterfragen. Eine Metastudie aus dem Jahr 2004, in der eine große Anzahl klinischer Studien ausgewertet wurde, kommt zu dem Ergebnis, dass eine Chemotherapie lediglich einen Beitrag von knapp über 2 Prozent zu einer Überlebenszeit von fünf Jahren nach der Diagnose leistet.[55] Was das im Umkehrschluss heißt, darf sich jeder selbst überlegen.

Wir brauchen dringend weniger invasive und gleichzeitig effektivere Therapien. Mittlerweile setzt die Medizin immerhin vermehrt auf begleitende Therapien, die auf eine Stärkung des Immunsystems abzielen, um die belastenden Auswirkungen der konventionellen Behandlungsmethoden auf den menschlichen Organismus abzupuffern. Neben Metformin[56], einem entzündungshemmenden und insulinsenkenden Medikament aus der Diabetestherapie, kommen auch in der abendländischen Medizin inzwischen immer häufiger Heilpilze als Begleittherapie zum Einsatz,[57] wie sie in Japan bereits seit Jahrzehnten in der klinischen Krebstherapie verwendet werden.

Extrakte von Shiitake *(Lentinula edodes)*, Gemeinem Spaltblättling *(Schizophyllum commune)*, Reishi *(Ganoderma lucidum)*, Maitake *(Grifola frondosa)*, ABM *(Agaricus subrufescens)* und Coriolus beziehungsweise Schmetterlingstramete *(Trametes versicolor)* werden seit längerer Zeit in der Krebsbehandlung erforscht und angewandt.[58] Die enthaltenen Polysaccharide (Seite 33) schützen und stärken das Immunsystem und hemmen dadurch das Wachstum der Krebszellen, ohne dabei die Wirkung der konventionellen Behandlung zu schwächen.[59, 60] Es konnte oft auch eine synergetische Wirkung zwischen Pilzextrakt und Chemotherapeutikum beobachtet werden, also nicht nur eine indirekte Wirkung durch geringere Nebenwirkungen der Chemotherapie, sondern auch eine Wirkungsverstärkung.[61]

Es gibt bereits seit längerer Zeit auch standardisierte pharmazeutische Präparate aus Pilzextrakten und isolierten Pilzwirkstoffen, die sich in klinischen Untersuchungen als sehr wirkungsvoll herausgestellt haben, wie etwa AHCC®, das in Japan schon 1989 entwickelt wurde und mittlerweile allein dort in über 700 Kliniken mit guten Erfolgen zur Unterstützung des Immunsystems eingesetzt wird.[62] AHCC® steht für *Active Hexose Correlated Compound* und besteht aus Myzelextrakten von Shiitake und anderen Pilzen aus Flüssigkultur sowie einer Mischung aus Aminosäuren, Mineralstoffen und Lipiden. AHCC® ist auch außerhalb der Krebstherapie eines der meistverkauften immunstimulierenden Nahrungsergänzungsmittel in Japan und zunehmend auch der westlichen Welt. Zahlreiche Studien an mittlerweile weltweit über 150 Forschungseinrichtungen und Universitätskliniken belegen unter anderem die Wirksamkeit bei der genetisch bedingten Störung des Lipidstoffwechsels mit erhöhter Cholesterin-, Triglyzerid- und Liopoproteinkonzentration im Blut, der Hyperlipoproteinämie, bei Fettleibigkeit und Krebs, insbesondere Leber- und Lungenkrebs sowie Tumoren im Hals- und Kopfbereich.[63] Ein weiteres immunmodulierendes Mittel auf der Basis von Pilzextrakten ist AndoSan™, das sich zu etwa 80 Prozent aus ABM-, 15 Prozent Hericium- und 3 Prozent Maitakeextrakten zusammensetzt. Es konnte gezeigt werden, dass AndoSan™ speziell die Aktivität eines Tumor-assoziierten Enzyms namens Legumain signifikant hemmt,[64] ferner konnten antiallergische, antiasthmatische, antibakterielle und antientzündliche Wirkungen gezeigt werden[65] sowie ausgeprägte zelltoxische Wirkung auf Blutkrebszellen (multiples Myelom und Leukämie).[66]

»Für die Behandlung von Krankheiten allgemein, aber auch für jene mit Heilpilzen sollte immer gelten: So viel wie nötig, so wenig wie möglich. Ärzte, Therapeuten, aber auch Bücher geben einen orientierenden Rahmen vor. Letztlich aber obliegt es dem Einzelnen, in sich hineinzuhören und in Zusammenarbeit mit einem Therapeuten die individuell angepasste, richtige Dosierung zu finden.«

Jürgen Guthmann, Autor mehrerer Pilzbücher

Kapitel **3**

Herstellung und Darreichungsformen *von Heilpilzprodukten*

Ein noch unübersichtlicher Markt

Für Therapeuten und Experimentierfreudige gilt es nicht nur, aus einer Fülle von Pilzen mit ähnlichen medizinischen Eigenschaften die passenden zu selektieren, es gibt auch noch eine ganze Bandbreite an Pilzprodukten aus unterschiedlichsten Anbau- und Verarbeitungsprozessen auf dem Markt. Sich da zurechtzufinden, ist nicht immer einfach. Leider wird auch aufgrund fehlender Reglementierungen und Standardisierung der Inhaltsstoffe der auf dem Markt erhältlichen Produkte eine große Anzahl an fragwürdigen Produkten angeboten. Eine Studie aus dem Jahr 2017 zu Reishiprodukten, die in den USA verkauft werden, kam zu dem ernüchternden Ergebnis, dass nur fünf von 19 getesteten Produkten überhaupt nennenswerte Mengen an bioaktiven Komponenten enthielten und den Angaben auf der Verpackung gerecht wurden.[1] Ein weiteres Problem stellt die mögliche Belastung der Pilzprodukte mit Schadstoffen aus Produktion und Lagerung dar. Rund 85 Prozent der weltweiten Pilzproduktion findet in China statt und viele Hersteller von Pilzprodukten beziehen von dort ihre Rohware. Es gibt zwar durchaus qualitativ hochwertige und saubere Produkte aus China, andererseits wurden vielfach und selbst in einigen Produkten mit Biosiegel hohe Konzentrationen an Schwermetallen, Arsen und Fungiziden gefunden.[2] Um also sicherzugehen, dass man als Verbraucher sein Geld möglichst wirkungsvoll anlegt, um das geeignete Produkt zu finden, sind leider einige Anstrengungen unvermeidlich. Dieses Kapitel soll etwas Licht in den undurchsichtigen Dschungel der am Markt verfügbaren Produkte auf der Basis von Heilpilzen bringen.

Unterschiedliche Produktionsverfahren

Um die Qualität eines Produkts bewerten zu können, ist es erforderlich, sich zunächst einmal mit den verschiedenen Produktionsverfahren der unterschiedlichen Pilzprodukte auseinanderzusetzen. Traditionell wurden in der Volksmedizin nur die Fruchtkörper und Sklerotien eines in der Medizin verwendeten Pilzes geerntet, und nicht das Myzel, das überwiegend entweder im Boden oder im Inneren von Holz wächst. Im Wesentlichen gab es nur zwei Zubereitungsarten: Je nach ihrer Beschaffenheit wurden die Pilze entweder ganz oder nur grob zerkleinert dem Essen beigefügt, zum Beispiel Shiitake oder Maitake. Wenn sie zum Essen zu bitter oder hart waren, wurden Tees und Tinkturen daraus hergestellt, zum Beispiel aus Reishi oder Chaga.

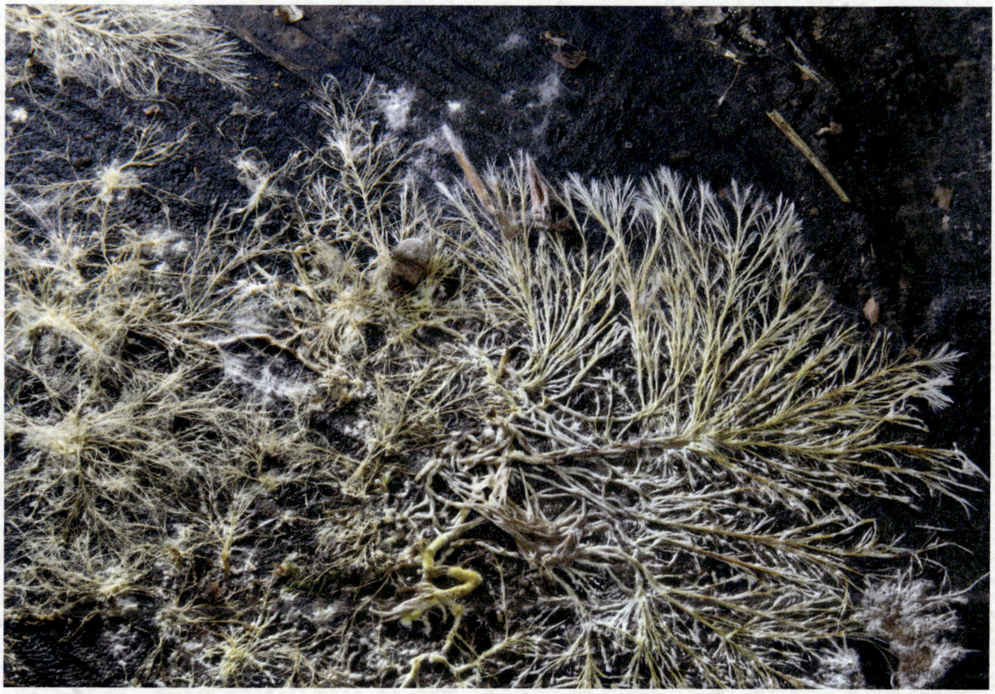

Pilzmyzel dient der heutigen industriellen Pilzproduktion als Basis zur Kultivierung von Pilzen.

Die heutigen industriellen Produktionsprozesse basieren hingegen überwiegend auf der Kultur von Pilzmyzel entweder in Flüssigkultur oder als Myzelbiomasse, die in der Regel auf Getreide gewachsen ist. Die Hersteller dieser Produkte argumentieren, dass alle von den Fruchtkörpern gebildeten Stoffe auch im Myzel vorhanden sind.

Beide Produktionsverfahren, die traditionelle und die industrielle, werden im Folgenden etwas näher erläutert, denn wie so oft ist ein einfaches natürliches Verfahren einer industriellen Produktion vorzuziehen.

Eindeutig im Vorteil: die traditionelle Verwendung des Fruchtkörpers

Die traditionelle Darreichungsform von Heilpilzen in der TCM ist der Fruchtkörper. Bei manchen Pilzen, beispielsweise dem Eichhasen *(Polyporus umbellatus)*, wird auch das Sklerotium, also das Dauerstadium des Pilzes verwendet. Fruchtkörper und Sklerotium enthalten meistens mehr Polysaccharide als das Myzel aus Flüssig- oder Biomassekultur. Im Gegensatz zu diesen steigt bei den meisten Fruchtkörpern der Gehalt an Polysacchariden im Laufe der Fruchtkör-

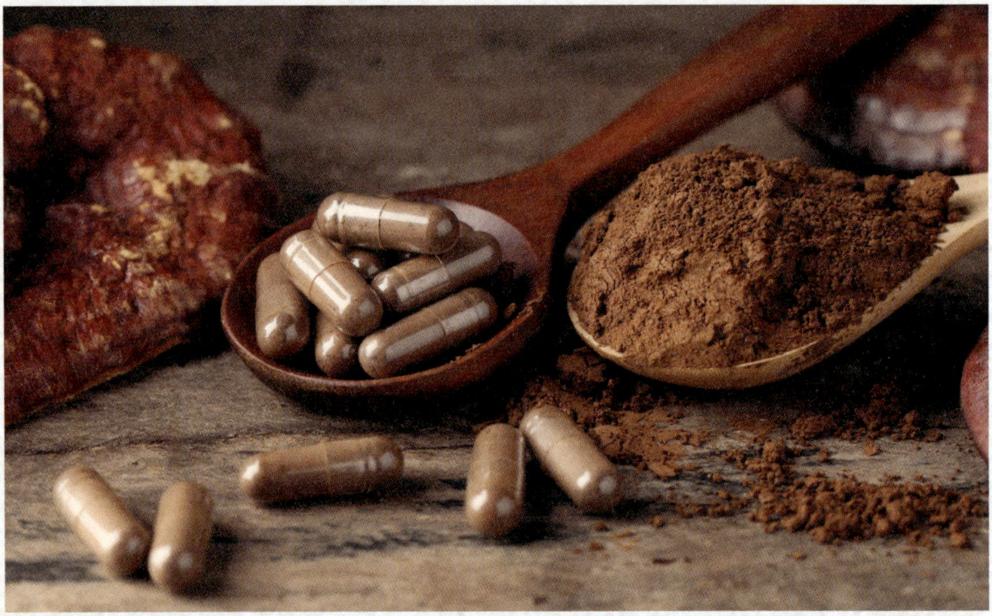

*Aus getrockneten Fruchtkörpern des Reishi (*Ganoderma lucidum*) und daraus hergestelltem Pilzpulver lassen sich Kapseln herstellen.*

perentwicklung bis zur Sporenreife noch weiter an.[3] Auch der Gehalt an Triterpenen und Polyphenolen ist im Fruchtkörper generell höher, wo ihr bitterer Geschmack und ihre antimikrobiellen Eigenschaften als Schutz vor Fraß und Befall dienen. Das Myzel enthält schätzungsweise weniger als die Hälfte dieser bioaktiven Stoffe und oft ist es aufgrund eines Anteils unverdauter Substratreste vermutlich noch weniger. Häufig schmeckt Pilzpulver aus Fruchtkörpern viel bitterer als solches aus Biomasse. Die Intensität des bitteren Geschmacks kann bei triterpen- und polyphenolreichen Pilzen wie Reishi *(Ganoderma lucidum)* als guter Indikator für die Produktqualität dienen.

Wirkstoffverlust bei der Flüssigkultur

Die Fermentation im Bioreaktor ist ein gängiges pharmazeutisches Verfahren, um Antibiotika oder Pilzenzyme zu gewinnen. Die gleiche Technologie wird in der Pilzzucht eingesetzt, um große Mengen an Myzel zu gewinnen. Das Myzel wird dabei in einem geschlossenen Behälter in einer geeigneten Nährlösung unter genau kontrollierten Umweltbedingungen kultiviert. Durch Veränderung der Nährstoffzusammensetzung und anderer Parameter kann die Produktion auf den Ertrag von einzelnen gewünschten Komponenten optimiert werden. Das Myzel kann am Ende der Fermentation einfach abgesiebt werden. Allerdings muss man hierbei bedenken, dass etliche bioaktive Stoffe in die Nährlösung übergehen und daher entweder verloren gehen oder aus der verbrauchten Nährlösung zurückgewonnen werden müssen. Das Myzel gibt eine Reihe von Stoffen, sogenannte extrazelluläre Metabolite, an seine Umgebung ab. Dazu gehören Verdauungsenzyme, Pigmente, Polysaccharide und andere Sekundärstoffe, die hauptsächlich antibakterielle und antivirale Eigenschaften besitzen.[4] Ein Beispiel für ein solches medizinisch wirksames extrazelluläres Polysaccharid ist das hochgradig gegen Krebs aktive Schizophyllan.[5] Schizophyllan ist in Japan und Korea seit den 1990er-Jahren ein zugelassenes Krebsmedikament und wird oft zusammen mit einer Bestrahlungstherapie eingesetzt.

Herstellung von Myzelbiomasse auf festem Substrat

Bei dieser Art der Produktion von Myzelbiomasse wird die entsprechende Pilzkultur (Myzel) auf ein festes, auf Getreide basierendes Substrat gegeben. In der Regel ist es brauner Reis oder Hirse, seltener Roggen. Die Ernte erfolgt, wenn das Myzel das Substrat vollständig besiedelt hat und die Nährstoffreserven des Substrats erschöpft sind, also kurz bevor die Frucht-

Produktion von Pilzmyzel im Bioreaktor

In der sogenannten Bioreaktorkultur (Fermentation) wird eine kleine Menge Myzel in einen Tank gegeben, der hermetisch verschlossen und mit einer genau auf den jeweiligen Pilz abgestimmten Nährlösung gefüllt ist. Nun wird das Ganze etwa eine Woche lang unter konstanter Temperatur umgerührt und belüftet, was dazu führt, dass sich die ursprünglich kleine Menge Myzel vervielfacht und am Ende des Prozesses eine große Menge pilzliche Biomasse geerntet werden kann. Diese wird abgetrennt, getrocknet und zu Pulver vermahlen. Das bekannteste Produkt, das auf diese Weise hergestellt wird, ist Cordyceps Cs-4, eine besonders schnellwüchsige Kulturlinie, die aus den Fruchtkörpern von *Ophiocordyceps sinensis* gewonnen wird. Allerdings wurde bereits 2006 durch Gensequenzierung festgestellt, dass es sich bei Cs-4 nicht um *Ophiocordyceps sinensis*, sondern um einen anderen Pilz handelt, nämlich *Paecilomyces hepiali*, der als Endoparasit innerhalb der Fruchtkörper von *O. sinensis* vorkommt. Leider wird er bis heute durch profitorientierte Unternehmen als Cordyceps vermarktet. Inzwischen haben China und Taiwan reagiert und diese unehrliche Geschäftspolitik verboten. Diese Technik wird aber auch bei vielen anderen Heilpilzen angewandt, unter anderem bei Reishi und Hericium. Der Vorteil dieser Technik ist, dass sie ein hochstandardisiertes Produkt aus reinem Myzel liefert, frei von Substratrückständen, wie sie bei der Herstellung auf festem Substrat zu finden sind.

körperbildung eingeleitet werden würde. Die Masse aus Myzel und Substratresten wird anschließend getrocknet und in der Regel zu Pulver verarbeitet, das dann zu Presslingen oder Kapseln weiterverarbeitet wird. Außer dem Myzel und einem gewissen Anteil an Getreideresten enthält die Masse sämtliche Metabolite, die das Myzel ins Substrat abgegeben hat, insbesondere antimikrobielle Substanzen und extrazelluläre Polysaccharide,[6] aber auch eine ganze Bandbreite an gesundheitsfördernden Enzymen.[7] Darunter sind Verdauungsenzyme wie Proteasen und Lipasen, die Proteine und Fette in der Nahrung zerlegen, sowie antioxidativ wirkende Enzyme wie Superoxiddismutasen, Catalasen und viele mehr. Leider hat auch diese Produktionstechnik einen Haken: Während die Bandbreite an wirksamen Substanzen im Allgemeinen hoch ist, enthält Myzelbiomasse nur geringe Mengen der wichtigsten immunmodulierenden Polysaccharide. So wird berichtet, dass sich der Anteil an Beta-Glucan in Myzelbiomasse nur im Bereich um 5 bis 7 Prozent bewegt. Dazu kommt, dass der Anteil an Alpha-Glucan durchschnittlich 35 bis 40 Prozent beträgt.[8] Es gibt zwar auch medizinisch wirksame Alpha-Glucane, aber der Großteil davon ist schlichtweg wirkungslose Stärke, die aus unverdauten Getreidesubstratresten stammt. Wenn nun also ein Hersteller von Kapseln auf der Basis von Myzelbiomasse angibt, diese enthalte 60 Prozent Polysaccharide, muss der – in aller Regel nicht angegebene – Stärkeanteil davon abgezogen werden.

Oft liest man auch auf dem Label angebotener Heilpilzkapseln: »Pulver vom ganzen Pilz«. Das bedeutet, dass es sich um eine Mischung aus Pulver von Fruchtkörpern und Pulver von Myzelbiomasse handelt. Die Hersteller argumentieren zu Recht, dass die Bandbreite an Inhaltsstoffen so größer ist, da auch die vom Pilz ins Substrat abgegebenen Inhaltsstoffe in dem Produkt enthalten sind. Dies geht aber leider zulasten der Konzentration an Beta-Glucanen und Triterpenen, die meist in höherer Konzentration im Fruchtkörper vorkommen. Das fällt oft nicht auf, weil in aller Regel der Polysaccharidgehalt angegeben ist, und der ist ja wie schon erklärt wegen der Stärke aus dem Nährsubstrat trotzdem hoch, obwohl nur wenig wirksame Beta-Glucane enthalten sind. Die aussagekräftigeren Beta-Glucan-Triterpen- oder gar Polyphenolgehalte werden oft gar nicht angegeben. Diese Form von Verbrauchertäuschung wäre vermeidbar, wenn die entsprechenden Gesetze und Regularien überarbeitet werden würden.

Die Herstellung und Wirkungsweise von Extrakten

Um die Wirksamkeit und auch die Haltbarkeit der aus Pilzen gewonnenen Produkte zu erhöhen, wird das Pilzmaterial oft extrahiert. Dabei werden die Wirkstoffe aus dem Pilzmaterial ausgeschwemmt und aufkonzentriert. Das Ergebnis nennt man einen Extrakt. Extrakte, auch Auszüge genannt, werden gleichermaßen in der Volksmedizin wie in der modernen Mykotherapie eingesetzt und dienen in erster Linie dazu, hohe Konzentrationen von Polysacchariden und anderen Wirkstoffen der Pilze bereitzustellen und durch ihre gelöste Form die Bioverfügbarkeit zu erhöhen. Der Begriff »Bioverfügbarkeit« beschreibt, wie gut Arzneien vom Körper aufgenommen werden. Extrakte werden üblicherweise aus Fruchtkörpern oder Myzel gewonnen. Dabei kommen unterschiedliche Verfahren zum Einsatz.

Mit heißem Wasser extrahieren

Ein Heißwasserauszug, das Prinzip von Tees und Abkochungen, »schmilzt« das Chitin in der Zellwand der Pilze und setzt damit die Wirkstoffe frei – allerdings nur die gut wasserlöslichen. Dazu gehören die meisten Polysaccharide. Triterpene sind nur schlecht in Wasser löslich und daher nur in geringen Mengen in diesem Auszug enthalten. Durch Eindampfen oder Sprühtrocknen wird der Extrakt entwässert, dann pulverisiert und meist in Kapseln abgefüllt. Das Extraktpulver hat üblicherweise einen Polysaccharidgehalt von etwa 30 Prozent.

Die Ethanolextraktion – ein Auszug mit Alkohol

Der alkoholische Auszug, das Wirkprinzip einer Tinktur aus der Volksheilkunde, hingegen zieht sowohl die wasserlöslichen als auch nicht wasserlöslichen Stoffe aus dem Pilzmaterial. Damit liefert er eine höhere Ausbeute an Triterpenen, aber weniger Polysaccharide, da diese durch den Alkohol ausgefällt werden, das heißt, sie gehen nicht in Lösung über beziehungsweise setzen sich ab.

Dualextrakte maximieren die Wirkstoffausbeute

Bei der sogenannten Dualextraktion werden die beiden genannten Verfahren miteinander kombiniert. Hier kommt meistens erst der alkoholische Auszug zum Einsatz, anschließend durchläuft das Pilzmaterial noch einen Heißwasserauszug. Am Ende werden die beiden Auszugsphasen zusammengemischt, getrocknet, pulverisiert und eingekapselt. Dualextrakte liefern die größtmögliche Bandbreite und Ausbeute an bioaktiven Substanzen aus dem Pilzmaterial. Damit sind sie die wirkstoffreichste Einnahmeform und deshalb gerade bei der Behandlung von akuten und chronischen Krankheitsverläufen die bevorzugte Wahl. Manchmal sind allerdings durch das unterschiedliche Wirkstoffgefüge auch Einzelextrakte sinnvoll, je nach gewünschter therapeutischer Wirkung. Es wurde etwa gezeigt, dass Wasserauszüge und Alkoholauszüge sich unterschiedlich auf die Anti-Krebs-Aktivität bestimmter Immunzellen auswirken.[9] Die unterschiedlichen Wirkungsspektren sollten daher insbesondere bei der Therapiewahl für spezielle Krebsarten berücksichtigt werden.

Der neueste Trend sind Produkte aus Pilzsporen

Der Fruchtkörper eines Pilzes dient dazu, Sporen zu produzieren und zu verbreiten, und kann schier unglaubliche Mengen davon in kurzer Zeit freisetzen. Ein einziger Fruchtkörper produziert bis zu 31 000 Sporen in der Sekunde (!) und kann im Laufe seines Lebens etliche Milliarden Sporen abwerfen.[10]

Sporen von Pilzen sind enorm widerstandsfähig und enthalten vermutlich eine Fülle an Stoffen, die den wertvollen Inhalt schützen. Bisher hat man allerdings nur die Sporen des Reishipilzes *(Ganoderma lucidum)* auf ihr therapeutisches Potenzial untersucht und festgestellt, dass die Sporen große Mengen bioaktiver Substanzen enthalten, darunter besonders viele Triterpene, aber auch Polysaccharide und Sterole.[11] Es hat nicht lange gedauert, bis die ersten Produkte auf der Basis von Reishisporen auf den Markt kamen.

Um an die wertvollen Inhaltsstoffe zu gelangen, ist es unbedingt erforderlich, die harte Schale der Sporen zu knacken. Dies geschieht entweder mittels Ultraschall oder, was häufiger der Fall ist, der Shellbroken-Mahltechnik. Sporenpulver, das aus ganzen Sporen besteht, ist so gut wie wirkungslos, daher sollte anhand der Produktbezeichnung unbedingt auf den Zusatz »sporebroken« oder »shellbroken« geachtet werden. Sporebroken-Sporenpulver kommt typischerweise auf 2 Prozent Triterpengehalt, was schon viel ist. Das Sporebroken-Pulver kann auch verwendet werden, um Sporenöl zu extrahieren. Dieses kann einen Triterpengehalt von bis zu 30 Prozent haben.[12]

Das Ganze ist mehr als die Summe seiner Teile: Kombinationsprodukte

In der TCM ist es gängige Praxis, Arzneien unter Verwendung mehrerer verschiedener Heilpilze herzustellen. Oft werden sie mit Heilpflanzen kombiniert. So findet man am Markt auch Produkte, die gleich mehrere Heilpilze oder gar Kombinationen aus Pilz- und Heilpflanzenextrakten enthalten. Es heißt, dass sie sich in ihren Wirkungen nicht nur ergänzen, sondern auch verstärken, also einen synergetischen Effekt haben. Die Forschung bestätigt dies. Es wurde zum Beispiel gezeigt, dass eine Mixtur aus Extrakten verschiedener Heilpilze eine stärkere toxische Wirkung auf menschliche Tumorzellen hatte als Extrakte aus einem einzigen Pilz.[13] Die antioxidative Wirkung verstärkt sich ebenfalls, wenn mehrere Pilze kombiniert werden,[14] aber auch durch die Kombination mit Chlorella-Algen.[15]

Die besten Darreichungsformen mit der höchsten Bioverfügbarkeit

Die Forschung geht momentan davon aus, dass Chitin, Hauptbestandteil der pilzlichen Zellwände, im menschlichen Verdauungstrakt nicht abgebaut wird.[16] Zwar konnte in einer Studie gezeigt werden, dass 80 Prozent der Probanden ein Enzym besaßen, welches dazu in der Lage ist, es wurde jedoch nur in so geringen Mengen nachgewiesen, dass es nicht zur Verdauung von Chitin aus der Nahrung geeignet ist und vermutlich eher anderen Zwecken dient.[17] Es wird vermutet, dass dieses Enzym im Immunsystem eine Rolle bei der Erkennung von Krankheitserregern spielt.[18] Wenn nun Chitin nicht verdaut werden kann, bedeutet das, dass die Inhaltsstoffe aus intakten Pilzzellen für den Körper nicht verfügbar sind. Eine Studie aus dem Jahr 2015 stützt diese Vermutung. Sie zeigte, dass die biologische Aktivität von Heißwasserextrakten gegenüber nicht erhitztem Pilzpulver um ein Vielfaches höher ist.[19] Hitze zerstört Chitin und damit auch die Zellwände, weshalb Pilze beim Braten in der Pfanne nach kurzer Zeit viel Wasser ausschwitzen. Die seit Jahrtausenden bewährte und auf Erfahrungswerten basierende TCM arbeitet in den allermeisten Fällen zwar nicht mit Extrakten, aber sehr wohl mit Heißwasserauszügen von getrocknetem Pilzmaterial, und berücksichtigt somit die vermutete Unverdaulichkeit von Chitin.

Wie bereits weiter oben besprochen, gibt es aber neben der Behandlung mit heißem Wasser noch weitere Möglichkeiten, um die wertvollen Inhaltsstoffe der Pilze für den Körper leichter verfügbar zu machen. Welche Darreichungsform nun tatsächlich die beste ist, hängt von vielen Faktoren ab, von denen einige noch unbekannt sind. Die Frage kann bei der momentanen Datenlage nicht abschließend beantwortet werden. So schreibt der Herausgeber des seit 1999 etablierten Wissenschaftsjournals *International Journal of Medicinal Mushrooms*, Dr. Solomun Wasser, 2014 in einem Artikel dazu: »Es gibt nicht genug Daten, um zu bestimmen, welche Wirkstoffgefüge bessere Effekte haben – ob aus Fruchtkörpern, aus Myzelflüssigkultur oder aus Myzelbiomasse, ob als Pulver oder Extrakt.«[20] Darüber hinaus ist auch immer noch recht wenig darüber bekannt, ob die beobachteten Effekte letztlich jeweils von einzelnen Komponenten stammen oder nicht vielmehr das Resultat eines Synergieffekts mehrerer Inhaltsstoffe sind.[21]

Berücksichtigt man aber, dass der überwiegende Teil der Forschungsergebnisse auf Heißwasserauszügen beruht und auch in der TCM so gut wie immer Material erhitzt wird, sind Extrakte wohl tendenziell vorzuziehen, insbesondere wenn das Verdauungssystem angegriffen und die Nährstoffaufnahme ohnehin erschwert ist, wie es bei den meisten Autoimmunerkrankungen der Fall ist.[22] Pilzpulver sollten daher, um die Bioverfügbarkeit ihrer Inhaltsstoffe zu erhöhen, schonend als Tee aufgebrüht oder in heiße Speisen eingearbeitet werden.

Kapseln auf der Basis von Pilzpulver können nach derzeitigem Kenntnisstand eher nicht empfohlen werden. Sie bestehen überwiegend aus unbehandelt gemahlenem Pilzmaterial, dessen Zellwände nicht aufgeschlossen wurden, was bedeutet, dass der überwiegende Teil der enthaltenen Polysaccaride dem Körper nicht zur Verfügung steht. Bei der Angabe des Polysaccharidgehalts wird ohnehin gern getrickst, sofern es sich um »Pulver vom ganzen Pilz« handelt und Pilzmyzelbiomasse enthalten ist (Seite 48/49, »Unterschiedliche Produktionsverfahren«). Neuerdings kommen allerdings bei einigen Herstellern Mahltechniken bei Pilzpulverprodukten zum Einsatz, die das Pilzmaterial bis in den Mikrometerbereich zerkleinern, sodass die Chitinzellwände aufbrechen und die Inhaltsstoffe frei werden. Untersuchungen zu deren Bioverfügbarkeit liegen allerdings noch nicht vor. Es ist nicht vollends auszuschließen, dass auch die wertvollen Polysaccharide, deren medizinische Wirkung von ihrer Größe abhängt[23], durch das sogenannte Shellbroken-Mahlverfahren teilweise oder gar ganz zerstört werden. Ihre vergleichbar riesigen Molekülketten können im ausgestreckten Zustand durchaus etliche Millimeter Länge erreichen. Auch wenn andere Zubereitungen, wie Extrakte, deutlich mehr verfügbare Polysaccharide enthalten, sind Kapseln aus Pilzpulver trotzdem nicht wirkungslos. Dies zeigt eine bahnbrechende Studie mit Hericiumpulver. In nur acht Wochen konnten demenzkranke Senioren ihre kognitiven Leistungen durch die Einnahme von Pilzpulver-Kapseln signifikant verbessern (Porträt ab Seite 153). Für diese Wirkung sind allerdings auch keine Polysaccharide verantwortlich, sondern Stoffe, die sich aus den erheblich kleineren Terpenen ableiten.

Zum Abschluss noch die Worte eines Mannes, der sein Leben der TCM gewidmet hat und unmissverständlich seine Auffassung zum Thema Darreichungsformen vertritt. Dr. Jialiu Liu, seines Zeichens Professor der Pathologie am Guiyang Medical College in China, schreibt zwar über Pflanzen, denn sein Forschungsobjekt ist das chinesische Unsterblichkeitskraut Jiaogulan, quasi die pflanzliche Entsprechung zum Unsterblichkeitspilz Reishi/Ling Zhi, aber seine Worte gelten genauso für Pilze, die in der TCM sowieso (im doppelten Wortsinn) mit Pflanzen in einen Topf geworfen werden: »In den Konzentraten/Extrakten befinden sich zwar manche Pflanzeninhaltsstoffe in recht hoher Dosierung, doch die gewünschte Wirkung benötigt das gesamte, ausgewogene Spektrum an Wirksubstanzen. Das Isolieren einzelner Wirkstoffe (die nach dem aktuellen Stand der Wissenschaft als wichtig gelten) und das Herauslösen anderer, von deren Wirkung man im Moment noch nichts weiß, entspricht westlichem Denken. Man könnte auch sagen: Wer den ursprünglichen Gesamtzusammenhang zerstört und diese Zerstückelung auch noch als ›natürlicher Pflanzenextrakt‹ vermarktet, der handelt aus Unwissenheit oder aus Gewinninteresse.«[24]

Einfach selbst zubereiten – Tees, Tinkturen, Suppen und Eiswürfel

In den vorherigen Kapiteln sind Sie mit uns in die faszinierende Welt der Pilze eingetaucht und haben viel Wissenswertes über Pilze und deren gesundheitlich relevante Inhaltsstoffe erfahren. Im nun folgenden Teil geht es um die Praxis: Wir stellen Ihnen die traditionellen Zubereitungsarten vor und verraten Tricks und Kniffe, die Ihnen (mit ein wenig angewandter Küchenchemie) helfen, das meiste an Wirkstoffen aus ihren Pilzen herauszukitzeln. Wir wünschen Ihnen viel Spaß beim Ausprobieren, Erfahrungen-Sammeln und Genießen der heilenden Pilze und freuen uns, wenn Sie einen gesundheitlichen Mehrwert durch dieses Buch erfahren.

Zubereitung eines vorbeugenden Heilpilztees

Tees eignen sich generell besser zur Vorbeugung als zur Behandlung akuter Krankheitsbilder, da ihr Wirkstoffgehalt im Vergleich zu Trockenextrakten in der Regel geringer ist. Einige relevante Wirkstoffe, die eher wasserunlöslich sind, darunter viele Triterpenoide, gelangen größtenteils nicht in den Tee. Ein Teeaufguss ist chemisch gesehen eine wässrige Extraktion. Er setzt einen guten Teil der wirksamen Substanzen aus dem Pilzmaterial frei, indem durch Hitzeeinwirkung das Chitin-Grundgerüst der Zellwände aufgebrochen wird, sodass die Inhaltsstoffe in Lösung

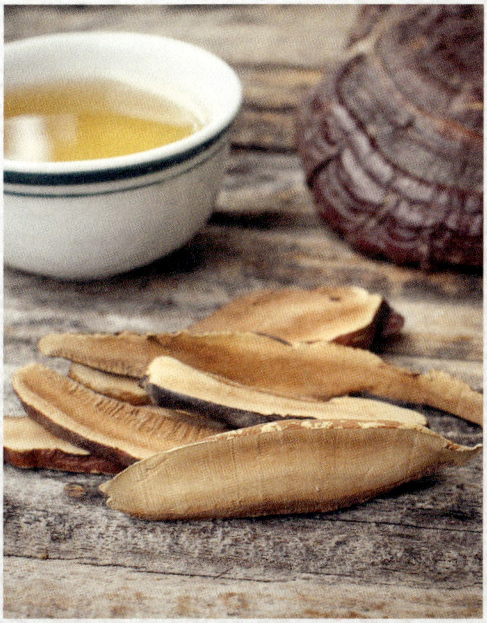

Bitterer Tee aus getrocknetem Reishi schmeckt am besten gesüßt mit einem Teelöffel Honig.

gehen können. Bei der Teezubereitung nimmt man als Faustregel ein bis zwei Teelöffel getrocknetes Pilzmaterial pro Tasse. Dabei gilt: Je feiner das Pilzmaterial gemahlen ist, desto schneller und desto besser gelangen die Wirkstoffe in den Tee. Getrocknete Pilze lassen sich, vorausgesetzt, sie sind wirklich gut getrocknet, mit der Kaffeemühle oder einem Küchenmixer zu Pulver verarbeiten. Einige, wie etwa die Schmetterlingstramete oder der Reishi, lassen sich aufgrund ihrer faserigen Struktur eher schlecht mahlen. Hier greift man entweder auf industriell verarbeitetes Pulver aus gefriergetrockneten Pilzen zurück oder zerkleinert mit einem Messer oder besser noch einem Küchenbeil das Material per Hand so gut es geht. Ideal ist es, für den Aufguss kein kochendes Wasser zu verwenden, da bei zu hohen Temperaturen hitzeempfindliche Inhaltsstoffe zerstört werden könnten. Ich empfehle die Zubereitung wie bei Grüntee mit 70 bis 80 Grad Celsius heißem Wasser. Je länger die Ziehzeit, desto mehr Wirkstoffe sind nachher im Tee. Auf einem Teelicht-Stövchen kann die Ziehzeit deutlich verlängert werden. Gerade bei Pilzen, die viele Bitterstoffe enthalten, zum Beispiel Reishi, sollte man den Aufguss aber lieber nicht zu lange ziehen lassen und stattdessen das Material mehrmals aufgießen, um noch das Letzte an Wirkstoffen herauszuholen, sonst wird der Tee untrinkbar bitter. Richtig zubereitet schmeckt Reishi-Tee zwar trotzdem bitter, aber gut. Ein Löffel Honig rundet das Geschmackserlebnis ab. Ein sehr wohlschmeckender Tee lässt sich auch aus Chaga zubereiten. Pilze mit intensivem Pilzaroma, zum Beispiel Cordyceps oder Shiitake, sind als Tee zwar sehr wirksam, aber geschmacklich gewöhnungsbedürftig. Hier empfiehlt sich stattdessen eine Brühe wie im Abschnitt »Mit Heilpilzen köstlich kochen« auf den Seiten 60 bis 62 beschrieben.

Geballte Wirkung: Pilztinkturen

Pilztinkturen beinhalten meistens alkoholische und wässrige Auszüge aus ein und demselben Pilzmaterial, die hintereinander ausgeführt werden. Sie können ohne Weiteres selbst hergestellt werden. Am besten nimmt man für die Tinktur hochprozentigen

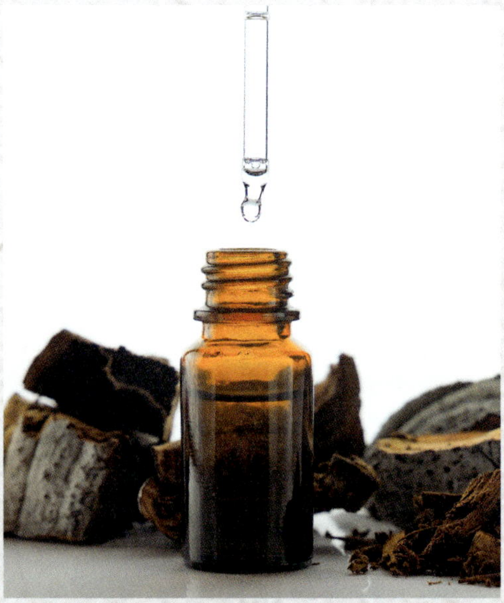

Tinkturen enthalten die Pilzwirkstoffe in konzentrierter Form.

Trinkalkohol (Primasprit) oder unvergällten Alkohol aus der Apotheke, da später noch die wässrige Phase dazukommt und den Alkoholgehalt reduziert. Auch Wodka oder Doppelkorn kann verwendet werden, wenn kein hochprozentiger Alkohol zur Hand ist. Eventuell ist das Auszugsergebnis aber nicht optimal und die Haltbarkeit der Tinktur fällt kürzer aus, wenn der Alkoholgehalt im Endprodukt weniger als 20 Prozent beträgt.

Schritt-für-Schritt-Anleitung zur Herstellung einer Pilztinktur

1. Das getrocknete und möglichst fein zerkleinerte Pilzmaterial in ein geeignetes Glasgefäß, etwa eine weithalsige Flasche oder ein großes Einmachglas, geben und mit hochprozentigem Alkohol übergießen, sodass das Material gut bedeckt ist. Eventuell nachgießen, falls das Pilzmaterial sich vollsaugt und nicht mehr überdeckt ist.
2. Das fest verschlossene Gefäß während 14 Tagen immer wieder kurz aufschütteln.
3. Am Tag der Weiterverarbeitung die Mixtur nicht schütteln, sondern die überstehende Flüssigkeit vorsichtig in ein neues, sauberes Gefäß abgießen. Sollte die Flüssigkeit nicht klar sein, durch einen Kaffeefilter abgießen.
4. Den Rest der Flüssigkeit mit dem Satz durch einen Kaffeefilter gießen und vorsichtig in ein sauberes Sammelgefäß auspressen. Statt Kaffeefilter kann man auch Stofffilter für Teekannen verwenden, die sich besser auspressen lassen. Die Flüssigkeit aus dem Sammelgefäß zu der in Schritt 3 abgegossenen Flüssigkeit gießen.
5. Das ausgepresste Pilzmaterial in einen Topf geben und mit reichlich Wasser aufschwemmen, etwa ein Liter auf 100 Gramm Material. Die Mischung zum Köcheln bringen, sodass sie gerade eben leicht siedet, aber nicht stark kocht, und etwa 30 Minuten köcheln lassen. Dann die Hitze reduzieren und die Flüssigkeit eindampfen lassen, bis noch etwa die Hälfte der Menge übrig ist, die aus der alkoholischen Extraktion zur Seite gestellt wurde.
6. Im letzten Schritt den fertigen wässrigen Extrakt noch mal filtern (Kaffeefilter) und mit dem alkoholischen Extrakt zusammen in eine Flasche füllen. Fertig ist die vollwertige Pilztinktur, die sowohl die alkohol- beziehungsweise fettlöslichen Bestandteile als auch die wasserlöslichen Wirkstoffe enthält. Sie kann nun in kleinere Braunglas-Tropfpipetten-Flaschen dekantiert und am besten gut verschlossen kühl und lichtgeschützt gelagert werden.
7. Der Alkoholgehalt des Dualextrakts hat durch die beschriebene Prozedur ungefähr um ein Drittel abgenommen, sollte aber aus Gründen der Haltbarkeit immer noch mindestens 20 Prozent betragen.

Nach der vorgestellten Methode lässt sich zum Beispiel hervorragend eine Cordycepstinktur aus gleichen Teilen *Ophiocordyceps si-*

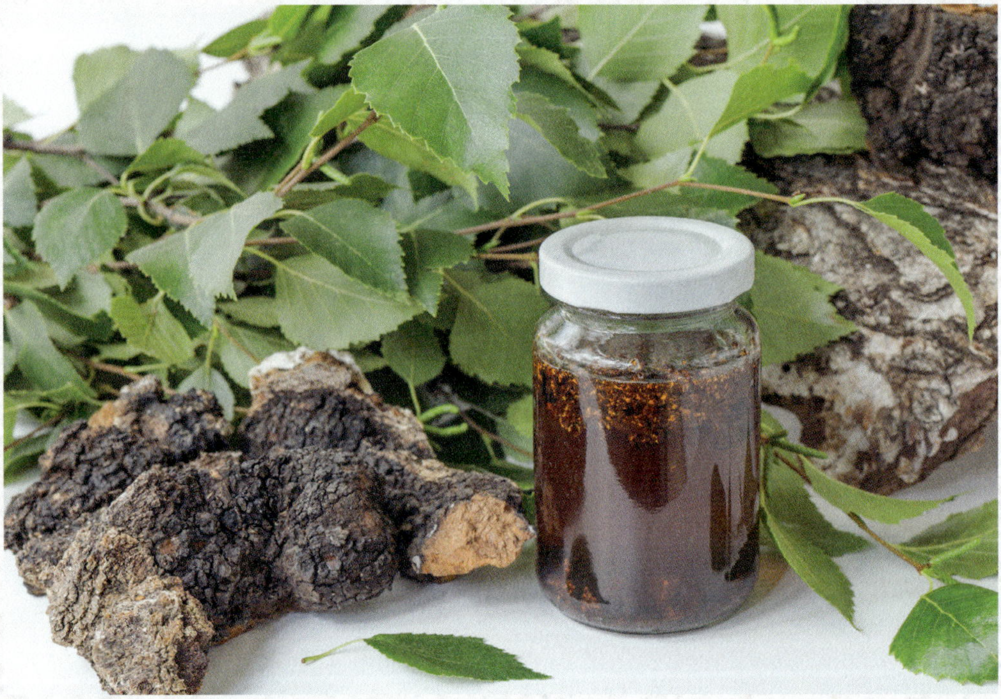

Alkoholischer Auszug von Chaga mit Wodka, wie er in der russischen Volksmedizin verwendet wird.

nensis und *Cordyceps militaris* herstellen, deren tonisierende Wirkung nach Erfahrungen des Autors bereits nach wenigen Minuten spürbar ist. Weitere Pilze, die besonders gut als Tinktur wirken, sind Reishi und Chaga.

Die richtige Dosierung von Pilztinkturen ist durch die oft stark schwankende Wirkstoffmenge und individuelle Unterschiede in der Wirkung schwierig anzugeben. Sie muss individuell ausgetestet werden. Je nach Ausgangsmaterial und Konzentration schwankt sie in den meisten Fällen zwischen wenigen Tropfen und einem Teelöffel. Man kann sich aber mit dem Verhältnis an Menge der Tinktur zu Ausgangsmenge an Pilzmaterial entsprechend ausrechnen, wie viel Milliliter Tinktur der empfohlenen Menge des getrockneten Pilzes entsprechen, und hat so eine Daumenpeilung.

Mit Heilpilzen köstlich kochen

Die Zubereitung von heilenden Suppen oder Brühen ist in der TCM weitverbreitet und bietet sich vor allem für Pilze an, die auch kulinarisch verwendet werden und oft ein intensives Pilzaroma haben. Durch die Zugabe von Fett lösen sich die begehrten triterpenoiden Wirkstoffe (Seite 37/38). Wer einmal verstanden hat, worauf zu achten ist, um die gewünschten Wirkstoffe zu lösen, kann viel in der Küche experimentieren. Aus Shiitakepulver oder Austernpilzpulver lässt sich zum Beispiel ein hervorragendes Würzsalz herstellen und Gemüsebrühepulver aufwerten. Mit Judasohrpulver lassen sich Soßen sehr gut eindicken und Chaga sorgt für vollmundiges Aroma und tiefbraune Farbe.

Aus Enoki, Champignons, ABM, Maitake, Shiitake, Austernseitlingen und anderen kulinarisch verwendeten Heilpilzen lassen sich auch recht einfach therapeutisch wirksame Eiswürfel (Seite 62) herstellen, die dann bei Bedarf aufgetaut und für alle möglichen Speisen, Suppen, Soßen und Getränke verwendet werden können. Je schonender die Zubereitung, desto besser die Wirkung. In Japan ist beispielsweise Enoki-Eis sehr beliebt und Basis vieler leckerer Rezepte.

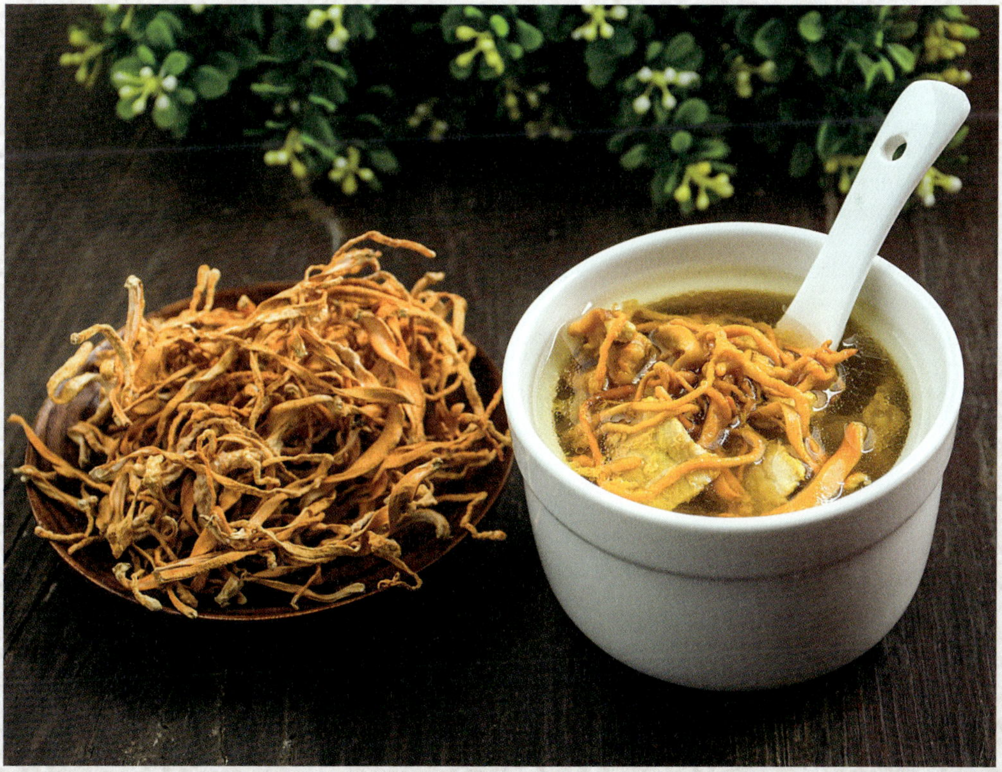

*Cordyceps wird in der TCM oft als Brühe gereicht. Hier wird die mittlerweile kommerziell angebaute Puppenkernkeule (*Cordyceps militaris*) verwendet.*

Grundrezept für eine das Immunsystem unterstützende Heilpilzbrühe

- 2 l Wasser
- 1 kleine Handvoll getrocknete Heilpilze, zum Beispiel Reishi, Chaga oder Birkenporling, zerkleinert
- ca. 500 g Suppengrün oder Gemüsereste
- 1 daumengroßes Stück Ingwer, gehackt
- 2 bis 4 Knoblauchzehen, gehackt (nach Geschmack)
- 250 bis 500 g Suppenknochen, alternativ 1 bis 2 EL Kokosöl
- 1 Msp. Chilipulver
- Salz und Pfeffer (nach Geschmack)
- Kelp oder andere Meeresalgen (optional)
- Milch, Joghurt oder Sahne (optional)
- Sojasoße oder Tamari (nach Geschmack)

1. Alle Zutaten in einen Topf geben und das Wasser zum Sieden bringen.
2. Die Brühe anschließend mindestens zwei bis drei Stunden sanft köcheln lassen. Danach die festen Bestandteile abseihen.
3. Sollte der bittere Nachgeschmack zu intensiv sein, diesen mit Milch, Joghurt oder Sahne (auch auf veganer Basis) etwas mildern und die Brühe mit Sojasoße, Tamari oder auch nur Salz würzen. Die Brühe am besten auf nüchternen Magen trinken.

Grundrezept für Pilzeiswürfel

- 300 g frisch geputzte Pilze (alternativ 30 g Pilzpulver oder getrocknete Fruchtkörper anstelle der frischen Pilze verwenden)
- 400 ml Wasser

1. Die Pilze in einem Standmixer oder ähnlichen Gerät zusammen mit dem Wasser pürieren.
2. Anschließend das Püree in einen Topf geben und unter gelegentlichem Umrühren 30 Minuten leicht köcheln lassen. Das Köcheln ist chemisch gesehen wieder eine wässrige Extraktion. Es setzt die in den Pilzzellen eingeschlossenen Wirkstoffe frei und macht sie verfügbar.
3. Den Pilzbrei anschließend abkühlen lassen, in eine Eiswürfelform füllen und einfrieren. Die Würfel können nun nach Bedarf zum Einsatz kommen.

Hinweis: Um die maximale Wirksamkeit zu erhalten, sollten sie schonend aufgetaut werden und nicht in Speisen verwendet werden, die hohe Temperaturen beziehungsweise lange Garzeiten erfordern, wie etwa Aufläufe. Am besten ist es, sie in Suppen, Soßen und Eintöpfen zu verwenden und erst kurz vor dem Servieren einzurühren. Beim Enoki (Flammulina velutipes) entsprechen ungefähr drei Pilzwürfel à 20 Gramm einer vorbeugend wirksamen Tagesdosis, beim Champignon sind es ein paar mehr, etwa fünf Würfel.

Wichtige Hinweise zu Dosierung, Qualität und Nebenwirkungen

Wie Heilpilze allgemeingültig korrekt auszuwählen und zu dosieren sind, lässt sich bei dem derzeitigen Wissensstand und der Fülle an Produkten, die nicht näher spezifiziert sind, nicht abschließend beantworten. Meist decken sich Empfehlungen aus der TCM mit Erkenntnissen aus der Wissenschaft, teilweise aber auch nicht. Ein erfahrener Mykotherapeut wählt die passende Produktform und ihre Dosierung unter anderem anhand des Krankheitsbildes und der individuellen Verfassung seines Patienten aus. Oft kommen auch komplimentärmedizinische Austestungsverfahren wie Bioresonanz oder Kinesiologie zum Einsatz. Manchmal wird gar ein Pendel gezückt. Geht es »nur« um die Gesunderhaltung und Vorbeugung, beispielsweise zur Erhöhung der Widerstandskräfte, kann man aber auch nicht viel falsch machen. Die Basiswirkung der Immunsystemstärkung beherrschen alle Heilpilze mehr oder weniger stark ausgeprägt. Bei speziellen Krankheitsbildern kommen dann die individuellen Qualitäten der unterschiedlichen Pilze zum Tragen und man muss genauer hinschauen.

Die richtige Dosierung

In den großen Nachschlagewerken der traditionellen chinesischen Medizin wird angegeben, dass die tägliche Einnahmemenge zum Erhalt der Gesundheit 100 bis 150 Gramm Frischpilzen entsprechen soll, und zwar unabhängig davon, um welche Form der Einnahme es sich handelt. Dementsprechend orientieren sich die Dosierungsempfehlungen für getrocknete Fruchtkörper, Pulver, Extrakte, Kapseln, Tees, Tinkturen und dergleichen an dieser Mengenangabe. In der klinischen Forschung zur Behandlung von akuten Krankheitsbildern setzt sich eine Standardgabe von sechs Kapseln am Tag à je 500 bis 1000 Milligramm (Pilzextrakt und/oder Pilzpulver) durch. Diese Dosierung wird in zahlreichen klinischen Studien verwendet.[25] Das tägliche Einnahmeschema sieht hier entweder zwei Gaben à drei Kapseln oder drei Gaben à zwei Kapseln vor. Zur Vorbeugung beziehungsweise als Nahrungsergänzung schwankt die Dosierungsempfehlung der Kapselhersteller meist zwischen zwei und drei Kapseln pro Tag, also grob gesehen die Hälfte der Dosierung für akute Krankheitsbilder.

Martin Powell empfiehlt in seinem Buch *Medicinal Mushrooms: A Clinical Guide*, Heilpilze nicht zu den Mahlzeiten einzunehmen, auch wenn etliche der Heilpilze zugleich Lebensmittel sind und als solche zubereitet werden können. Seine Begründung, dass die Aufnahme der Wirkstoffe durch die gleichzeitige Verdauung einer Mahlzeit erschwert werden könnte, leuchtet aus biochemischer Perspektive ein. Es gibt mehrere Faktoren, die zu einer schlechteren Aufnahme der gewünschten Substanzen führen könnten. So weiß man, dass strukturell ähnliche Substanzen zum Beispiel um die Andockstellen der entsprechenden Verdauungsenzyme konkurrieren und die Aktivität der Darmmikroben ebenfalls eine zentrale Rolle bei der Aufnahme von Nährstoffen spielt. Wenn gerade eine große Mahlzeit zu verdauen ist, ist es schon denkbar, dass die gewünschten Stoffe einfach »durchrutschen«. Einen unangenehm bitter schmeckenden Extrakt kann man aber ruhig in etwas Fruchtsaft, Apfelmus, Nussbutter oder Ähnlichem zur angenehmeren Einnahme einrühren. In der TCM werden Heilpilze, insbesondere Cordyceps, Maitake und Shiitake, auch gern auf nüchternen Magen in leicht verdaulichen Suppen und Brühen verabreicht.

Sind Heilpilze nebenwirkungsfrei?

Aus mehreren großen klinischen Studien mit Polysaccharid-Pilzextrakten geht hervor, dass deren Nebenwirkungen minimal sind. Lediglich bei einigen wenigen Menschen kommt es zu Veränderungen des Stuhlgangs, besonders bei höheren Dosierungen, aber dies ist in der Regel vorübergehend und dauert nicht länger als zwei bis drei Tage an.[26] Bei einzelnen Pilzen zeigen sich allerdings möglicherweise Wechselwirkungen mit Arzneimitteln. Selbstverständlich ist davon abzuraten, bei Menschen, die eine bestätigte oder vermutete Allergie gegen Pilze haben, Heilpilze einzusetzen.

Generell empfiehlt es sich, Heilpilzprodukte »einzuschleichen«, also im Verlauf von ein bis zwei Wochen die Dosis Schritt für Schritt zu steigern und reichlich Wasser zu den Einnahmezeitpunkten zu trinken.

Achten Sie auf Qualität

Pilze sind eine großartige Quelle für Vitalstoffe und Arzneistoffe, aber sie können auch je nach Anbaubedingungen problematische Mengen an Schwermetallen und anderen Schadstoffen anreichern, insbesondere, wenn sie aus belasteten Industriegebieten stammen.[27] Wenn Sie also nicht sicher sind, wo die Pilze, die Sie vor sich haben, kultiviert wurden, denken Sie zweimal darüber nach, bevor Sie sie essen, warnt der amerikanische Mykologe Paul Stamets. Pilze können Umweltschadstoffe aus Luft und Boden ebenso anreichern wie die in der konventionellen Zucht häufig eingesetzten Pestizide. Pilze, die zum Konsum bestimmt sind, und die daraus hergestellten Produkte sollten daher immer aus biologischem Anbau in einer unbelasteten Gegend stammen. Ihr Nährwert und Wirkstoffgehalt hängen auch maßgeblich von der Substratqualität ab. Wird ein minderwertiges oder gar belastetes Substrat in der Zucht verwendet, wirkt sich das maßgeblich auf die Qualität aus. Getrocknete Shiitakepilze aus China, wie man sie günstig in jedem Asia-Laden bekommt, sollten besser nicht verwendet werden. Es muss auch darauf hingewiesen werden, dass unter anderem aufgrund der unklaren Rechtslage, die an vorangegangener Stelle bereits erläutert wurde, das Risiko besteht,

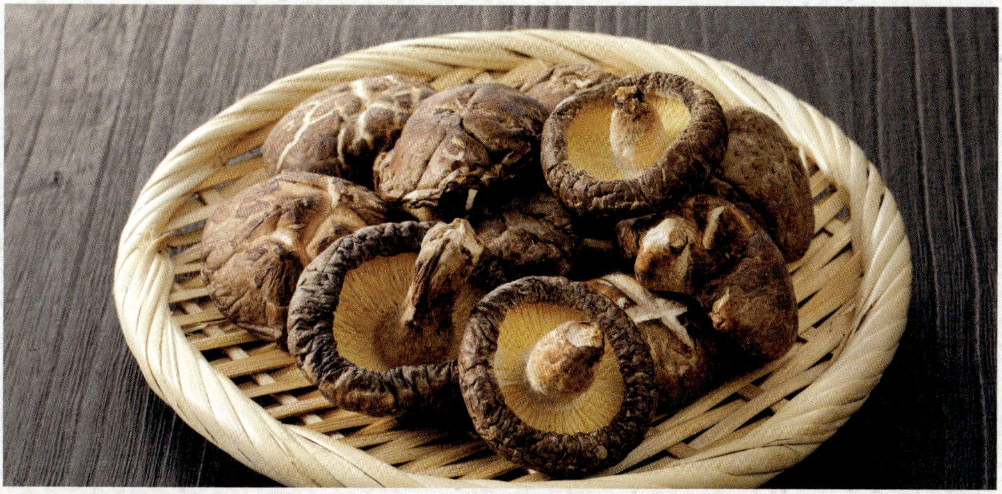

Bei getrockneten Shiitakepilzen sollten Sie unbedingt darauf achten, ob das Substrat, das für die Zucht verwendet wurde, unbelastet und am besten biologisch war.

dass Pilzmaterial im Umlauf ist, welches durch unsachgemäße Trocknung und Lagerung von Schimmelpilzen befallen sein könnte, und damit eine mögliche Belastung mit Aflatoxinen nicht auszuschließen ist. Aflatoxine sind gefährliche Giftstoffe der Schimmelpilze, die sich auf befallenen Lebensmitteln bilden können und die unter anderem dafür bekannt sind, Leberkrebs zu verursachen.[28] Hier ist der Gesetzgeber mit Kontrollmaßnahmen und Reglementierungen gefragt, und solange er nicht reagiert, bleibt dem Kunden nichts anderes übrig, als genau zu recherchieren, welches Material aus welcher Quelle er kauft. Kann beispielsweise der Händler oder Produzent auf Aufforderung kein Schadstoffanalysezertifikat vorlegen, sollte man das Produkt vorsichtshalber meiden. In jedem Fall sollten folgende Fragen geklärt werden, notfalls telefonisch erfragen:

- Wo und wie wurden die Pilze angebaut, aus denen das Produkt hergestellt ist?
- Stammen die Pilze aus kontrolliert biologischem Anbau? Viele Heilpilze werden in China angebaut, hier ist besonderes Augenmerk auf die exakte Herkunft der Ware zu legen. Es gibt durchaus unbelastete Bergregionen in China und gewissenhafte Hersteller, die in enger Kooperation mit Biobetrieben in China erstklassige Produkte anbieten, aber leider ist das eher die Ausnahme.
- Gibt es ein aktuelles Schadstoffanalysezertifikat? Unbedingt zur Durchsicht anfordern.

Die medizinische Wirkung der vermarkteten Produkte hängt maßgeblich von den Antworten auf diese Fragen ab, die bereits auf den Internetpräsenzen seriöser Anbieter zu finden sein sollten.

*»Die Natur hält jede Menge Antworten bereit.
Allein es fehlt an den richtigen Fragen.«*

Thom Renzie

Kapitel **4**

Krankheiten mit *Heilpilzen behandeln*

von Dr. med. Andreas Kappl

Heilen ohne Nebenwirkungen

In meiner naturkundlich ausgerichteten Hausarztpraxis behandle ich seit über 15 Jahren viele akut und chronisch Kranke. Unter ihnen sind nicht wenige Patienten mit Krebserkrankungen, Allergien, Herz-Kreislauf-Erkrankungen oder Erschöpfung. Für mich als Hausarzt ist es eine große Befriedigung, wenn ich ihre Beschwerden lindern kann. Am schönsten ist es, wenn dabei keine Nebenwirkungen auftreten. Um dieses Ziel zu erreichen, habe ich ein Therapiekonzept aus drei Ansätzen aufgebaut:

1. Pilzextrakte
2. Orthomolekularmedizin (Vitamine und Mineralstoffe)
3. Bienenprodukte

Auf diesen drei Säulen ruht meine naturheilkundliche Behandlung – eine wertvolle Ergänzung zur wissenschaftlich basierten Medizin. Es ist die Stärke der Naturheilverfahren, dass sie den Körper dabei unterstützen, seine Regulationsfähigkeit wiederzuerlangen. Diese ist im Fall von chronischen Erkrankungen oft aus dem Ruder gelaufen. Als Facharzt für Allgemeinmedizin kenne ich allerdings auch die Grenzen der Naturheilverfahren. Ernste akute Erkrankungen, zum Beispiel Herzinfarkt, muss man selbstverständlich evidenzbasiert behandeln. Auch viele Operationen oder der Einsatz von Antibiotika können lebensnotwendig sein. Aber vor allem bei Menschen mit chronischen Erkrankungen helfen mir seit vielen Jahren Heilpilze und andere Nahrungsergänzungsmittel, deren Einsatz vonseiten der medizinischen Wissenschaft bisher nicht anerkannt ist. Im folgenden Text stelle ich verschiedene Krankheiten vor, die häufig auftreten und bei deren Behandlung Heilpilze eine wichtige Rolle spielen.

Für einen seriösen und erfolgreichen Einsatz von Heilpilzen benötigt ein Therapeut neben medizinischem Wissen und viel Erfahrung vor allem hochwertige Pilzextrakte und sein persönliches diagnostisches Handwerkszeug. Ich verlasse mich neben Laboruntersuchungen sehr häufig auf die Ergebnisse kinesiologischer Testungen (siehe Kasten rechte Seite).

Pilze können nicht jede Krankheit heilen. Trotzdem gibt es immer wieder selbst ernannte Pilzexperten, die vielen Menschen Hoffnung machen. Ich denke, ein seriöser Therapeut muss in der Lage sein, die therapeutischen Möglichkeiten realistisch einzuschätzen. Ich verspreche keinem Patienten, dass er mit Sicherheit gesund wird. Aber ich sage auch niemandem, dass ich ihn für unheilbar krank halte. Dieses Urteil würde – ob es nun stimmt oder nicht – das Leben dieses Menschen sehr viel weniger lebenswert machen.

Warum kinesiologische Tests sinnvoll sind

Die Kinesiologie ist eine naturheilkundliche Diagnostikmethode, die in den 1960er-Jahren von dem amerikanischen Chiropraktiker George Goodheart entdeckt wurde. In meiner Praxis spielt die kinesiologische Diagnostik eine wichtige Rolle. Der Ablauf lässt sich gut am Beispiel einer Nahrungsmitteltestung beschreiben. Ich fordere den Patienten auf, seinen Arm seitlich abzuspreizen. Dann lege ich meine Hand auf sein Handgelenk und drücke den Arm nach unten. Dabei spüre ich sehr genau, wie viel Kraft er mir entgegenhalten kann. Dann folgt der Test des Nahrungsmittels: Der Patient nimmt es in die andere Hand. Entweder es passiert nichts, der Arm bleibt gleich stark, oder er wird schlagartig schwach. Diese Veränderung zeigt mir, dass der Patient dieses Nahrungsmittel nicht verträgt.

Ich setze kinesiologische Tests auch ein, um den individuell passenden Pilzextrakt oder die für den Patienten beste Kräutermischung herauszufinden.

Eine gestärkte Abwehr nützt jedem

Die für mich wichtigste Eigenschaft der Heilpilze ist ihre immunstärkende Wirkung. Diese ist für alle Menschen interessant, deren Immunsystem »schwächelt«, denn die Heilpilze stärken das Immunsystem, sodass es mit allen Arten von Erregern besser zurechtkommt. Das Einsatzspektrum umfasst Virusinfekte, die als Erkältung, Grippe, Warzen oder Herpes-Lippenbläschen auftreten können. Auch gegen bakterielle Infektionen und Parasitenbefall kann man mit Pilzextrakten vorgehen.

Faktoren wie Stress, Bewegungsmangel und eine ungesunde Ernährung mit gestörter Darmflora, aber auch chronische Erkrankungen wirken sich ungünstig auf das Immunsystem des Körpers aus. Vor allem in Zeiten erhöhter Virusbelastung wie in der Grippesaison empfiehlt es sich daher, das Immunsystem zu stärken, wozu Heilpilze einen wesentlichen Beitrag leisten können. Virusinfekte kann die Schulmedizin nur symptomatisch behandeln. Heilpilze bieten dagegen die Möglichkeit, schon prophylaktisch die körpereigene Abwehr zu optimieren.

Dazu sind ABM *(Agaricus brasiliensis)*, Maitake *(Grifola frondosa)*, Ling Zhi beziehungsweise Reishi *(Ganoderma lucidum)* und Coriolus/Schmetterlingstramete *(Trametes versicolor)* besonders gut geeignet. Idealerweise verwendet man nicht nur einen Pilz, sondern kombiniert mehrere Heilpilze miteinander.

Praxisbeispiel: Abwehrschwäche

An einem nasskalten Herbsttag kam eine 34-jährige Kindergärtnerin in meine Praxis. Sie litt unter Nasennebenhöhleninfekten, die vor allem im Herbst und Winter wiederkehrten. Die Infekte dauerten normalerweise zwei bis drei Wochen, danach war die Patientin dann vier bis sechs Wochen infektfrei, bis sich der nächste Atemwegsinfekt ankündigte. Als die Patientin zum ersten Mal in meine Praxis kam und ich mir ihre Beschwerden anhörte, führte ich zuerst eine kinesiologische Testung durch. Ich stellte eine Belastung von Darm, Leber und lymphatischem System fest, außerdem verschiedene Unverträglichkeiten. Sie vertrug beispielsweise weder den Geschmacksverstärker Glutamat, der in vielen Fertiggerichten enthalten ist, noch das Schmerzmittel Paracetamol. Ich erklärte ihr den Zusammenhang der unverträglichen Stoffe mit ihrer Immunabwehr und riet ihr zu einer Ernährungsumstellung weg von Fast Food. Dann verordnete ich der Patientin eine mehrwöchige Darmsanierung mit Melissenelixier, einem alkoholischen Heilkräuterauszug. Nach Abschluss der Darmsanierung nahm sie für mehrere Wochen eine Heilpilzmischung, der Zinkgluconat beigefügt ist, ein. Außerdem erhielt sie sechs Wochen lang weitere naturheilkundliche Substanzen wie einen Extrakt aus Japanischem Schnurbaum (*Sophora japonica*) in Kapselform, der viel Rutin (ein Flavonoid) enthält, und Vitamin-B_6-Kapseln. Nach Abschluss der Therapie hatte sich die körpereigene Abwehr der Patientin erheblich verbessert. Sie erkrankt jetzt nicht mehr an jedem Infekt, der gerade umgeht, beginnende Infekte beherrscht sie durch die Einnahme der Heilpilzmischung im Anfangsstadium. Nebenbei berichtet sie, dass auch ein Juckreiz mit Sekretbildung in den Augen verschwunden ist.

Fit für die Grippesaison

Wer erfahrungsgemäß jeden Virus »mitnimmt«, sollte etwas für sein Immunsystem tun, zum Beispiel vor einer Urlaubsreise oder vor Beginn der herbstlichen Grippesaison. Dazu sind Pilzextrakte, die man in Kapselform kaufen kann, gut geeignet. Bewährt hat sich zur Immunstärkung bei Gesunden nicht die Dauereinnahme von Pilzextrakten während der ganzen kalten Jahreszeit, sondern stattdessen eine Intervalltherapie: Sie nehmen zu Herbstanfang sechs Wochen lang Heilpilzextrakte in der empfohlenen Dosierung ein, zum Beispiel täglich dreimal eine Kapsel Mykoimmun), dann pausieren Sie drei bis vier Wochen, anschließend folgen noch einmal sechs Wochen Therapie. Danach ist das Immunsystem meistens gut gestärkt.

Wenn es zur Prophylaxe schon zu spät ist, können Vitalpilze einen guten Beitrag zur Gesundung leisten. Beim Auftreten erster Symptome wie Kopfschmerzen, Hüsteln oder Halsschmerzen empfehle ich in Absprache mit einem Therapeuten kurzzeitig eine höhere Dosis von Pilzextrakten: Ich rate zu Kapseln, die eine Mischung aus den Vitalpilzen Maitake *(Grifola frondosa)*, Agaricus *(Agaricus blazei Murrill/ABM)*, Coriolus *(Trametes versicolor/Coriolus versicolor)* und Ling Zhi *(Ganoderma ludicum)* enthalten. Die übliche Dosis (siehe Packungsempfehlung) darf man kurzfristig verdoppeln. Ich habe oft erlebt, dass die Symptome einer beginnenden Erkältung nach kurzer Zeit verschwinden. Es ist sinnvoll, die Vitalpilze nach Besserung der Beschwerden noch einige Wochen in einfacher Dosierung weiter einzunehmen, um Rückfälle zu vermeiden.

So verschwinden Warzen

Wie Erkältungen werden auch Warzen durch Viren verursacht, genauer gesagt durch humane Papillomviren. Die schulmedizinische Behandlung findet nur lokal statt: Warzen werden vereist, chirurgisch entfernt oder durch Salicylsäure-Pflaster aufgeweicht. Dadurch verschwindet die Warze zwar irgendwann, oft taucht aber ein paar Wochen später die nächste auf. Besonders unangenehm sind Feigwarzen, die bei Männern und Frauen einen quälenden Juckreiz im Intimbereich verursachen können.

Heilpilze stärken das Immunsystem auch gegenüber den Viren, die Warzen hervorbringen. Am besten ist es natürlich, wenn es gelingt, ein erneutes Auftreten zu vermeiden. Eine kleine Studie belegt den diesbezüglichen Erfolg einer Behandlung von Feigwarzen durch die Einnahme von Cordyceps *(Ophiocordyceps sinensis)*.[1]

Wie Sie den Darm gesund halten

Unser Immunsystem erkennt und bekämpft Viren, Bakterien und Parasiten, ja sogar Krebszellen! Es entscheidet also über unsere Gesundheit. Rein äußerlich handelt es sich um ein ungewöhnliches Organ. Zellen des Immunsystems sind im ganzen Körper verteilt, wobei der Darm eine wichtige Rolle spielt. Eine gesunde Darmflora mit »guten« Mikroorganismen ist wichtig für ein optimal funktionierendes Immunsystem. Das ist Grund genug, schon vorsorglich für einen gesunden Darm zu sorgen!

Paracelsus (1494–1541) sagte einst: »Der Tod sitzt im Darm.« Lange Zeit wurde diese Aussage von modernen Medizinern belächelt. Heute wissen wir, dass der Darm für eine ganzheitliche Behandlung tatsächlich eine zentrale Rolle spielt. Die Darmflora wird durch unverträgliche Nahrungsmittel oder Medikamente wie Antibiotika geschädigt. Dann nehmen Keime wie Candida-Pilze zu, die nicht nur die Verdauung stören, sondern auch die Immunabwehr in ihrer Funktion schwächen.

In jüngster Zeit häufen sich Berichte über den Zusammenhang zwischen Darmflora und Gesundheit, chronischen Autoimmunerkrankungen oder psychischen Veränderungen. Eine gestörte Darmflora ist offensichtlich mitverantwortlich für die Entstehung oder Ausprägung von Erkrankungen wie Typ-2-Diabetes oder Rheuma.

Ursachen einer gestörten Darmflora

Die Liste möglicher Ursachen ist lang. Besonders schädlich für den Darm sind eine ungesunde Ernährung, die Einnahme von Medikamenten wie Antibiotika oder Rheumamitteln oder der übermäßige Gebrauch von Genussmitteln wie Zucker und Alkohol. In der Folge kommt es zu einer Fehlbesiedelung des Darms, zum Beispiel mit Candida-Pilzen und anderen ungünstigen Darmbewohnern. Stoffwechselprodukte dieser Keime belasten den Organismus auf vielfältige Weise. In erster Linie gerät das Lebersystem unter Druck und auch die Entgiftungsfunktion des Darms kann durch ungünstige Darmbakterien erheblich eingeschränkt sein.

Wie eine Histaminintoleranz mit dem Darm zusammenhängt

Immer häufiger sehe ich Patienten, die zum Beispiel weder reifen Käse noch Rotwein vertragen. Diese Nahrungsmittel enthalten viel Histamin, einen Eiweißstoff, der von Zellen des Immunsystems – den Mastzellen – gebildet und gespeichert wird. Bei Menschen mit Histaminintoleranz führt dies zu typischen Beschwerden wie Kopfschmerzen, Schwindel, Nesselfieber oder auch Durchfall. Histamin ist in vielen Lebensmittels enthalten und entsteht beim Zerfall von Eiweiß. Deshalb sind schnell verderbliche Lebensmittel wie Fisch, lange gelagertes Fleisch (Geräuchertes) oder Hartkäse stark histaminhaltig. Auch Tomaten, Schokolade und Rotwein enthalten viel Histamin. Wenn Menschen mit gesunder Darmflora Histamin zu sich nehmen, dann passiert normalerweise gar nichts. Das liegt an einem Enzym namens Diaminoxidase (DAO), das im gesunden Dünndarm produziert wird. Es hat die Aufgabe, das Histamin zu inaktivieren. Candida-Pilze sind typische ungünstige Darmbewohner, die DAO hemmen, sodass der Körper das Histamin nicht mehr so gut abbauen kann. Nahrungsmittelunverträglichkeiten und Allergien sind die Folge.

Der entscheidende Schritt: eine Darmsanierung

Eine Darmsanierung umfasst ein Bündel von Maßnahmen mit dem Ziel, wieder eine gesunde Darmflora herzustellen. Bezüglich der hierbei eingesetzten Heilpilze ist an erster Stelle der Igelstachelbart *(Hericium erinaceus)* zu nennen – der Magen-Darm-Pilz schlechthin. Ideal ist die kombinierte Anwendung mit dem Ling Zhi (auch Reishi oder Glänzender Lackporling genannt), weil dieser Heilpilz entlastend auf das Lebersystem

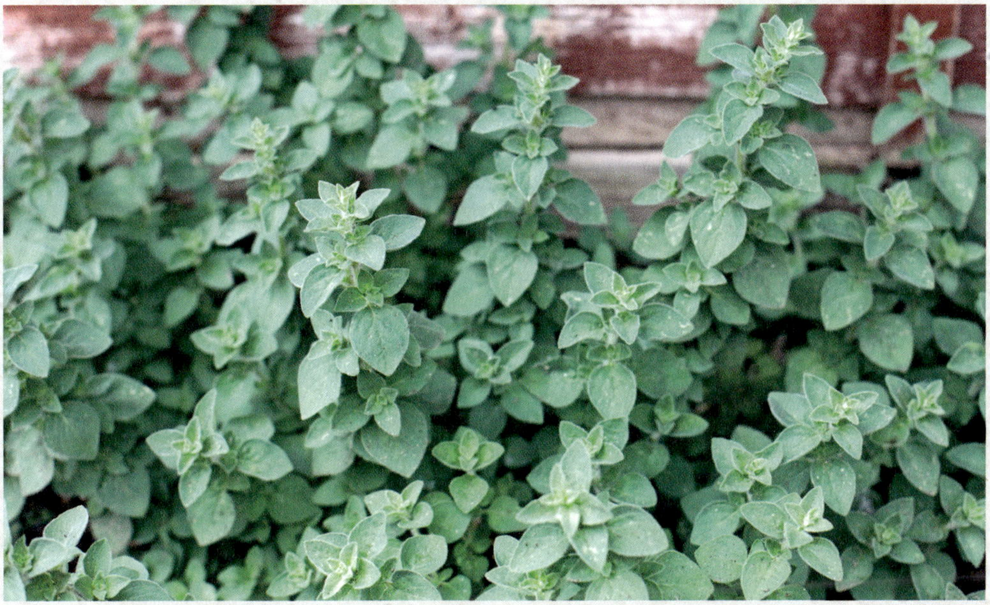

Oregano ist nicht nur ein beliebtes Küchengewürz, das Kraut wirkt auch desinfizierend auf den Magen-Darm-Trakt.

wirkt. Hericium[2] und Ling Zhi[3] haben sich im Labor bei Darmproblemen als nützlich erwiesen, da sie die Entzündungsreaktion herunterregeln. Das Polysaccharid PSP – ein Vielfachzucker, der aus mehreren Einfachzuckereinheiten besteht – aus der Schmetterlingstramete verbessert nachweislich die Darmflora.[4] Gerade bei der Darmsanierung hat sich auch eine Kombination mit Heilkräutern sehr bewährt. Eingesetzt werden hier Kräuter wie Oregano oder Nelkenwurz, aber auch Walnussblätter. Einerseits ist es wichtig, direkt gegen Pilze und Parasiten zu arbeiten, andererseits fördern die inulinhaltige Wegwarte oder Löwenzahn eine günstige Darmflora.

Selbstverständlich geht es auch hier, wie bei so vielen Krankheiten, nicht ohne eine Ernährungsumstellung. Zucker und Kaffee müssen gemieden oder reduziert werden, zu bevorzugen sind frische Nahrungsmittel in Bioqualität ohne Zusatzstoffe und Geschmacksverstärker. Im Idealfall lassen Sie einen Therapeuten bestimmen, ob und welche Nahrungsmittelunverträglichkeiten bei Ihnen vorliegen.

Stärkung der körpereigenen Entgiftung

Es lässt sich kaum verhindern, dass sich im Laufe des Lebens sehr viele Giftstoffe im Körper anreichern. Dadurch geraten die körpereigenen Regulationsfähigkeiten unter Druck. Die Folge können unterschiedliche Beschwerden sein, beispielsweise ein dauerhaft zu hoher Blutdruck oder die Entwicklung von Allergien.

Meiner Ansicht nach stehen bei den Ursachen Umwelteinflüsse und Zahnmaterialien wie Amalgam im Vordergrund. Die Entgiftung ist ein ständig ablaufender organischer Stoffwechselvorgang, bei dem der menschliche Körper alltäglich durch die Nahrung oder Umwelteinflüsse aufgenommene toxische Substanzen umwandelt und abtransportiert. Diesen normalen Entgiftungsvorgang können wir durch Vitalpilze und das Bienenkittharz Propolis unterstützen. Ich nutze häufig Kapseln (Cleanapin), die Propolis in Kombination mit Bärlauch, Spirulina und Zitrusbioflavonoiden sowie Reishi, Polyporus und Löwenzahn enthalten. Zur Optimierung des lymphatischen Systems setze ich Koriander und Polyporus ein.

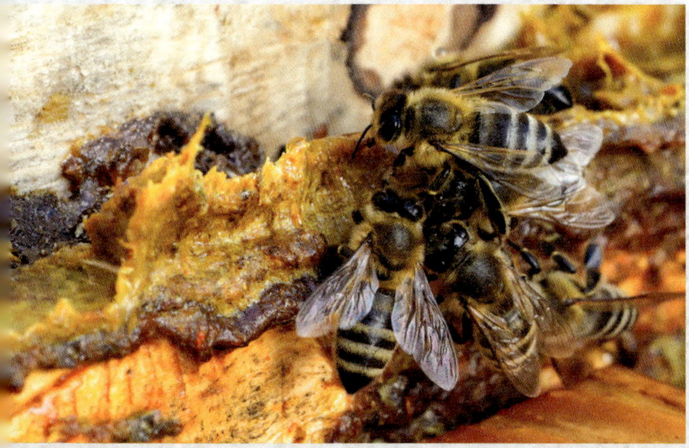

Bienen bei der Propolisherstellung: Propolis, bestehend aus von Bienen gesammeltem Baumharz, das diese mit ihren eigenen Sekreten vermischen, wirkt antibakteriell, antiviral und antimykotisch.

Der Darm ist gemeinsam mit Leber, Galle, Nieren und Haut für die Entgiftung des Körpers zuständig. Eine Darmsanierung verfolgt deshalb immer das Ziel, die Fähigkeit des Darms zur Entgiftung zu verbessern. Auch die anderen entgiftenden Organe lassen sich mit Heilpilzen stärken, sodass eine körpereigene Entgiftung leichter wird.

Organe stärken, Toxine binden

Die Nieren als wichtiges Ausscheidungssystem brauchen ebenso Unterstützung wie das Lymphsystem, das man sich als Kanalisation und Sammelbecken des Körpers vorstellen kann. Der Heilpilz Eichhase *(Polyporus umbellatus)* eignet sich für die Unterstützung von Nieren und Lymphsystem ganz hervorragend. Bei einer Belastung der Nieren ist es sinnvoll, diese zusätzlich mit Cordyceps zu stärken.

Zusätzlich wird noch ein Toxinbinder benötigt. An diesen heften sich die schädlichen Stoffe wie an einen Magneten und werden über den Darm ausgeschieden. Für diesen Zweck sind Heilpilze allein zu wenig effektiv. Hier hat sich das Bienenkittharz Propolis ausgezeichnet bewährt. Es bindet anorganische Giftstoffe wie Metalle und die noch viel schwieriger zu behandelnden organischen Giftstoffe. In dieser gebundenen Form können sie ausgeschieden werden. Beeindruckend sind Laboruntersuchungen und Studien an Tieren, die positive Wirkungen von Propolis auf Dioxine[5] oder Quecksilber[6] zeigten. In der Praxis setze ich gern Kapseln ein, in denen Propolis mit Bärlauch oder Algen wie Spirulina oder Chlorella kombiniert ist.

Warum Dioxine so schädlich sind

Dioxine sind Gifte, die unterschiedlich zusammengesetzt sind. Sie entstehen bei sämtlichen Verbrennungsprozessen, bei denen Chlor – zum Beispiel aus Salz – zugegen ist. Die Bildung erfordert Temperaturen von mindestens 300 Grad Celsius, bei Temperaturen über 900 Grad Celsius werden sie wieder zerstört. Dioxine entstehen natürlicherweise bei Waldbränden und Vulkanausbrüchen, aber auch – und vor allem – bei der Müllverbrennung oder anderen industriellen Verfahren, bei denen im großen Maßstab organische Stoffe zusammen mit Chlor auf hohe Temperaturen gebracht werden. Heute sind Dioxine als Verunreinigung fast überall nachweisbar. In die Umwelt gelangen sie hauptsächlich über Rauchgase und durch Düngung mit Klärschlamm in den Boden, wo sie sich infolge ihrer Langlebigkeit anreichern. Sie gelangen dann über die Nahrungskette in den menschlichen Körper und sammeln sich dort im Fettgewebe. 90 bis 95 Prozent aller Dioxine werden über die Nahrung aufgenommen, davon zwei Drittel beim Verzehr von Fleisch und Milchprodukten aus konventioneller Herstellung.

Eine chronische Dioxinbelastung schädigt die Leber und das Immunsystem, sie kann Krebs und neurologische Beschwerden wie Polyneuropathien verursachen. Die Ursache der Beschwerden liegt in der Fähigkeit der Dioxine, in Zellen einzudringen und an den sogenannten Aryl-Hydrocarbon-Rezeptor (abgekürzt Ah-Rezeptor) anzudocken. Dieser Rezeptor ist direkt für ihre toxische Wirkung verantwortlich und an der Entstehung von Krebs beteiligt. Propolis hat in Laboruntersuchungen diesen Rezeptor gehemmt. Es besteht deshalb die Hoffnung, dass Propolis die toxische Wirkung von Dioxinen abschwächt.

Wenn der Magen Probleme bereitet

Schlägt Ihnen Stress auf den Magen oder ist Ihr Magen nervös? Das wäre kein Wunder, sondern vermutlich nur ein Hinweis darauf, dass Sie zur Mehrheit gehören. Es müssen nicht immer gleich Säureblocker sein, auch der Igelstachelbart, als Heilpilz unter dem Namen Hericium bekannt, ist ein guter Freund für Menschen mit Magenproblemen.

Hericium – der Magenpilz

Hericium kann als *der* Heilpilz für den Magen bezeichnet werden. Er hilft bei funktionellen Magenbeschwerden ebenso wie bei Magenschleimhautentzündungen und Magengeschwüren. Ich setze ihn auch zur unterstützenden Behandlung von Magen- und Speiseröhrenkrebs ein. Meine Erfahrungen passen zu Laboruntersuchungen, die eine hemmende Wirkung eines Polysaccharids (EP-1) aus Hericium auf Magenkrebszellen[7] und bei Magenschleimhautenzündung[8] zeigen. Auch eine Doppelblindstudie[9], bei der weder Studienleiter noch Proband wissen, wer ein Scheinpräparat und wer das getestete Mittel bekommt, wurde durchgeführt. Die Untersuchung ergab, dass Hericium bei Patienten mit chronischer Magenschleimhautentzündung die Beschwerden linderte. In der traditionellen chinesischen Medizin wird Hericium schon lange bei Magenproblemen eingesetzt.

Säureblocker sind ein Problem

Im Krankenhaus bekommen Patienten häufig Säureblocker. Offenbar werden sie mit dem Ziel verordnet, stressbedingte Magengeschwüre zu vermeiden. Mit dieser Medikation werden die Patienten dann entlassen. Sie erwarten, dass die Säureblocker vom Hausarzt weiterverordnet werden. Dadurch bekommen leider viele Patienten die Medikamente unnötigerweise auf Dauer – und gewöhnen sich immer mehr daran. Je länger diese eingenommen werden, desto schwerer fällt es den Patienten, auf diese Medikamente wieder zu verzichten. Hier sind Hericium und Cordyceps als Alternative sehr hilfreich.

Praxisbeispiel: 15 Jahre Magenschmerzen

Oft leiden Patienten jahrelang unter Problemen mit dem Magen, bevor die Ursache gefunden wird. Ich erinnere mich zum Beispiel an eine 71-jährige Patientin. Sie berichtete von Magen- und Oberbauchschmerzen, die sie schon seit über 15 Jahren begleiteten! Außerdem hatte sie Sodbrennen und saures Aufstoßen besonders nach dem Genuss bestimmter Nahrungsmittel (Zwiebeln, Kohl). Sie war in fachärztlicher Behandlung, wo eine ernsthafte Erkrankung durch mehrmalige Magenspiegelungen ausgeschlossen worden war. Verschiedene Medikamente, zuletzt Säureblocker, hatten keine wesentliche Besserung gebracht. In meiner Praxis wurde eine Nahrungsmitteltestung durchgeführt. Diese ergab eine Unverträglichkeit gegen Milchprodukte, Knoblauch, Schokolade, Haselnuss, Karotte und Walnuss. Diese Nahrungsmittel sollte die Patientin künftig streng meiden. Zur Therapie wurden ihr Hericiumextrakt (zweimal täglich eine Kapsel) und Bertramwurzel (als Pulver, dreimal täglich eine Messerspitze) verordnet. Nach zwei Monaten Therapie war die Patientin beschwerdefrei.

Parasiten – das verkannte Problem

Parasiteninfektionen finden in der Naturheiltherapie eine immer stärkere Beachtung. Bei vielen gesundheitlichen Problemen wird derzeit darüber diskutiert, ob bei der Entstehung auch Parasiten einen Einfluss haben. So stelle ich bei Erkrankungen wie Rheuma, Reizdarm und auch psychischen Problemen häufig eine Belastung mit Parasiten fest. Oft geht diese mit einer toxischen Belastung einher, wobei vor allem Schwermetalle wie Quecksilber eine Rolle spielen. Deshalb empfiehlt es sich, parallel zu der Parasitenbehandlung eine Entgiftung durchzuführen (siehe Abschnitt »Stärkung der körpereigenen Entgiftung«, Seite 73/74).

Zur Parasitenbehandlung verwende ich gern Extrakte der immunstärkenden Medizinalpilze Coriolus, Maitake und Agaricus in Kapselform. Am effektivsten ist die Wirkung in Kombination mit naturheilkundlichen Substanzen wie Gewürznelken, Nelkenwurz und Ingwer. Diese werden getrocknet und gemahlen in Kapselform eingenommen. Aber Achtung: Eine Entgiftung sollte man immer durch einen erfahrenen Arzt oder Heilpraktiker durchführen lassen!

Heilpilze plus Propolis

Pflanzen überziehen ihre Knospen oder Blätter mit einer harzigen Substanz, die vor Austrocknung und Fäulnis schützt. Diese klebrige Masse sammeln die Bienen, geben ein Sekret und Wachs hinzu und verarbeiten das Harz so zu Propolis, dem Bienenkittharz. Propolis enthält unter anderem Aminosäuren, Vitamine, Mineralstoffe und Spurenelemente. Im Rahmen einer Entgiftung, aber auch wenn es um die Stärkung des Immunsystems geht, hat sich Propolis als eine wertvolle Ergänzung zu den Heilpilzen erwiesen. Studienergebnisse sprechen ebenfalls für eine stärkend-modulierende Wirkung auf das Immunsystem,[10] und auch direkte Wirkungen gegen Parasiten sind bekannt.

Propolis unterstützt die Immunantwort gegen Viren, kann also gegen Grippe, Herpes oder Erkältungen eingesetzt werden. Propolis kann in verschiedenen Darreichungsformen eingenommen werden: als wässriger oder alkoholischer Extrakt (Tropfen) oder als Pulver (Kapseln). Vor der Einnahme sollte allerdings getestet werden, ob eine Allergie gegenüber Propolis besteht.

Allergien bekämpfen und das Immunsystem ins Gleichgewicht bringen

Das Immunsystem besteht eigentlich aus zwei unterschiedlichen »Kampftruppen«: der zellulären Abwehr und der Abwehr durch Antikörper. Die zelluläre Abwehr hat die Aufgabe, Eindringlinge zu identifizieren, unschädlich zu machen und Signale auszusenden, um die

Antikörperabwehr an den Ort des Geschehens zu rufen. Die Antikörperabwehr geht gezielt gegen die Eindringlinge vor. Dieser Anteil des Immunsystems lernt ein Leben lang, die passenden Antikörper aufzubauen.

Lymphozyten sind wichtige Zellen des zellulären Immunsystems. Eine besondere Art von Lymphozyten sind die T-Helferzellen, kurz: TH. Es gibt zwei Sorten dieser Abwehrzellen: TH1- und TH2-Zellen. Sie produzieren unterschiedliche Botenstoffe, die an Entzündungsvorgängen beteiligt sind. TH1-Zellen setzen unter anderem Interferon-Gamma frei, das Ausgangsprodukt für die Abwehr bakterieller oder viraler Infekte ist. TH2-Zellen produzieren dagegen vor allem Interleukine (IL-4 und IL-5), die für allergische Reaktionen sorgen. Für eine optimale Immunreaktion ist es perfekt, wenn diese beiden Zellarten sich in einem Gleichgewicht befinden. Eigentlich sollte es ein Gleichgewicht zwischen zellulärer Abwehr (TH1) und Antikörperabwehr (TH2) geben. Das ist leider heute nur noch selten der Fall. Ich sehe immer mehr Patienten, bei denen die Antikörperabwehr viel stärker ist als die zelluläre Abwehr. Diese Situation ist in vielerlei Hinsicht ungünstig. Vor allem bei Erkrankungen wie Allergien, bei Abwehrschwäche oder bei Krebserkrankungen muss die zelluläre Abwehr stark sein.

Allergiker haben ihr Immunsystem oft dadurch überfordert, dass sie zu lange zu viele unverträgliche Stoffe und Gifte aufgenommen haben. Deshalb führe ich bei Allergikern normalerweise zuerst eine Entgiftung und Darmsanierung durch. Erst danach setze ich meistens auch die immunmodulatorischen Heilpilze ein.

Vitalpilze wie Coriolus und Maitake sind in der Lage, das Immunsystem ins Gleichgewicht zu bringen. Die Pilze bewirken nicht nur eine Stärkung der Abwehrkräfte, sondern modulieren und regulieren das Immunsystem. Sie helfen auch dann, wenn das Immunsystem »außer Kontrolle« geraten ist. Da sie die Immunzellen nicht nur ankurbeln, sondern auch das Gegenteil bewirken können, lassen sie sich bei Allergien einsetzen, um die überschießende Antikörperreaktion zu dämpfen.

Heilpilze plus Vitamin C

Mehrere Studien haben gezeigt, dass die gleichzeitige Einnahme von Maitakeextrakt und Vitamin C die Immunstärkung besser unterstützt als die Einnahme des Heilpilzes allein. Dieser Synergieeffekt ist auch in der Krebsforschung auf Interesse gestoßen. Im Praxisalltag nutze ich häufig eine Kombination von Heilpilzextrakten und natürlichem Vitamin C zur Immunstärkung.

Vitamin C wird heute zwar vielen Produkten zugesetzt, allerdings wird normalerweise chemisch hergestellte Ascorbinsäure benutzt. Diese kann es nicht mit der Komplexität von natürlichem Vitamin C aus Früchten wie der Acerolakirsche aufnehmen! Trotz der chemischen Vitamin-C-Zusätze gibt es heute auch bei uns Menschen eine mangelhafte Versorgung. Für eine gute Vitamin-C-Wirkung ist eine vollwertige gesunde Ernährung wichtig! Sie ist deutlich besser als der Verzehr vermeintlich gesunder Süßigkeiten mit Vitamin-C-Zusatz.

Eine wesentliche Ursache für die beschriebene ungünstige Verschiebung des Immunsystems sind ein Mangel und ein erhöhter Verbrauch von Antioxidantien zum Beispiel durch Umwelteinflüsse oder Rauchen. Verschiedene Vitamine (C, E), Spurenelemente (Selen, Zink) und bioaktive Pflanzenstoffe (Flavonoide) sind natürliche Antioxidantien. Das bedeutet, sie können schädliche Oxidationsreaktionen verhindern. Sie schützen die Zellen vor oxidativen Schäden durch freie Radikale. Deshalb sollten zu einer positiven Beeinflussung des Immunsystems (Immunmodulation) gleichzeitig Antioxidantien wie natürliches Vitamin C oder Vitamin E eingenommen werden. Bei stärkerer Ausprägung der Symptome setze ich gern starke Antioxidantien wie Alpha-Liponsäure (Kapseln, 600 Milligramm pro Tag) oder reduziertes Glutathion (Kapseln, 400 bis 500 Milligramm pro Tag) ein.

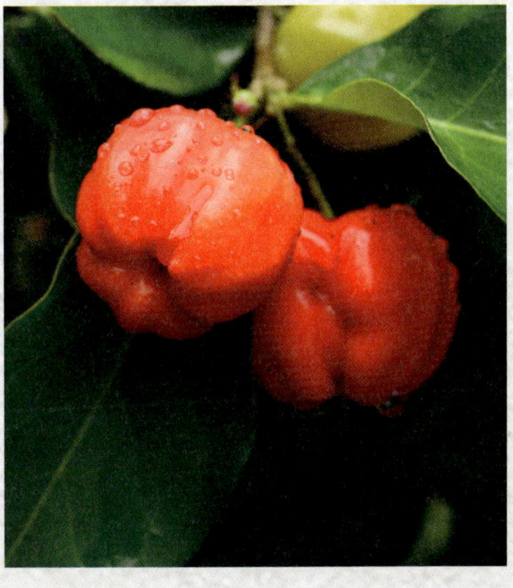

Die Rolle des Histamins

Als wichtiger Botenstoff des Körpers ist Histamin an vielen Reaktionen beteiligt: Es regt die Ausschüttung von Magensaft an, beeinflusst Appetit oder Schlaf-wach-Rhythmus, das emotionale System und vor allem auch das Immunsystem. Bei allergischen Reaktionen kann es zu einer verstärkten Ausschüttung von Histamin aus den Mastzellen kommen. Dadurch können Symptome wie Niesen, verstopfte Nase, Juckreiz an Augen oder Haut, Nesselsucht, Gewebeschwellungen oder auch Asthmaanfälle entstehen. Ling Zhi ist in der Lage, die Mastzellen zu stabilisieren und damit die überschießende Histaminausschüttung aus den Mastzellen zu regulieren. Als Ergänzung setze ich gern die Antihistaminika Zink und den Japanischen Schnurbaumextrakt ein. Auch Propolis besitzt eine Antihistaminwirkung.

Warum die Darmpflege für Asthmatiker so wichtig ist

Für Allergiker ist eine Darmsanierung sehr wichtig, weil vor allem Candida-Pilze das Enzym Diaminoxidase schädigen, welches im

◀ *Die Acerolakirsche ist eine hochwertige Quelle für natürliches Vitamin C.*

Dünndarm gebildet wird und Histamin abbaut. Ein kranker oder gereizter Darm verschlechtert also die allergischen Reaktionen.

Bei allergischem Asthma sollte vor allem auf eine Senkung des Histamingehalts in der Nahrung geachtet werden. Auch Pilzextrakte aus Coriolus und Maitake helfen dem Allergiker, sein Immunsystem wieder herunterzufahren. Die Atemnot des Asthmatikers wird durch Cordyceps unterstützend verbessert. Allerdings kann es mehrere Wochen bis zum Wirkeintritt dauern. Zudem wirkt sich Cordyceps positiv auf die psychische Situation aus.

Wechseljahresbeschwerden mindern

Nicht nur Frauen geraten in der Lebensmitte in die Wechseljahre, auch Männer können in diesem Alter Beschwerden durch den Rückgang der Hormonproduktion bekommen. Besonders quälend sind Hitzewallungen, die auch nachts auftreten können. Häufige Symptome sind auch Schlafstörungen und Stimmungsschwankungen. Die Beschwerden können quälend sein, sie lassen sich aber gut behandeln.

Cordyceps plus Isoflavone

Cordyceps hat sich bei Wechseljahresbeschwerden besonders bewährt. Bei beginnenden Symptomen wie Schwitzattacken setze ich gern eine Kombination aus Cordyceps und Isoflavonen ein. Mit Isoflavonen, den sogenannten pflanzlichen Östrogenen, gelingt es, die Beschwerden schneller in den Griff zu bekommen. Manchmal bessern sich die Beschwerden schon innerhalb von wenigen Tagen. Es gibt allerdings starke individuelle Unterschiede in der Ausprägung. Bei Patientinnen, die über einige Monate künstliche Hormone eingenommen haben, dauert die Behandlung oft deutlich länger.

Als Dauertherapie verwende ich nach Besserung der Beschwerden oft Cordycepsextrakt allein.

Wie Isoflavone wirken

Isoflavone ist die wissenschaftliche Bezeichnung für verschiedene pflanzliche Östrogene, die vor allem in Sojabohnen und Rotklee enthalten sind. Aber sie stecken auch in Früchten und Gemüse. Die chemische Struktur der Isoflavone besitzt eine große Ähnlichkeit mit der von Östrogen. Deshalb haben sie auch eine ähnliche Wirkung wie die körpereigenen Hormone, deren Produktion in den Wechseljahren zurückgegangen ist. Sie werden nicht nur gegen Wechseljahresbeschwerden empfohlen, sondern auch zur Vorbeugung gegen Osteoporose.

Praxisbeispiel: Wechseljahresbeschwerden

Die 52-jährige Patientin litt unter starken Wechseljahresbeschwerden. Vor allem die starken Schwitzattacken belasteten die Patientin auch emotional. Sie bekam eine Mischung aus zwei Isoflavonen, Cordyceps, Niacinamid und Vitamin E. Bereits nach wenigen Tagen trat eine deutliche Besserung ein. Nach vier Wochen wechselte sie auf Cordycepsextrakt und ist seitdem beschwerdefrei.

Cordyceps für Stimmung und Knochen

Auch bei Wechseljahresbeschwerden kann es ein erheblicher Vorteil sein, dass Cordyceps positiv auf das emotionale System wirkt. Stimmungsschwankungen oder auch leichte Formen depressiver Verstimmungen, die oft im Zusammenhang mit einem Hormonmangel oder schwankenden Hormonspiegeln stehen, lassen sich auf diese Weise gut in den Griff bekommen (Seite 88).

Auch die Knochengesundheit ist in der Menopause ein wichtiger Aspekt. Cordyceps scheint die Knochengesundheit zu verbessern und könnte einen gewissen Osteoporoseschutz darstellen. Knochen sind ein lebendiges Material, das der Körper ständig umbaut. Dazu gibt es im Knochen zwei Zelltypen: Die Osteoklasten tragen altes Knochengewebe ab, während die Osteoblasten neue Zellen bilden. In einer Untersuchung[11] beeinflusste ein Cordycepsextrakt das Ungleichgewicht zwischen Osteoblasten und Osteoklasten, das unbehandelt zu einem Verlust an Knochenmasse – Osteoporose – führt. Zur Knochenstärkung verwende ich Cordyceps gern in Kombination mit den Vitaminen D (Dekristol 20 000) und K_2. Wichtig bei der Vitamin-D-Supplementierung sind regelmäßige Laborkontrollen, um Überdosierungen zu verhindern.

Bluthochdruck in den Griff bekommen

Patienten mit Bluthochdruck (Hypertonie) haben oft keine Beschwerden. Kopfschmerzen oder Nasenbluten kommen zwar vor, sind aber nicht zwingend bei jedem Patienten mit zu hohem Blutdruck vorhanden. Ein zu hoher Blutdruck lässt sich sehr häufig mit Heilpilzen, einer Ernährungsumstellung und Stressabbau günstig beeinflussen.

Was viele Menschen nicht wissen: Nahrungsmittelunverträglichkeiten sind oft Ursache von schnellem Herzschlag und hohem Blutdruck. Allein das Weglassen solcher Nahrungsmittel hat schon eine positive Auswirkung.

Natürliche ACE-Hemmer

Zur Blutdrucksenkung verordnen Ärzte oft ACE-Hemmer. Interessanterweise ist schon längst bewiesen, dass viele Pilze ebenso als natürliche ACE-Hemmer fungieren, zum Beispiel Ling Zhi und Maitake. Bestimmte Eiweißstoffe, sogenannte Triterpene (Seite 37/38), sind für diese Wirkung verantwortlich. In Ling Zhi wurden sogar zehn Triterpene mit ACE-hemmender Wirkung nachgewiesen.[12]

Ich betrachte Heilpilze zwar als natürliche ACE-Hemmer, würde mich aber nicht darauf verlassen, dass man die Medikamente zur Bluthochdrucksenkung von einem Tag auf den anderen durch Pilzextrakte ersetzen kann. Es dauert einige Wochen, bis mithilfe von Heilpilzen eine deutliche Blutdrucksenkung erreicht wird. Deshalb sollten Patienten ihre Medikamente zunächst weiter einnehmen und sich regelmäßig medizinisch kontrollieren lassen. Bei Patienten mit schwerer Hypertonie würde ich Pilze zwar unterstützend empfehlen, die Medikamente aber auf keinen Fall komplett absetzen.

Was tun bei Borreliose?

Infizierte Zecken können eine Borreliose übertragen. Borreliosepatienten werden mit Antibiotika behandelt. Eine ausreichend lange Therapie ist die Basis der Behandlung und auf jeden Fall sinnvoll. Trotzdem kommt es vor, dass sich nicht alle Beschwerden bessern lassen. Nicht selten wird aus der akuten eine chronische Erkrankung. Typische Symptome einer chronischen Borreliose können Gelenkschmerzen (Lyme-Arthri-

Praxisbeispiel: Bluthochdruck

Bei einer Routineuntersuchung fiel bei dem leicht übergewichtigen 61-jährigen Patienten ein erhöhter Blutdruck mit Werten um 155/90 mmHg auf. Ein leichter Diabetes war schon bekannt. Da der Patient keine Medikamente einnehmen wollte, begannen wir eine Therapie mit einer Heilpilzmischung aus Ling Zhi, Agaricus und Maitake. Bei allen diesen Pilzen sind auch Wirkungen für Diabetes mellitus bekannt. Außerdem bekam er Magnesium. Ohne Änderung der Lebensumstände konnte der Blutdruck innerhalb von drei Monaten auf deutlich niedrigere Werte (durchschnittlich 135/86 mmHg) gesenkt werden.

tis) sein. Vor allem diese Schmerzen sind oft schlecht beeinflussbar. Als Ursache bei chronischer Borreliose wird die Entstehung von Neurotoxinen verdächtigt, die für chronische Entzündungen in Gelenken, Herz oder Gehirn sorgen können. Fettlösliche Neurotoxine kann der Körper kaum ausscheiden, weshalb eine sogenannte Grundsanierung besonders sinnvoll ist: eine Darmsanierung plus Behandlung der Ausscheidungssysteme (Leber/Galle, Niere und Lymphe). Die naturheilkundliche Behandlung neben der Antibiotikatherapie verfolgt zwei Ziele: Entfernung von Giftstoffen und Stärkung des Immunsystems. Hier spielen die Heilpilze eine wichtige Rolle. Viele Borreliosepatienten leiden zudem unter Erschöpfung. Für sie ist Cordyceps ganz hervorragend geeignet.

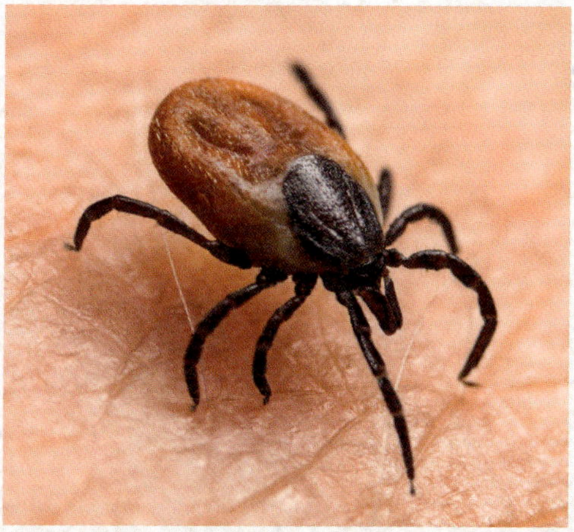

Die durch infizierte Zecken übertragene Borreliose hat vielfältige Symptome.

Die Säulen der Borreliosebehandlung

Das Bakterium *Borrelia burgdorferi* ist Verursacher der Borreliose. Im akuten Stadium lässt sich die Erkrankung oft gut mit Antibiotika behandeln. Die chronische Erkrankung kann dagegen eine echte Herausforderung darstellen, weil die Symptome so vielfältig und häufig therapieresistent sind. Betroffene haben oft diverse erfolglose Therapieversuche hinter sich und ihr Leidensdruck ist hoch.

Die Behandlung der chronischen Borreliose sehe ich als eine Dreisäulentherapie, die ich eingangs bereits ausführlicher dargestellt habe und die sich aus der Mykotherapie, der Orthomolekularmedizin, also der Behandlung mit Vitaminen, Mineralstoffen und Spurenelementen, sowie der Phytotherapie, der Anwendung von Heilpflanzen, zusammensetzt. Außerdem spielt die Apitherapie, der Einsatz von Bienenprodukten, eine wichtige Rolle. Diese Behandlungsschritte habe ich in meiner Praxis durch kinesiologische Testungen Schritt für Schritt erarbeitet.

1. **Heilpilze für das Immunsystem:** Die Verschiebung des Immunsystems (Seite 79) kann zu einem großen Problem bei einer Borrelieninfektion werden. In dieser Situation haben meiner Erfahrung nach die Heilpilze Coriolus und Maitake die richtige immunmodulierende Wirkung.
2. **Kräuter mit Wirkung gegen Borrelien:** Hier erbringt die kinesiologische Testung sehr gute Ergebnisse für zwei Kräuter, nämlich die Wilde Karde (Tinktur, drei-

mal 10 Tropfen täglich) und auch Jiaogulan (*Gynostemma pentaphyllum*), das auch als Unsterblichkeitskraut bezeichnet wird (Einnahme als Tee).

3. **Ausleitung der Neurotoxine:** Dazu empfehle ich eine Grundsanierung der geschwächten Ausleitungsorgane (Tabelle Seite 97. Als wirksam hat sich für mich die Kombination von Propolis- und Spirulinapulver erwiesen, zum Beispiel Propolis Clean Aktiv, ein von mir entwickeltes Produkt.

Praxisbeispiel: Borreliose

Eine 55-jährige Landwirtin kam mit massiven Beschwerden in vielen Gelenken in meine Praxis. Am schwersten betroffen waren ein Kniegelenk und die Schulter, aber auch ein Sprunggelenk und weitere Gelenke schmerzten. Sie war extrem abgeschlagen und müde, brauchte wegen Schmerzen und Kraftlosigkeit sogar Hilfe beim Aussteigen aus dem Auto. Die Patientin berichtete außerdem über eine Blasenschwäche. Sie war nach einem Zeckenstich vor einem Jahr mit Antibiotika behandelt worden. Kinesiologisch zeigten sich alle Muskeln schwach; ein Ergebnis, das ihr Befinden widerspiegelte. Außerdem zeigte sich kinesiologisch eine Borrelienbelastung.

Die Therapie dauerte über zwei Jahre und war sehr komplex. Am Anfang standen Darmsanierung und Nahrungsmitteltestung. Dann folgte die Unterstützung des Immunsystems mit Maitake und Coriolus. Das chronische Erschöpfungssyndrom, kurz: CFS (englisch *chronic fatigue syndrome*), wurde mit einer Dauereinnahme von Cordyceps über zwei Jahre behandelt. Zur Ausleitung der Neurotoxine bekam sie anfangs Spirulinapulver in höherer Dosierung (dreimal zwei Kapseln täglich), dieses wurde später durch Propolis ergänzt (drei Jahre lang!). Zusätzlich erhielt sie je nach Testergebnis Bachblüten, Homöopathika oder Heilpflanzen.

Die erste Besserung der Beschwerden trat nach vier Monaten ein, die Schmerzen der Patientin nahmen ab. Nach einem Jahr konnte sie ihre Arme wieder besser bewegen, auch die Schmerzen hatten noch weiter abgenommen. Die allgemeine Kraftlosigkeit hatte sich deutlich gebessert. Nach drei Jahren Therapie war schließlich auch der quälende Schmerz in den Kniegelenken verschwunden. Übrig geblieben ist nur der Arthroseschmerz, den die Patientin tolerierbar findet. Sehr gut erkennt man an diesem Beispiel die Notwendigkeit einer langen Behandlungsdauer.

Dieser Therapieansatz ist jedoch wissenschaftlich nicht schlüssig bewiesen. Es ist weiterhin zu berücksichtigen, dass sich bei dieser Methode erst nach reichlicher Dauer Verbesserungen zeigen. In meiner Praxis habe ich mehrfach erlebt, dass Behandlungen mit Propolis und Spirulina bis zu einem Jahr durchgeführt werden mussten, bis sich der Gesundheitszustand besserte.

Heilpilze und Vitamine bei leichter Demenz

Demenzerkrankungen haben in den letzten Jahren erheblich zugenommen. Es gibt kaum medikamentöse Möglichkeiten zur Heilung. Auch Heilpilze sind hier sicher kein Allheilmittel, aber ich habe gute Erfahrungen mit Hericiumextrakt, Cordycepsextrakt und B-Vitaminen gemacht. Dies gilt vor allem für Patienten, bei denen die Demenz früh entdeckt wird.

Mit dem Ausdruck »milde kognitive Beeinträchtigungen« werden Patienten beschrieben, die beispielsweise unter Konzentrations- oder Gedächtnisstörungen leiden, aber noch nicht das Vollbild einer Demenz zeigen. Dies ist eine schwierige Situation für Betroffene und Angehörige: Was soll und was kann man tun, wenn die Diagnose »milde kognitive Beeinträchtigung« lautet? In einer Doppelblindstudie[13] zeigte sich, dass Patienten zwischen 50 und 80 Jahren mit einer leichten kognitiven Beeinträchtigung davon profitierten, wenn sie Hericiumpulver-Tabletten einnahmen. Nebenwirkungen zeigten sich nicht. Das passt zu meinen Praxiserfahrungen. Ich habe den Eindruck gewonnen, dass sich das Fortschreiten der Erkrankung durch Hericium und Cordyceps verlangsamen lässt.

Praxisbeispiel: Teilnahmslosigkeit

Heilpilze können auch bei allgemeiner Abgeschlagenheit hervorragend helfen. Das zeigte sich zum Beispiel bei einer 98 Jahre alten Patientin. Sie hatte verschiedene körperliche Beschwerden, geistig war sie aber noch ganz fit und relativ aktiv. Das änderte sich im Verlauf einiger Monate: Die Patientin wurde zunehmend müde und teilnahmslos, saß immer auf einer Bank und war den ganzen Tag schläfrig. Als ich ihr Kapseln aus Cordyceps, Sibirischem Ginseng und Gelée royale verschrieb, besserte sich ihr Zustand innerhalb sehr kurzer Zeit. Bereits nach einer Woche Einnahme war sie wieder konzentrierter und aktiver. Nach vier Wochen konnte der vorherige Zustand erreicht werden.

Die Ursachen von Diabetes mellitus

In Deutschland gibt es heute mehr als sechs Millionen Menschen mit Diabetes, seit 1998 ist die Zahl der Diabetiker um 38 Prozent angestiegen. Ihr Blutzuckerspiegel ist meist so hoch, dass er Schäden an Augen, Nieren oder Füßen verursacht. Diese moderne Seuche hat schmerzliche und teure Folgen sowohl für den Patienten als auch für das Gesundheitssystem.

Diabetes mellitus, die sogenannte Zuckerkrankheit, wird in verschiedene Typen unterschieden: Typ-1-Diabetiker haben vermutlich eine genetische Belastung, die zu einer Autoimmunerkrankung führt, bei der insulinproduzierende Beta-Zellen in der Bauchspeicheldrüse zerstört werden. Das bewirkt einen absoluten Insulinmangel. Anders bei Typ-2-Diabetikern: Bei ihnen produziert die Bauchspeicheldrüse zwar weiter Insulin. Es wird aber zu wenig Insulin ausgeschüttet und – Stichwort Insulinresistenz – die Körperzellen sprechen schlecht auf Insulin an und verwerten den Blutzucker nicht ausreichend. Diabetes mellitus Typ 2 ist häufig Teil des metabolischen Syndroms, das zusätzlich mit Bluthochdruck einhergeht und bei dem die Blutfett- und Harnsäurewerte erhöht sind. Die meisten Typ-2-Diabetiker profitieren von einer Gewichtsreduktion und von mehr Bewegung.

Heilpilze gegen Zucker

Heilpilze können einen Diabetes zwar leider nicht heilen und sie ersetzen auch nicht die schulmedizinische Behandlung, aber Pilze wie der Schopftintling *(Coprinus comatus)* helfen dabei, den Blutzuckerspiegel zu nor-

Blutzuckerwerte gut kontrollieren!

Bei einem absoluten Insulinmangel ist eine Gabe von Insulin zwingend erforderlich. Dies betrifft in erster Linie den Typ-1-Diabetes, in einem späteren Stadium auch den Typ 2. Da die regelmäßige Einnahme von Pilzextrakten zu den gewünschten antidiabetischen Effekten führen kann, müssen die Blutzuckerwerte besonders regelmäßig gemessen werden. Sonst kann es passieren, dass Patienten bei üblicher Medikamenteneinnahme einen Unterzucker erleiden. Falls sich die Zuckerwerte verbessern, sollte die Therapie unter ärztlicher Kontrolle angepasst werden.

Ich warne ausdrücklich vor Selbstversuchen ohne Überwachung der Therapie! Blutzuckerwerte und HbA1c – ein wichtiger Laborwert für die Langzeitkontrolle – des Patienten müssen engmaschig kontrolliert werden, um die kurz- und langfristige Qualität der Blutzuckereinstellung zu kontrollieren. Es kann für jeden Diabetiker gefährlich sein, Medikamente abzusetzen oder sich eigene Dosierungen mit Heilpilzen zusammenzustellen.

malisieren. Zudem ist es mit Pilzextrakten möglich, die Diabetestherapie ganzheitlich zu unterstützen. In erster Linie können die gesunden Stoffwechselvorgänge gestärkt werden, die für den Abbau von Glukose nötig sind. Ich habe oft miterlebt, dass es auf diese Weise möglich ist, die üblichen Medikamente schrittweise zu reduzieren.

Gut für Diabetiker: Schopftintling, Ling Zhi und Maitake

Der Schopftintling zeigte sich im Tierversuch als Blutzuckersenker. Drei verschiedene Inhaltsstoffe, sogenannte Polysaccharidfraktionen, erwiesen sich dabei als wirksam.[14] Man kann nur vermuten, dass die antidiabetische Wirksamkeit mit dem Vanadiumgehalt des Pilzes zusammenhängt. Vermutlich werden insulinresistente Zellen durch Vanadium für Insulin sensibilisiert, während die insulinproduzierenden Zellen in der Bauchspeicheldrüse gestärkt und regeneriert werden.

Im Tierversuch hatte der Schopftintling noch eine andere Auswirkung, die auch für menschliche Patienten wünschenswert wäre. Er verbessert den Knochenstoffwechsel, der im Fall des Falles hoffentlich für eine schnellere Heilung von Knochenbrüchen sorgen würde.

Auch Agaricus ist ein potenter Blutzuckersenker. In einer vergleichenden Untersuchung mit Ling Zhi und Maitake war der Schopftintling jedoch der stärkste Blutzuckersenker. Trotzdem empfehle ich meinen Diabetespatienten meistens die Einnahme einer Kombination aus Schopftintling, Ling Zhi, Maitake und Agaricus. Während der Schopftintling besonders gut auf die Bauchspeicheldrüse wirkt, helfen die anderen Pilze meiner Ansicht nach bei häufig gleichzeitig bestehenden Problemen wie Stress, Schlafstörungen oder Kopfschmerzen.

Die Rolle des Darms bei Diabetes

Wir wissen inzwischen, dass der Darm eine wichtige Rolle bei der Entstehung und Behandlung eines Diabetes spielt.[15] So erhöht eine kranke Darmflora oder auch eine opera-

Praxisbeispiel: Typ-2-Diabetes

Bei der damals 71 Jahre alten Frau war kürzlich ein Typ-2-Diabetes festgestellt worden. Die Diagnose war nicht überraschend, da auch ihre Mutter und Großmutter einen Altersdiabetes entwickelt hatten. Die Patientin kam mit dem Wunsch in meine Praxis, ein Fortschreiten der Erkrankung möglichst zu vermeiden. Ich empfahl ihr die dauerhafte Einnahme von Maitake und Ling Zhi. Inzwischen nimmt sie die Medizinalpilze seit vielen Jahren ein und der Diabetes ist nicht weiter fortgeschritten.

tive Dickdarmentfernung[16] das Diabetesrisiko. Andererseits können sich die Langzeitzuckerwerte durch eine Erhöhung der »guten« Darmbakterien verbessern. Eine Darmsanierung (Seite 72/73) erachte ich als sehr sinnvoll.

Diagnose chronische Depression oder Erschöpfung

Sehr häufig sehe ich Patienten, die unter einer starken Erschöpfung leiden. Sie sind chronisch müde, ihnen fehlt die Energie und sie fühlen sich dauerhaft durch beruflichen oder häuslichen Stress überlastet. Diese Patienten sprechen meistens sehr gut auf Cordyceps an.

Chronischer Stress kann zu einer tiefen Erschöpfung führen. Die Patienten sind ausgebrannt, die Diagnose Burn-out wird immer häufiger. Wenn Trauer und Erschöpfung nach einem besonders belastenden Erlebnis auftreten, lautet die Diagnose eher »reaktive Depression«. Andere Patienten haben eine Krebserkrankung und -behandlung durchgemacht, dann lautet die Diagnose »Fatigue«. Egal, welche Ursache vorliegt: Meine kinesiologischen Tests zeigen bei diesen erschöpften Patienten fast immer eine Nebennierenschwäche, egal, ob die Diagnose Depression, Fatigue, Erschöpfung oder Burn-out lautet. Interessanterweise habe ich schon häufig die Erfahrung gemacht, dass eine feinstoffliche Behandlung, etwa mit Bachblüten oder Homöopathie, erst dann richtig wirkt, wenn die Nebennierenschwäche aufgehoben ist.

Bei Patienten mit depressiver Verstimmung oder Erschöpfung ist Cordyceps für mich der perfekte Heilpilz, um die leere Batterie wieder aufzufüllen. Er wirkt ähnlich wie Serotonin auf das Nervenkostüm. Wegen seiner mental und körperlich anregenden Wirkung ist die Einnahme morgens und mittags am sinnvollsten.

Fettstoffwechselstörungen regulieren

Die Statistik zeigt, dass erhöhte Cholesterinwerte mit erhöhten Herz-Kreislauf-Risiken einhergehen. Trotzdem sind die dabei üblicherweise verordneten Statine (Seite 37) nicht immer nötig. Fettstoffwechselstörungen lassen sich gut durch Cordyceps, Hericium, Ling Zhi, den Austernseitling *(Pleurotus ostreatus)* und das Judasohr *(Auricularia auricula-judae)* beeinflussen.

Cordyceps zeigt eine sehr gute Wirkung auf den Cholesterinstoffwechsel. Das Gesamtcholesterin, die Triglyzeride sowie das »schlechte« LDL werden durch die Einnahme gesenkt, während das »gute« HDL erhöht wird. Auch Ling Zhi kann erhöhtes Cholesterin senken. Offensichtlich geschieht dies über zwei Mechanismen: Zum einen wird die körpereigene Produktion von Cholesterin gehemmt, zum anderen wird die Aufnahme des

Cholesterins aus der Nahrung vermindert. Im Tierversuch konnte gezeigt werden, dass auch Judasohr erhöhte Cholesterin- und Triglyzeridspiegel senkt. Offenbar kann dieser Pilz das Risiko, eine Fettleber zu entwickeln, verringern.

Risiken für Herz und Hirn minimieren

Im Labor verhindert Hericium die Oxidation von LDL-Cholesterin.[17] Wenn sich dieser Vorgang auch im menschlichen Körper abspielt, wäre eine erfreuliche Risikoreduktion für Herzinfarkte und Schlaganfälle die Folge. Das oxidierte LDL ist nämlich der eigentliche Risikofaktor. Es aktiviert die Thrombozyten, die für eine Entzündung der Gefäßwände sorgen – und damit steigt das Risiko für Gefäßverschlüsse.

Auch der Austernseitling *(Pleurotus ostreatus)* senkt den Cholesterinspiegel. Austernpilze enthalten Lovastatin (Seite 37). Diese Substanz gehört zu den HMG-CoA-Reduktasehemmern, welche die Cholesterinbildung in der Leber hemmen. Lovastatin ist in der modernen Schulmedizin ein zur Cholesterinsenkung häufig angewandtes Arzneimittel.

Vorbeugung gegen Arteriosklerose

Rauchen, zu hoher Blutdruck und Diabetes können zu einer Verengung der Blutgefäße (Arteriosklerose) führen. Dadurch verringert sich die Durchblutung der Herzkranzgefäße (Koronargefäße), was als wichtigste Ursache der koronaren Herzkrankheit (KHK) gilt. Bei der KHK wird der Herzmuskel so schlecht durchblutet, dass das Herz nicht mit ausreichend Sauerstoff versorgt wird. Die Mangeldurchblutung geht oft mit Brustschmerzen oder einem Engegefühl in der Brust (Angina-pectoris-Anfällen) einher und lässt das Risiko eines Herzinfarktes ansteigen.

Die bekannten Risiken für die Entstehung und das Fortschreiten einer Arteriosklerose sind Rauchen, zu hoher Blutdruck, erhöhte Cholesterinwerte und Diabetes. Heilpilze können hier eine schützende Rolle übernehmen.

Ling Zhi kann Patienten mit immer wieder auftretender (stabiler) Angina pectoris vor der Entwicklung einer Arteriosklerose schützen.[18] Als Herzschutz hat sich auch das Judasohr *(Auricularia auricula-judae)* erwiesen.[19, 20] Beide Pilze haben ausgeprägte antioxidative Eigenschaften, die für die positive Wirkung auf das Herz verantwortlich sein dürften. Das zeigte sich auch in einer Studie mit Arteriosklerosepatienten: Nachdem die Studienteilnehmer zwei Wochen lang dreimal täglich 1 Gramm Ling-Zhi-Extrakt bekommen hatten, waren Gewicht und Länge der Blutgerinnsel (Thromben) gesunken.[21] Es ist auch wichtig zu wissen, dass Ling Zhi und Judasohr das Blut flüssiger machen, ohne dass es zu einer erhöhten Blutungsneigung kommt. So hatten HIV-positive Bluter durch die Gabe von Ling-Zhi-Extrakt kein erhöhtes Risiko für Blutungen.[22]

Spannend, was Wissenschaftler kürzlich entdeckten: Auch die Darmflora nimmt offenbar Einfluss auf die Entstehung von Thromben.[23] Es lohnt sich meiner Überzeugung nach für jeden Kranken, für einen gesunden Darm zu sorgen. Die Behandlung mit Heilpilzen ergänze ich bei KHK-Patienten gern mit Omega-3-Fettsäuren.

Nervenerkrankungen behandeln

Multiple Sklerose (MS), Parkinson oder Polyneuropathien sind Erkrankungen, deren Häufigkeit erschreckend zunimmt. Als eine Ursache muss man wohl die zunehmende Belastung mit Giftstoffen annehmen. Heilpilze unterstützen die inneren Organe, die für die Ausscheidung von belastenden Stoffen zuständig sind.

Polyneuropathie – was ist das?

Die Polyneuropathie ist eine Nervenkrankheit, die meist in den Zehen beginnt: Sie kribbeln, brennen und stechen, auch taube Stellen treten auf. Mit der Zeit können die Missempfindungen stärker werden und bis zur Körpermitte nach oben steigen. Ursache der Polyneuropathie sind Schäden in den langen Nerven, die durch einen Diabetes, die langjährige Einnahme von Alkohol oder Medikamente entstehen. Auch Umweltgifte sind meiner Ansicht nach an der Entstehung beteiligt sein. Entgiftende Maßnahmen stehen dann an erster Stelle der Therapie.

Leber und Nieren stärken

Bei Polyneuropathien oder multipler Sklerose denke ich zuerst an die Möglichkeit einer chronischen Belastung mit Schwermetallen. Folglich sind entgiftende Maßnahmen wichtig. Zwar können die Heilpilze Gifte nicht ausleiten, aber sie können Leber und Nieren unterstützen, die für die Entgiftung zuständig sind.

Gut für die Leber ist vor allem Ling Zhi, ganz hervorragend auch die Kombination mit Propolis, dem Bienenharz. Um die Nierenfunktion zu unterstützen, ist Cordyceps der richtige Heilpilz.

Die Nerven unterstützen

Nervenkompressionssyndrome entstehen, wenn lange Zeit Druck auf einen Nerv ausgeübt wird. Gut bekannt ist das Karpaltunnelsyndrom, wo es durch einen Engpass im Handgelenk zu Druck auf den Medianus-Nerv kommt. Ein Kribbeln im Daumenballen zeigt, dass der Nerv unter Druck ist. Bei solchen und ähnlichen Nervenproblemen hilft Hericium. Dieser Medizinalpilz ist gut geeignet zur Behandlung von Nervenerkrankungen aller Art. In Tierversuchen wurde nachgewiesen, dass er einen regulierenden Einfluss auf den Aufbau der Myelinscheiden hat. Eine Myelinscheide ist eine Art Hülle, die den Nerv schützt. Hericium kann und muss in diesen Fällen häufig auch als Dauertherapie eingesetzt werden.

Praxisbeispiel: Polyneuropathie

Als die Patientin zum ersten Mal in meine Praxis kam, lebte sie schon seit Jahren mit der Diagnose Polyneuropathie. Angefangen hatte es mit einem Kribbeln in den Zehen. Inzwischen waren beide Beine, der Unterleib und auch die Hände von Sensibilitätsstörungen betroffen. Danach folgte eine Minderung der Kraft. Sie konnte nur noch mithilfe eines Rollators gehen, einen Rollstuhl hatte man schon angepasst. Zuletzt benötigte sie beide Hände, um eine Kaffeetasse anzuheben. Häufig litt sie außerdem unter Zahnfleischbluten. Umfangreiche diagnostische Maßnahmen bei mehreren niedergelassenen Ärzten hatten ihr ebenso wenig geholfen wie Rehabilitationsmaßnahmen und stationäre Aufenthalte in einer Universitätsklinik. Die verschiedensten Medikamente hatten keine Besserung gebracht, aber erhebliche Nebenwirkungen verursacht.

Die Patientin erschien sehr erschöpft, verständlicherweise hatte sie Angst. Sie bekam Cordyceps und einen Vitamin-B-Komplex verabreicht. Im Test zeigte sich eine Schwermetallbelastung, deshalb führten wir eine Grundsanierung und eine Schwermetallausleitung durch. Die anschließende Behandlung dauerte viele Monate. An Heilpilzen wurden Hericium und Cordyceps eingesetzt, daneben diverse Homöopathika und Kräuter.

Eine erste Besserung der Beschwerden trat nach einem Jahr auf. Von da an verschwanden die Beschwerden Schritt für Schritt – in umgekehrter Reihenfolge, in der sie aufgetreten waren. Nach etwa zwei Jahren Therapie hatte sie zum ersten Mal wieder etwas Gefühl in ihren Beinen, nach einem weiteren Jahr spürte sie ihre Knie wieder (auch die Schmerzen durch die Arthrose!). Mittlerweile ist sie gesund, auch das Zahnfleisch blutet nicht mehr.

Rheumatische Erkrankungen

Rheuma ist ein Überbegriff für 200 bis 400 verschiedene Erkrankungen. In Deutschland ist laut der Deutschen Gesellschaft für Rheumatologie schätzungsweise ein Viertel der Bevölkerung von einer rheumatischen Erkrankung betroffen, hinzu kommen noch etwa 20 000 rheumakranke Kinder. Das klassische Rheuma ist die rheumatoide Arthritis, bei der das Immunsystem aus dem Gleichgewicht geraten ist. Andere rheumatische Krankheiten betreffen mehr die Muskulatur (Fibromyalgie) oder die Wirbelsäule

(Morbus Bechterew). Allen gemeinsam sind Schmerzen und eingeschränkte Beweglichkeit. Ob es eine gemeinsame Ursache gibt, ist noch weitgehend unklar.

Wie eine Rheumabehandlung aussehen kann

Basis der Behandlung von Rheumatikern ist eine Darmsanierung und Entgiftung (Seite 72–74). Auf die Aufnahme bestimmter Nahrungsmittel sollten Rheumatiker ganz besonders achten, um die Entzündung in Gelenken oder Geweben zu dämpfen: Tierische Eiweiße sollten gemieden werden. Vor allem Schweinefleisch ist schädlich, da es viel Arachidonsäure enthält, die Entzündungen anfacht. Fisch ist dagegen positiv, da vor allem fetter Fisch einen hohen Anteil an Omega-3-Fettsäuren enthält. Diese wirken gegen Entzündungen. Der Verzehr von viel Obst und Gemüse ist vorteilhaft. Jedoch können sich pflanzliche Nahrungsmittel wie Nachtschattengewächse, dazu gehören beispielsweise Tomaten, bei Rheuma ungünstig auswirken.

Als wichtigster Heilpilz bei Rheuma hat sich Ling Zhi bewährt. Er reduziert die chronische Entzündung. Außerdem scheint er auch einen gewissen Schutz vor Blutungen im Magen-Darm-Trakt zu bieten, die typischerweise durch Schmerzmittel (sogenannte nicht steroidale Antirheumatika, kurz: NSAR) ausgelöst werden können.[24] In einer Studie an Rheumapatienten wurde Ling Zhi erfolgreich und ohne Nebenwirkungen zusammen mit einer Kräutermischung angewandt.[25] Patientinnen mit Fibromyalgie konnten ihre Ausdauer und Fitness durch eine Ling-Zhi-Einnahme steigern.[26] Zur Ergänzung empfehle ich Omega-3-Fettsäuren, am besten Leinöl mit einem Omega-3-Gehalt von über 40 Prozent.

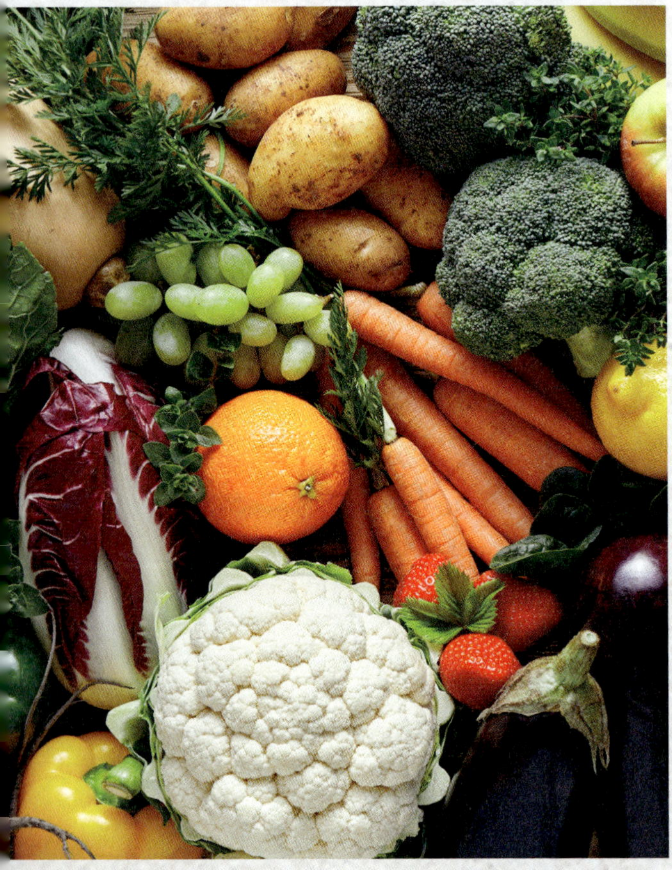

Bei Rheuma sollte auf eine ausgewogene Ernährung mit viel Obst und frischem Gemüse geachtet werden.

Praxisbeispiel: Rheuma

Ein 57-jähriger Patient lebte seit vier Jahren mit der Diagnose Weichteilrheuma. Er hatte permanent Schmerzen in der gesamten Wirbelsäule, in den Armen und Beinen. Er konnte nicht mehr gut gehen und sich kaum bücken. Die Hände waren geschwollen, nachts litt er unter Krämpfen in den Beinen. Er war zur stationären Behandlung in einer Rheumaklinik gewesen, hatte bereits eine Zeit lang zur Entzündungshemmung hochdosiert Kortison und Methotrexat bekommen. Derzeit nahm er täglich 10 Milligramm Kortison ein. Trotz der Medikamente war er die letzten zwei Jahre nie ohne Beschwerden.

Wir begannen mit Ling Zhi als Basistherapie in Kombination mit Grünlippmuschelextrakt. Er nahm zur Entgiftung Spirulina und Bärlauch ein, anschließend folgte eine Darmsanierung mit einer Heilkräuterkombination. Eine kinesiologische Testung ergab, dass er Schweinefleisch, Nachtschattengewächse und histaminreiche Nahrungsmittel wie Tomaten nicht verträgt. Er wollte versuchen, die Ernährung entsprechend umzustellen.

Nach sechs Wochen war der Patient beschwerdefrei, die Schwellung der Hände verschwunden. Wir konnten das Kortison schrittweise auf 2,5 Milligramm täglich reduzieren. Einige Monate später hatte er allerdings wieder Beschwerden, die 4 Milligramm Kortison erforderlich machten. Möglicherweise hatte er seine Ernährung nicht konsequent umgestellt. Aktuell reichen 3 Milligramm zur Beschwerdefreiheit.

Heilpilze gegen Krebs?

Die Vorstellung, eine Krebserkrankung durch eine Heilpilzbehandlung positiv beeinflussen zu können, weckt berechtigte Hoffnungen! Allerdings würde ich keinem Patienten empfehlen, die üblichen Therapien einfach abzubrechen. Meine Empfehlung lautet stattdessen, Heilpilze therapiebegleitend durch einen naturheilkundlichen Therapeuten einzusetzen. So lassen sich Vitalität und Belastbarkeit erhalten, Nebenwirkungen lassen nach oder treten seltener auf und die onkologischen Therapien können besser wirken.

Verschiedene Ursachen werden für die Entstehung von Krebs verantwortlich gemacht. Es ist allgemein bekannt, dass physikalische Einflüsse wie Radioaktivität oder übermäßige UV-Strahlung Tumorerkrankungen bedingen können. Aber auch viele Bakterien wie *Helicobacter pylori* oder Viren wie humane Papillomviren können Krebserkrankungen auslösen. Generell werden auch chronische Entzündungen als Entstehungsursache für bösartige Erkrankungen verantwortlich gemacht. Ein gut funktionierendes Abwehrsystem ist besser in der Lage, diese Bakterien und Viren zu bekämpfen und chronische Entzündungen auszuheilen – eine Domäne des prophylaktischen Einsatzes von Heilpilzen!

Das Immunsystem als Waffe gegen Krebs

Unsere Körperzellen müssen sich ständig gegen Bakterien und Viren wehren. Zu den ungebetenen Gästen gehören aber auch Tumorzellen oder Vorstufen von Krebszellen (Dysplasien), die in unserem Körper permanent entstehen. Ein gut funktionierendes Immunsystem ist in der Lage, diese zu erkennen und zu eliminieren. Es kommt hierbei besonders auf ein ausbalanciertes Immunsystem mit einer starken zellulären Abwehr an. Hier spielen natürliche Killerzellen eine wichtige Rolle: Sie können typische Oberflächenveränderungen erkennen, die auf viral infizierten und auf Tumorzellen auftreten. Haben sie die »Feinde« erkannt, bohren sie Löcher in diese Zellen und schicken »Kampfgas« (Stickoxid) hinein. Das Stickoxid zerstört den Zellkern. Als Folge davon wird die Zielzelle in den programmierten Selbstmord, die sogenannte Apoptose, getrieben. Interessanterweise löst diese Reaktion keine Entzündungsreaktion aus. Natürliche Killerzellen spielen also eine wichtige Rolle bei der Krebsabwehr. Wissenschaftliche Untersuchungen unter Verwendung eines speziellen Extraktes aus Maitake (D-Fraktion) zeigen, dass sich die Aktivität dieser Immunzellen unterstützen lässt.[27, 28] Meiner Erfahrung nach ist die Kombination von Maitake, Ling Zhi, Agaricus *(Agaricus brasiliensis)* und Coriolus besonders effektiv.

Heilpilze während der Chemotherapie

Fallen Ihnen beim Stichwort Chemotherapie auch sofort die möglichen Nebenwirkungen ein? Haarausfall, Übelkeit und Erbrechen, Gewichtsverlust oder bleierne Müdigkeit kommen vor, lassen sich aber mit Heilpilzen wirklich befriedigend bis sehr gut in den Griff bekommen. Mit der begleitenden Tumortherapie habe ich viele positive Erfahrungen gemacht. Es ist inzwischen wissenschaftlich gut bewiesen, dass Heilpilze wie Ling Zhi oder Coriolus tumorhemmende und immunmodulierende Eigenschaften besitzen.

Am besten ist es, wenn man nicht erst abwartet, bis Nebenwirkungen der Behandlung auftreten. Schon vor Beginn der Chemotherapie und auch therapiebegleitend können Heilpilzextrakte eingenommen werden. Heilpilze wie Agaricus, Ling Zhi oder Coriolus zeigen vier wichtige Wirkungen:

- Sie sorgen dafür, dass die Blutwerte (vor allem die Leukozyten) nicht »in den Keller« gehen.
- Sie stabilisieren den Allgemeinzustand.
- Sie verbessern die Wirksamkeit der Chemotherapie.
- Sie unterstützen das Immunsystem bei der Verarbeitung der Strahlentherapie.

Zusätzlich empfehle ich Cordyceps, weil er:

- das Fatigue-Syndrom bessert, das bei längerer schulmedizinischer Behandlung oft auftritt, und
- die Nieren vor aggressiven Chemotherapeutika schützt (besonders empfehlenswert bei vorgeschädigten Nieren).

Zusammenfassend kann man sagen: Heilpilze sorgen dafür, dass Krebspatienten die schulmedizinische Therapie besser vertragen und einfach stärker durch diese belastende Zeit kommen.

Vorsicht bei hormonsensitiven Tumoren

Eine Ausnahme bilden Krebserkrankungen, die Hormone zum Wachsen brauchen, also etwa hormonsensitiver Brust- oder Prostatakrebs. Bei diesen Krebsarten würde ich hormonstärkende Pilze wie Cordyceps nicht oder nur mit äußerster Vorsicht einsetzen. Es hat sich stattdessen als günstig erwiesen, die Behandlung mit einer höheren Dosis (zum Beispiel dreimal täglich eine Kapsel) der Mischung aus Maitake, Agaricus, Ling Zhi und Coriolus zu beginnen. Während der Chemotherapie setze ich diese Dosis gern fort. Im Anschluss an die Chemotherapie reduziere ich die Dosis auf eine Kapsel täglich, hier hat sich eine Dauertherapie über zwei bis drei Jahre bewährt. Sollte eine Strahlentherapie nötig sein, verwende ich gern den Heilpilz Ling Zhi in höherer Dosis. In einer großen Literaturanalyse zeigte sich, dass die Radio-/Chemotherapie bei Patienten, denen Ling Zhi verabreicht wurde, wirksamer war.[29]

Praxisbeispiel: Plattenepithelkarzinom

Ich habe erlebt, dass viele Krebspatienten deutlich länger und auch mit einer höheren Lebensqualität lebten, obwohl die Diagnose eigentlich etwas anderes erwarten ließ. Besonders eindrucksvoll war eine Patientin, die vor über zehn Jahren zu mir in die Praxis kam. Ihr war gerade ein Plattenepithelkarzinom operativ entfernt worden und es ging ihr körperlich und psychisch wirklich schlecht. Sie hatte des Weiteren gerade eine Ganzhirnbestrahlung und eine Operation wegen einer Gehirnmetastase hinter sich gebracht und die Ärzte hatten ihr wenig Hoffnung gemacht. Nach offizieller Einschätzung betrug ihre Lebenserwartung zu Beginn der Behandlung weniger als acht Monate. Seit einer Therapie mit Medizinalpilzen in Kombination mit Phytotherapeutika geht es ihr deutlich besser. Sie lebt übrigens immer noch – und zwar ohne krebsbedingte Beschwerden.

Alle Dosierungsempfehlungen auf einen Blick

Die folgende Tabelle gibt Ihnen einen Überblick über typische Dosierungsempfehlungen, die ich bei meinen Patienten häufig und erfolgreich angewandt habe. Die Tabelle ersetzt keine Diagnose bei einem sachkundigen Therapeuten!

Indikation	Welche Heilpilze wirken?	Dosis Kapseln (morgens – mittags – abends)	Tipps
Allergien (TH1-TH2-Ungleichgewicht)	Coriolusextrakt (400 mg) Maitakeextrakt (200 mg) Agaricusextrakt (400 mg) Ling-Zhi-Extrakt (400 mg)	1-1-1	Unterstützung durch Alpha-Liponsäure (600 mg/Tag) oder reduziertes Glutathion (400 bis 500 mg/Tag)
Allergien (Histamin-ausschüttung senken)	Ling-Zhi-Extrakt (400 mg)	1-1-1	Kombinieren mit: Zink-Gluconat (3 x 5 mg/Tag) Japanischer-Schnurbaumextrakt (500 mg/Tag) Propolis
Demenz	Hericiumextrakt (300 mg) Cordycepsextrakt (270 mg)	1-1-1	Kombinieren mit B-Vitaminen!
Erschöpfung	Cordycepsextrakt (270 mg)	2-1-0 (zu Beginn) 1-1-0 (nach Besserung)	Zusätzlich Heilkräuter: bei Erschöpfung Sibirischer Ginseng oder Jiaogulan, bei depressivem Syndrom zusätzlich Johanniskraut
Magenschleimhaut-entzündung	Hericiumextrakt (300 mg)	1-1-1	

Indikation	Welche Heilpilze wirken?	Dosis Kapseln (morgens – mittags – abends)	Tipps
Schlafstörungen	Ling-Zhi-Extrakt (400 mg)	0-0-2	
Tumorbegleitende Therapie (vor und während der Chemotherapie)	Mischung aus Extrakten von Maitake (85 mg), Agaricus (85 mg), Ling Zhi (85 mg) und Coriolus (85 mg)	2-2-2	
Tumorbegleitende Therapie (nach der Chemotherapie)	Mischung aus Extrakten von Maitake (85 mg), Agaricus (85 mg), Ling Zhi (85 mg) und Coriolus (85 mg)	1-1-1	Oft als Dauertherapie über 2 bis 3 Jahre
Wechseljahresbeschwerden – Einstieg in die Therapie	Cordycepsextrakt (270 mg)	1-1-0	Kombination mit Isoflavonen
Wechseljahresbeschwerden – Dauertherapie	Cordycepsextrakt (270 mg)	1-0-0	
Grundsanierung Darm, Leber und Galle	Hericiumextrakt (300 mg) Ling-Zhi-Extrakt (400 mg)	1-1-1 1-1-1	Zusätzlich Heilkräuter als Tee oder Tinktur (3 x 1 Tasse/Tag)
Grundsanierung Niere und Lymphsystem	Polyporus (350 mg) Cordyceps (270 mg)	1-1-1 1-1-0	
Entgiftung und Ausscheidung	Propolistinktur Bärlauch, Spirulina oder Chlorella	1-1-1 (3 × 10 Tropfen/Tag)	

»Die Pilze haben Macht,
weil sie das Fleisch Gottes sind.
Und diejenigen, die glauben, werden geheilt.
Diejenigen, die nicht glauben,
werden nicht geheilt.

María Sabina, mazatekische Pilzschamanin (1894–1984)

Kapitel **5**

22 Heilpilze *im Porträt*

Die Vielfalt der Heilpilze

Bis dato sind etwa 700 Pilzarten bekannt, die medizinisch wirksame Inhaltsstoffe enthalten, und es werden kontinuierlich weitere entdeckt. Von daher kann jede Auswahl nur unvollständig sein. Die hier präsentierten Arten wurden nach der Relevanz ihres therapeutischen Potenzials in der traditionellen Volksmedizin und ihres Bekanntheitsgrads ausgewählt. Darüber hinaus sind es auch jene Arten, die zunehmend wissenschaftlich untersucht und die dabei gewonnenen Ergebnisse publiziert werden. Auf diese Weise werden Erkenntnisse der Erfahrungsmedizin auch mehr und mehr wissenschaftlich belegbar.

Die Pilzporträts sind alphabetisch nach ihren botanischen Namen sortiert, der Übersichtlichkeit halber finden Sie aber zunächst die gängige Bezeichnung jedes Pilzes. Alle Porträts sind wie folgt aufgebaut:

- Deutsche Bezeichnung und botanischer Name des Pilzes; sofern vorhanden, Synonyme, weitere deutsche Namen ebenso wie die japanischen und chinesischen Bezeichnungen für den Pilz und die taxonomische Familie
- Vorkommen und Beschreibung des Pilzes
- Einführung zu jedem Pilz
- Inhaltsstoffe
- Medizinische Wirkung
- Anwendungsgebiete
- Pilzprodukte, Dosierung und Zubereitung
- Neben- und Wechselwirkungen

Mit diesen Informationen sind Sie bestens gerüstet, um unter Einbezug eines Therapeuten selbst mit Heilpilzen zu arbeiten. Folgende Pilze werden in diesem Kapitel vorgestellt:

1. Champignon (*Agaricus bisporus*)
2. Mandelpilz (*Agaricus subrufescens*)
3. Honiggelber Hallimasch (*Armillaria mellea*)
4. Judasohr (*Auricularia auricula-judae*)
5. Schopftintling (*Coprinus comatus*)
6. Samtfußrübling (*Flammulina velutipes*)
7. Zunderschwamm (*Fomes fomentarius*)
8. Birkenporling (*Fomitopsis betulina*)
9. Flacher Lackporling (*Ganoderma applanatum*)
10. Reishi (*Ganoderma lucidum*)
11. Klapperschwamm (*Grifola frondosa*)
12. Igelstachelbart (*Hericium erinaceus*)
13. Chaga (*Inonotus obliquus*)
14. Shiitake (*Lentinula edodes*)
15. Chinesischer Raupenpilz (*Ophiocordyceps sinensis*)
16. Heilfeuerschwamm (*Tropicoporus linteus*)
17. Austernseitling (*Pleurotus ostreatus*)
18. Schwefelporling (*Laetiporus sulphureus*)
19. Eichhase (*Polyporus umbellatus*)
20. Krause Glucke (*Sparassis crispa*)
21. Schmetterlingstramete (*Trametes versicolor*)
22. Silberohr (*Tremella fuciformis*)

Champignon *Agaricus bisporus*

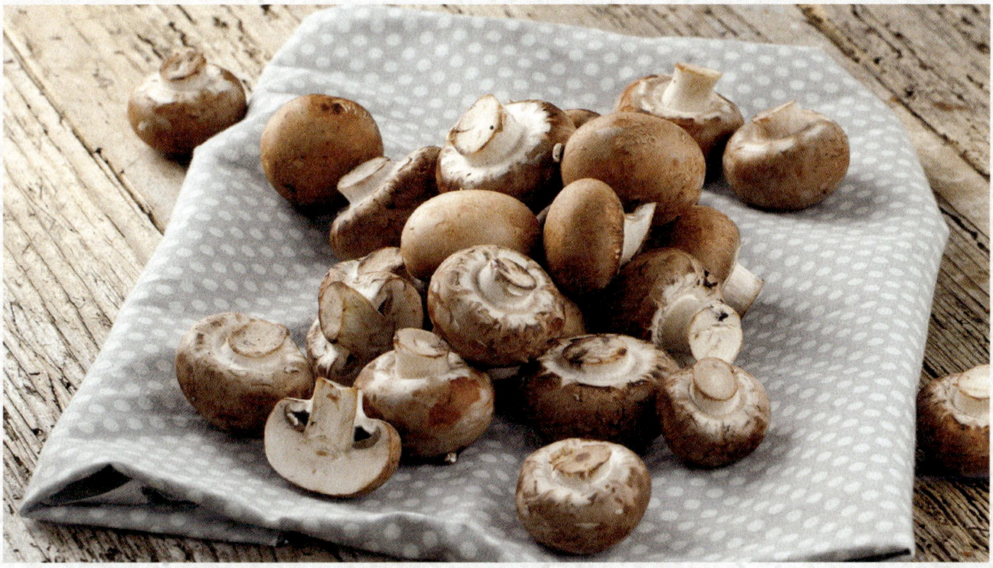

Weitere Namen: Kulturchampignon, Zweisporiger Egerling, Seiyou Matsutake, Xiǎo Mó Gū
Familie: Agaricaceae (Champignonartige)
Vorkommen: Der Champignon ist ursprünglich ein Bewohner der Graslandschaften Europas und Amerikas und wird heute weltweit kultiviert.
Aussehen: In seinem natürlichen Habitat ist er von weißlicher bis graubrauner Farbe. Junge Hüte sind halbkugelig geformt, ältere Hüte flachen zunehmend ab.

Kein anderer Pilz wird rund um den Globus in so großen Mengen angebaut und verspeist wie der Champignon. Mittlerweile wird er in über 70 Ländern angebaut. Seine Erfolgsgeschichte begann nach der ersten gelungenen Kultivierung in Frankreich im 17. Jahrhundert. Von dort hat er sich als Zuchtpilz inzwischen weltweit rapide ausgebreitet. Jedes Kind kennt diesen Pilz, aber kaum jemand weiß, dass der Champignon nicht nur kulinarisch punkten kann. Durch seinen Nährwert, die enthaltenen Vitamine und Ballaststoffe und die optimale Nährstoffverteilung wirkt sich sein regelmäßiger Konsum positiv auf die Gesundheit aus. Darüber hinaus enthält er medizinisch wirksame Substanzen, die ihm in der Medizin eine wachsende Bedeutung verleihen.

Inhaltsstoffe

Der Champignon enthält bis zu 40 Prozent Protein bezogen auf die Trockenmasse, alle essenziellen Aminosäuren und ist reich an ungesättigten Fettsäuren. Dazu enthält er reichlich Mineralstoffe wie Magnesium, Kalzium, Kalium und Phosphor und wenig Natrium, was für Bluthochdruckpatienten günstig ist. An Spurenelementen bietet er vor allem Kupfer und Selen, aber auch Eisen. Dazu liefert er eine breite Palette an Vitaminen. Den Löwenanteil machen B-Vitamine aus – es ist der komplette B-Komplex enthalten. Er enthält aber auch Vitamin A, Betacarotin, Folsäure sowie in kleineren Mengen die Vitamine C, D, E und K.

Für seine medizinischen Eigenschaften sind überwiegend Polysaccharide verantwortlich. Darüber hinaus enthält der Champignon große Mengen an bioaktiven Sterolen wie Ergosterol und Brassicasterol, das auch in Pflanzen wie Raps vorkommt. Einige enthaltene Lipide sind ebenfalls medizinisch wirksam, darunter Linolsäure (CLA) und das Triglyzerid Trilinolein.

Medizinische Wirkung

Der hohe Ergosterolgehalt im Champignon schützt unsere Zellen vor oxidativen Schäden. Außerdem kann Ergosterol im Körper in Vitamin D umgewandelt werden. Brassicasterol ist bekannt für seine Anti-Aging-Eigenschaften.

Champignons als Vitamin-D-Quelle

Champignons sind arm an Vitamin D, wenn sie, wie normalerweise üblich, im Dunklen angebaut werden. Setzt man sie nach der Ernte dem Sonnenlicht aus, wird enthaltenes Ergosterol (Kapitel 2, Seite 39) in Vitamin D_2 umgewandelt und der Vitamin-D-Gehalt der Pilze kann bis auf das rund 2000-Fache der ursprünglich enthaltenen Menge klettern. So bestrahlte »Vitamin-D-Pilze« könnten gerade im Winter ein echtes Superfood sein und sind bereits in den USA und anderen Ländern erhältlich. Man darf annehmen, dass man sie in absehbarer Zeit auch hierzulande bekommt. Durch Bestrahlung mit Sonnenlicht oder künstlichem UV-Licht mit Vitamin D angereicherte Pilze sind seit 2016 in der EU unter den Regularien der »Novel-Food-Verordnung« zugelassen. Die entsprechende Durchführungsverordnung 2017/2470[1] beschränkt den Gehalt auf maximal 10 Mikrogramm (µg) Vitamin D pro 100 Gramm Frischgewicht und entspricht damit etwa der Hälfte der von der Deutschen Gesellschaft für Ernährung empfohlenen Tagesmenge für Erwachsene.

Die im Champignon enthaltenen Polysaccharide (Kapitel 2, Seite 33) wirken stark immunstimulierend, krebshemmend, antioxidativ, leberschützend, blutzuckerstabilisierend und zeigen ebenfalls Anti-Aging-Eigenschaften.[2, 3] Sie bestehen zu 90 Prozent aus bisher wenig erforschten Alpha-Glucanen (Seite 52), die im Tierversuch antitumoral wirken. Eine erste klinische Studie konnte die im Tiermodell beobachtete Wirkung jedoch leider nicht reproduzieren.

Die enthaltenen Beta-Glucane zeigen dagegen auch in klinischen Studien eine ausgesprochen gute Aktivität gegen Krebs, insbesondere Brust-, Prostata- und Darmkrebs. So wurde nachgewiesen, dass die Gabe von Champignonextrakt bei Prostatakrebs die Bildung des prostataspezifischen Antigens PSA hemmt und zusätzlich noch durch andere Mechanismen der Krebserkrankung entgegenwirkt. Dadurch wird auch die Wahrscheinlichkeit eines Wiederauftretens der Krebserkrankung nach einer erfolgreichen Behandlung reduziert.[4]

Anwendungsgebiete

- **Entgiftung:** Der Champignon hat antioxidative und leberschützende Eigenschaften und unterstützt damit die Entgiftung.
- **Darmerkrankungen:** Hier kommen die entzündungshemmenden Wirkungen des Champignons zum Zuge. Ferner konnte eine Studie zeigen, dass seine Inhaltsstoffe regulierend in die Darmflora eingreifen und Fäulnisbakterien reduzieren. Damit wirkt er auch gegen Blähungen und reduziert übel riechende Ausdünstungen.
- **Hautprobleme:** Der Champignon hat neben entzündungshemmender und antibakterieller Wirkung eine bemerkenswerte Eigenschaft, nämlich unangenehmen Schweißgeruch effektiv zu reduzieren. Dazu steigert er die Produktion des antioxidativ wirkenden Hautpigments Melanin, schützt damit auch vor UV-Strahlung, erhöht also den Sonnenschutz, und sorgt so insgesamt für ein schöneres Hautbild.
- **Gicht/Hyperurikämie:** Der Pilz kann die Harnsäurekonzentration im Blut senken und hat bei Gichtanfällen eine schmerzlindernde Wirkung. Er unterstützt die Nierenfunktion und fördert die Ausscheidung von Kreatinin.
- **Diabetes:** Hier hilft der Champignon durch seine cholesterinsenkende und den Blutdruck regulierende Wirkung.
- **Krebs:** Der Champignon zeigt sein größtes Einsatzpotenzial in der Krebstherapie, insbesondere bei hormonabhängigen Tumorerkrankungen wie Brustkrebs und Prostatakrebs. Er kann die Aktivität von Enzymen, die bei Krebserkrankungen negativ wirken, hemmen. Darüber hinaus hemmt er die Östrogen-Biosynthese, was ihn besonders effektiv in der Bekämpfung von Brustkrebs macht.[5] Insgesamt wirkt er präventiv gegen alle Krebserkrankungen.

Produkte, Dosierung und Zubereitung

- **Produkte:** Am einfachsten ist die Verwendung frischer Champignons, aber auch getrocknete Pilze sind einsetzbar und leisten gute Dienste. Des Weiteren sind im Onlinehandel (Bezugsquellen im Anhang, Seite 241/242) Champignonpulver und -kapseln mit Champignonextrakt erhältlich.
- **Dosierungsempfehlung:** Studien haben gezeigt, dass eine Tagesdosis von 10 Gramm getrockneten oder 100 Gramm frischen Champignons das Brustkrebsrisiko bei Frauen um bis zu 90 Prozent senken kann.
- **Zubereitung:** Um die größtmögliche Wirkung genießen zu können, empfiehlt es sich, möglichst oft frische (gekochte) Champignons auf den Tisch zu bringen und beim Kochen zusätzlich Champignonpulver einzusetzen, zum Beispiel als Würze für Soßen und Eintöpfe. Nicht empfehlenswert ist die Verwendung von Dosenchampignons, da durch die Konservierung viele Inhaltsstoffe verloren gehen.

Neben- und Wechselwirkungen

Der Champignon enthält kleine Mengen einer möglicherweise krebserregenden Substanz namens *Agaritin*, welches durch Erhitzen aber größtenteils zerstört wird. Im Tierversuch wurde gezeigt, dass Agaritin durch im Körper vorhandene Enzyme aktiviert werden und dann schädigend auf die DNA wirken kann. Diese Information beruht auf zwei Studien. Für dem Agaritin chemisch sehr ähnliche Substanzen fand man allerdings statt toxischer Wirkung das genaue Gegenteil heraus: Sie leiten zum Beispiel die Apoptose (kontrollierter Zelltod, Seite 34) von Krebszellen ein. Auch wenn das Risiko einer toxischen Wirkung vergleichsweise gering ist, sollte der Pilz, laut Experten wie Paul Stamets, im Rohzustand nicht oder nur in kleinen Mengen verzehrt werden. Nicht zuletzt auch wegen der Unverdaulichkeit von Chitin (wird ebenfalls durch Hitze zerstört) kann es zu Magenproblemen kommen.

Mandelpilz *Agaricus subrufescens*

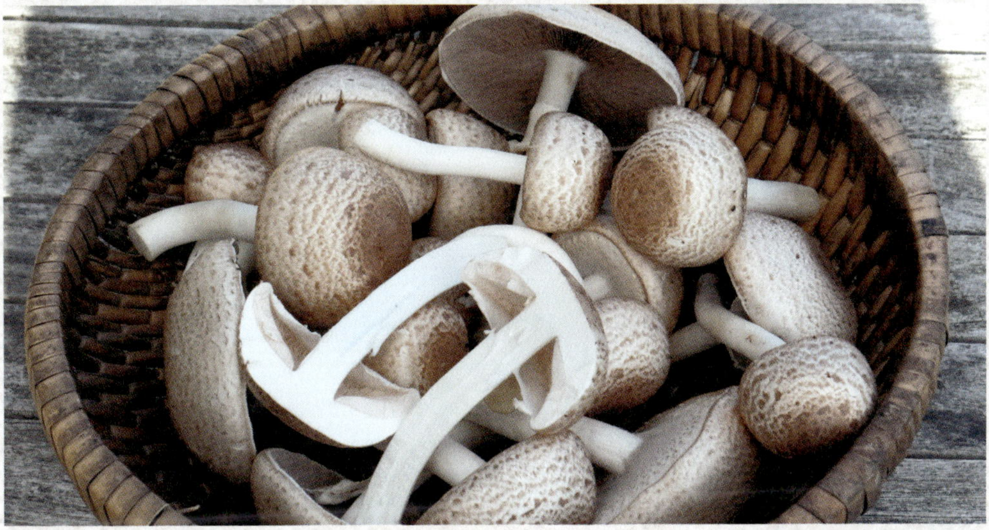

Synonyme: *Agaricus brasiliensis, Agaricus blazei Murrill*
Weitere Namen: Brasil-Egerling, (brasilianischer) Mandel-Egerling, Sonnenpilz, ABM, Ji Song Rong, Himematsutake
Familie: Agaricaceae (Champignonartige)
Vorkommen: Der Agaricus subrufescens bevorzugt gleichbleibende Temperaturen um die 25 Grad und kommt somit in den Tropen und Subtropen vor, vornehmlich in Nord- und Südamerika, wobei einzelne Funde auch in Europa gemeldet wurden.
Aussehen: Seine meist cremefarbenen bis braunen Hüte können bis zu 25 Zentimeter breit werden und sind in der Mitte dunkler, oft auch beschuppt. Die anfangs schwach rosafarbigen und später dunkelbraunen Lamellen stehen eng und sind nicht am Stiel verwachsen, die Sporen sind braun. Die weißen Stiele erreichen 15 Zentimeter Länge und sind bis zu 3 Zentimeter dick. Das Fleisch ist weich und leicht faserig und verströmt insbesondere beim Kochen ein intensives Mandelaroma.

Wegen seiner Heileigenschaften wird der Pilz heutzutage in industriellem Maßstab weltweit angebaut. Als sogenannter Folgezersetzer *(Saprobiont)* ernährt er sich von Mist und anderem organischen Material, das bereits von anderen Organismen vorverdaut wurde. Er benötigt eine recht hohe Lichtintensität zum Fruchten und ist einer der wenigen Pilze, der auch in direkter Sonne wachsen kann, daher auch der geläufige Name »Sonnenpilz«. Der Pilz wird häufig als ABM *(Agaricus blazei Murrill)* bezeichnet, ist eng verwandt mit dem wohlbekannten Champignon *(Agaricus bisporus)* und ein ebenso hervorragender Speisepilz. Wie Forschungsergebnisse insbesondere aus Japan belegen, kommt er außerdem mit beeindruckenden Heileigenschaften daher. Von den bekannten Heilpilzen weist er den höchsten Gehalt an Beta-Glucanen auf und ist zurzeit der meistverkaufte Heilpilz der Welt. Seinem intensiven Mandelaroma zum Dank kennt man ihn unter kulinarischen Gesichtspunkten als Mandelpilz. Allein in Japan konsumieren ihn über eine halbe Million Menschen täglich, um ihre Gesundheit zu erhalten. Als Functional Food entfaltet der seit zwei Jahrzehnten intensiv erforschte Pilz seine positiven Wirkungen auf die Gesundheit bereits, wenn er als Speisepilz regelmäßig auf dem Tisch landet.

Inhaltsstoffe

Medizinisch interessant sind insbesondere die im Mandelpilz enthaltenen Polysaccharide, darunter mehrere, die immunologisch aktiv sind, außerdem mehrere Polysaccharid-Protein-Komplexe und ein Heteropolysaccharid. Sie alle zeigen antitumorale Aktivitäten. Interessanterweise scheint es beim Mandelpilz mit der fortschreitenden Fruchtkörperreifung zu einer Zunahme der Vielfalt an Polysacchariden zu kommen. Darüber hinaus kommen in dem Pilz hohe Konzentrationen an Lipiden, darunter die ungesättigten Fettsäuren Linolsäure und Ölsäure, sowie Stearin vor, die allesamt als Bestandteile der Zellmembranen dafür sorgen, dass diese durchlässig und flexibel bleiben. Das ebenfalls reichlich vorhandene Ergosterol kann im Körper zu Vitamin D_2 umgewandelt werden, welches unter anderem eine zentrale Rolle bei der Regulation des Kalzium- und Phosphathaushalts spielt.

Medizinische Wirkung

Sowohl Tierversuche wie auch klinische Studien haben gezeigt, dass der Mandelpilz in erster Linie antitumorale Aktivität zeigt und stark immunstimulierend und -modulierend[6] wirkt, indem er unter anderem die immunologisch wirksamen T-Helferzellen aktiviert und deren Anzahl erhöht. Außerdem hat er entzündungshemmende und leberschützende Eigenschaften.[7] Durch seine starke Antioxidationswirkung schützt er als Radikalfänger die DNA.[8] Ferner wird die Anzahl der Makrophagen (Fresszellen) erhöht, die Bakterien, Viren und Krankheiten auslösende Pilze wie Candida unschädlich machen, somit wirkt er antimikrobiell[9] und beschleunigt auch die Wundheilung bei Verbrennungen[10]. Weiterhin konnte eine balancierende Wirkung auf den Insulinstoffwechsel ebenso wie eine blutfett- und cholesterinsenkende sowie antiarteriosklerotische Wirkung[11] nachgewiesen werden.

Der Pilz mit den drei Namen

Es gibt einige Verwirrung um die Namensgebung dieses Heilpilzes, der wissenschaftlich korrekt eigentlich *Agaricus subrufescens* heißt. Unter diesem Namen wurde er nämlich 1893 in den USA erstmals entdeckt und fortan erfolgreich kommerziell angebaut. Etwa 50 Jahre später fand dann der US-Mykologe W. A. Murrill auf dem Rasen seines Freundes R. W. Blaze in Florida einen ihm unbekannten Pilz und nannte ihn zu Ehren seines Freundes *Agaricus blazei Murrill*. Schließlich fand man in den 1970er-Jahren auch in Brasilien einen Heilpilz mit den gleichen Merkmalen. 2002 wurde die Verwirrung dann endlich mittels DNA-Vergleich aufgeklärt. Der in Brasilien entdeckte Heilpilz wurde *Agaricus brasiliensis* genannt. Peinlicherweise stellte man im Nachhinein fest, dass dieser Name schon seit 1830 für einen anderen Pilz ohne medizinischen Wert vergeben war und dass es sich bei dem brasilianischen Pilz ebenfalls um *Agaricus subrufescens* handelte. Um das Verwirrspiel perfekt zu machen, wird der eigentliche Heilpilz, der taxonomisch korrekt den ältesten Namen *Agaricus subrufescens* tragen müsste, bis heute als *Agaricus blazei Murrill* (ABM) und ebenso als *Agaricus brasiliensis* vermarktet.

Anwendungsgebiete

- **Krebserkrankungen:** Hier wirkt der Mandelpilz insbesondere bei multiplem Myelom[12]; hemmt Tumorwachstum und Metastasenbildung und reduziert Nebenwirkungen von Chemo- und Bestrahlungstherapie.[13]
- **Virale und bakterielle Infektionen:** Bei Aids, Hepatitis und Herpes konnte in Laborversuchen eine stark antivirale Wirkung des Mandelpilzes gezeigt werden, eine antibakterielle Wirkung wurde insbesondere gegen Streptokokken beobachtet.
- **Allergien und allergisches Asthma:** Durch die unterstützende Wirkung auf das Immunsystem hilft der Mandelpilz bei Allergien und Asthma, indem seine Polysaccharide regulierend darauf einwirken. Sie fördern die Produktion antientzündlich wirkender Zytokine (Botenstoff-Moleküle, die von bestimmten Immunzellen produziert werden). Bei Allergien und chronisch-entzündlichen Erkrankungen sind die T-Helferzellen vom Typ 2 (TH 2) überaktiv und produzieren vermehrt Entzündungsprozesse fördernde IgE- und IgG-Antikörper. ABM-Polysaccharide wirken dem entgegen und reduzieren das Risiko für Allergien und lindern deren Symptome, indem sie die Histaminausschüttung durch Mastzellen hemmen.[14] Eine übermäßige Histaminausschüttung ist ursächlich für die meisten entzündlichen Allergiesymptome.

- **Diabetes:** In einer Studie im Jahr 2008[15] konnten bei einer Tagesdosis von 3 Gramm Mandelpilzpolysaccharidextrakt reduzierte Blutzuckerwerte und Cholesterinwerte sowie eine vermehrte Aktivität der natürlichen Killerzellen beobachtet werden, was den Pilz in der Therapie von Diabetes interessant macht.
- **Leberschutz:** Klinische Studien zeigen eine mögliche Anwendung des Pilzes bei chronischer Hepatitis B, Hepatitis C und durch Alkoholsucht bedingter Leberschädigung. Es konnten Verbesserungen der Leberenzymwerte, im Gewebestatus und des mitochondrialen Membranpotenzials, einem Indikator für die Zellatmung, festgestellt werden.[16]

Produkte, Dosierung und Zubereitung

- **Produkte:** Im Handel kann man getrocknete Fruchtkörper, Pulver und Extraktkapseln kaufen. Ein bekanntes Produkt auf der Basis von Polysaccharidextrakten des Mandelpilzes ist AndoSan™, das in Japan ein Verkaufsschlager in der Krebsbehandlung und -vorbeugung geworden ist. Neben Mandelpilzextrakt (82 Prozent) enthält es Igelstachelbartextrakt (15 Prozent) und Maitakeextrakt (3 Prozent).
- **Dosierungsempfehlung:** Bei der Behandlung von akuten Krankheitsbildern sind 3 Gramm Extrakt pro Tag empfohlen. Dies entspricht etwa dreimal zwei Kapseln à 500 Milligramm.
- **Zubereitung:** Der Mandelpilz kann gut in der Küche verwendet werden, wobei 100 Gramm Frischgewicht ausreichen, um die medizinischen Effekte zu erzielen. Natürlich leistet er auch in Pulverform als würzende Zutat mit seinem intensiven Aroma nicht nur kulinarisch gute Dienste. Als Brühe zubereitet und auf nüchternen Magen genossen (Dosis: etwa 10 Gramm Pulver oder ein gehäufter Teelöffel), entfaltet er ebenfalls seine volle Wirkung.

Neben- und Wechselwirkungen

Der Mandelpilz enthält wie der Champignon geringe Mengen an Agaritin, welches im Tierversuch (in hohen Konzentrationen) krebserregend und giftig wirkt. Er sollte deshalb vorsichtshalber nicht roh verzehrt werden. Agaritin oxidiert schnell an der Luft und während des Kochens. Mehrere Studien bestätigen die Unbedenklichkeit von Mandelpilzprodukten als Nahrungsergänzung.

Honiggelber Hallimasch *Armillaria mellea*

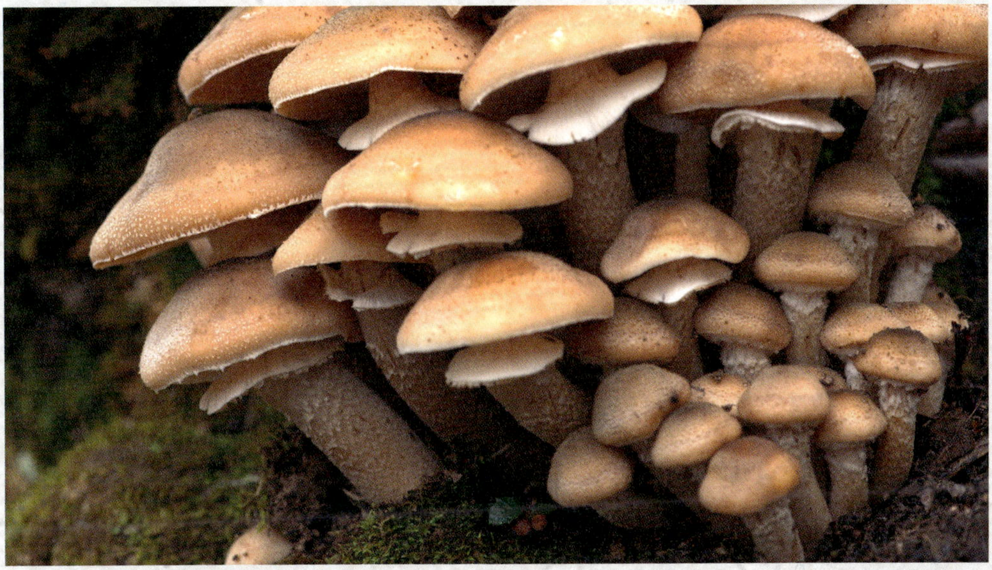

Weitere Namen: Goldgelber Hallimasch, Stuppling, Wenzelpilz, Naratake, Mu Huan Jun
Familie: Physalacriaceae (Rindenschwammartige)
Vorkommen: Den Honiggelben Hallimasch findet man mit Ausnahme der Tropen, der Arktis und der Antarktis nahezu weltweit. In Deutschland kommt er weitverbreitet und sehr häufig vor. Er wächst an Laubholz und befällt auch gesundes Holz, lebt also parasitär.
Aussehen: Seine gelblichen etwa 4 bis 10 Zentimeter breiten und bis zu 15 Zentimeter langen, büschelig wachsenden und teilweise massenhaft vorkommenden Fruchtkörper zeigen sich bei uns in der Regel Anfang Oktober und haben einen charakteristischen weißen Ring am Stiel. Die zahlreichen Hutschuppen werden meist mit dem ersten Regen abgewaschen. Das Fleisch ist weißlich bis fleischfarben getönt, der Geruch etwas muffig und der Geschmack mild.

Der im Rohzustand giftige Honiggelbe Hallimasch gilt als aggressiver Forstschädling, wird jedoch auch gern von Pilzsammlern zum Verzehr gesammelt – wobei diese jedoch meist nicht wissen, dass er potente pharmakologische Wirkungen zeigt. Obwohl seine traditionelle Verwendung wie auch die der meisten anderen hier vorgestellten Pilze Jahrtausende zurückreicht, hat er in der Forschung bislang kaum Aufmerksamkeit erhalten. Dabei sind seine medizinischen Eigenschaften hochinteressant und besonders vielversprechend in der Behandlung von Tinnitus und dem chronischen Erschöpfungssyndrom.

Inhaltsstoffe

Während sein Nährstoffprofil eher bescheiden ausfällt, enthält der Honiggelbe Hallimasch große Mengen an pharmakologisch aktiven Polysacchariden, die Anti-Aging-, das Immunsystem unterstützende und gegen Schwindel gerichtete Eigenschaften haben.[17] Einzigartig unter den Heilpilzen sind seine Melleoide – Stoffe aus der chemischen Gruppe der Terpenester mit starker antimikrobieller Wirkung, insbesondere gegen Bakterien wie Staphylokokken, Streptokokken, Enterokokken, aber auch gegen Hefen und andere Mikropilze.[18] Zusätzlich enthält er zahlreiche Nukleosidanaloga (Stoffe, die den DNA-Bausteinen ähnlich sind), die auch zu seinem Wirkungsspektrum beitragen und insbesondere gehirn- und nervenzellschützende Eigenschaften aufweisen,[19] sowie eine Vielzahl an bioaktiven Indolverbindungen (Indole, Seite 40), darunter Tryptamin, L-Tryptophan und Serotonin.[20]

Medizinische Wirkung

Der Pilzextrakt zeigt neben starken antimikrobiellen Eigenschaften eine ausgesprochen antiepileptische Wirkung. Wissenschaftliche Untersuchungen bestätigen eine Anhebung der Auslöseschwelle für Anfälle. Ferner hemmt ein enthaltener Stoff, der sich strukturell von dem Nukleosid-Adenosin ableitet, nervenbedingte Muskelzuckungen und zeigt eine tausendfach höhere Nervenschutzwirkung als Adenosin selbst. Erste Studien konnten darüber hinaus eine starke Aktivität von Hallimaschextrakten gegen Sarkome und Leberkrebs durch Einleitung eines kontrollierten Zelltods von Krebszellen, der sogenannten Apoptose, nachweisen.[21]

Der größte Organismus der Erde ist ein Hallimasch

Der amerikanische Cousin des Honiggelben Hallimasch, *Armillaria ostoyae*, kann sich damit rühmen, den größten bisher bekannten Organismus auf diesem Planeten hervorgebracht zu haben. Im Malheur National Forest im US-Staat Oregon befindet sich eine genetisch identische Kolonie des Pilzes (beziehungsweise handelt es sich vielmehr um ein Individuum) mit dem Spitznamen »The Humongous Fungus« (»Der gigantische Pilz«). Dessen Myzel bringt es auf ein Gewicht von bis zu 35 000 Tonnen und nimmt annähernd 9,1 Quadratkilometer ein. Da der Pilz sich jährlich um circa einen Meter ausdehnt, konnte sein Alter auf 2000 bis 8000 Jahre berechnet werden.

Anwendungsgebiete

- **Krampfanfälle/Krämpfe:** Ein enthaltenes Adenosinanalogon wirkt einer Nervenkontraktionsreaktion in den Muskeln entgegen.
- **Neurologische Erkrankungen:** Hierbei handelt es sich etwa um Epilepsie, chronisches Erschöpfungssyndrom, Kopfschmerzen, Schwindel (Vertigo) und das Menière-Syndrom, welches Drehschwindel, einseitigen Hörverlust und Ohrensausen beziehungsweise Tinnitus beinhaltet. Die im Pilz enthaltenen Polysaccharide vermitteln hier eine lindernde und Schwindel verhindernde Wirkung.[22]
- **Krebs:** Der Pilzextrakt kann die Apoptose (den kontrollierten Zelltod) von Tumorzellen einleiten.
- **Bluthochdruck:** *Armillaria mellea* wirkt blutdruckregulierend.

Traditionelle Verwendung

In den österreichischen Alpengebieten galt *Armillaria mellea* als Heilmittel gegen Hämorrhoidenleiden.

Produkte, Dosierung und Zubereitung

- **Produkte:** Bisher sind auf dem deutschen Markt keine Produkte aus dem Hallimasch erhältlich. In China werden Tabletten aus dem Pilzmyzel häufig gegen diverse Nervenleiden, meist für eine Dauer von zehn Tagen, verschrieben.
- **Dosierungsempfehlung:** In China werden Myzeltabletten mit 3 bis 4 Gramm pro Tag dosiert. Der Mykologe Jan Lelley empfiehlt die tägliche Einnahme von 30 Gramm Pulver als Kochzutat oder auch als Tee aufgebrüht. Als Tinktur nehmen Sie morgens und abends einen halben bis ganzen Teelöffel, zum Beispiel in Wasser oder Ingwertee, zu sich.
- **Zubereitung:** Aufgrund der Giftwirkung roher Pilze sollten Sie vom Hallimasch lieber kein Pilzpulver aus den rohen Fruchtkörpern zu sich nehmen. Um von den medizinischen Eigenschaften des Pilzes zu profitieren, fertigen Sie am besten eine Dualextrakttinktur (Seite 53 und 59) an. Durch das Auskochen des Pilzmaterials werden die problematischen Stoffe zerstört. Natürlich können Sie auch durch den regelmäßigen Konsum der ausreichend gekocht oder gebraten zubereiteten Pilze eine gewisse Wirkung erwarten. Im Herbst gesammelte Pilze kann man nach vorherigem Abkochen und dem Abgießen des Kochwassers gut sauer einlegen oder trocknen und luftdicht, kühl und lichtgeschützt lagern, um sie dann vor der Verwendung in warmem Wasser aufquellen zu lassen oder als Pulver zu Suppen, Eintöpfen und dergleichen zu geben.

Neben- und Wechselwirkungen

Der Pilz ist in rohem Zustand giftig, die giftigen Inhaltsstoffe sind aber wasserlöslich und werden durch höhere Temperaturen zerstört. Oft wird empfohlen, die Pilze vor der endgültigen Zubereitung abzukochen und das Kochwasser wegzugießen. Bei manchen Menschen kann es durch den Verzehr des Pilzes – oft auch in Kombination mit Alkoholkonsum – zu Übelkeit kommen. In letzter Zeit wird auch häufiger über aufgetretene Fälle einer Hallimaschallergie berichtet. Wir empfehlen daher, zuerst nur eine kleine Menge des Pilzes zu probieren und erst danach mehr davon einzunehmen, wenn Sie ihn vertragen.

Judasohr *Auricularia auricula-judae*

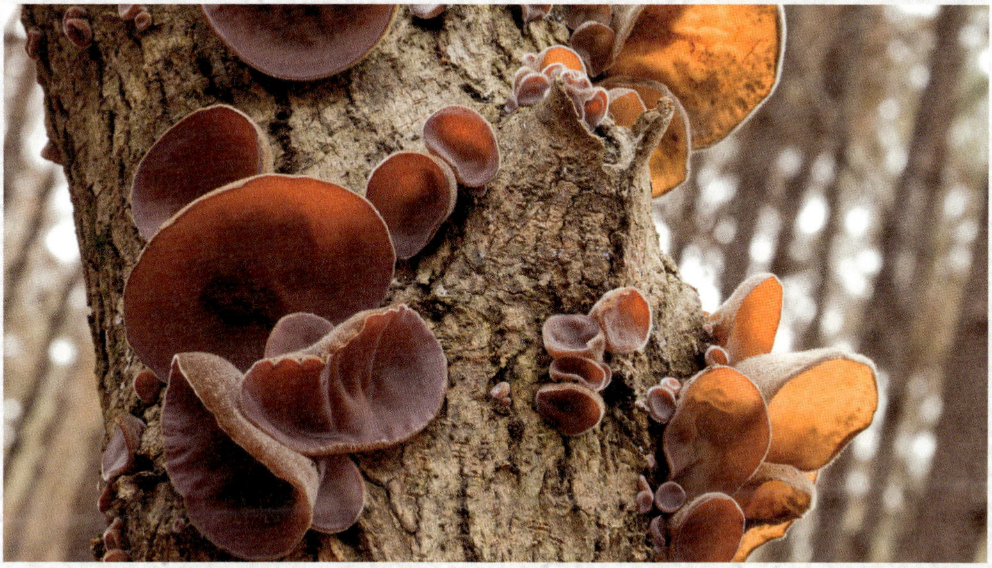

Synonym: *Auricularia polytricha*
Weitere Namen: Holunderschwamm, Senji, Kikurage, Mu-Err, Yung Nge
Familie: Auriculariaceae (Ohrlappenpilzverwandte)
Vorkommen: Das Judasohr ist nahezu weltweit verbreitet und verursacht im Holz »Weißfäule«. Es gehört zu den sogenannten Schwächeparasiten, das heißt, dieser Pilz wächst auf bereits vorgeschädigten Gehölzen, insbesondere auf Holunder. Der Pilz bildet das ganze Jahr über Fruchtkörper. Bevorzugt treten diese allerdings im zeitigen Frühjahr auf.
Aussehen: Wie der Name schon andeutet, hat das Judasohr die Form einer Ohrmuschel und kann bis zu 10 Zentimeter große Fruchtkörper bilden. Diese können miteinander verwachsen sein und besitzen eine gallertartige Konsistenz. Ihre Farbe reicht von schwarzbraun (Auricularia polytricha) über rotbraun bis ockerfarben (Auricularia auricula-judae). Die Huthaut ist außen samtig, innen glatter und wulstig und erinnert auch hier an eine Ohrmuschel. Bei Sporenreife verfärbt sie sich durch die auf ihrer Oberfläche gebildeten Sporen weiß und sieht aus wie von Schimmel überzogen. Der Stiel ist kurz oder nicht vorhanden.

Aus der Familie mit dem schön klingenden Namen Auricularia kommen gleich zwei Pilze, die sich einer über 1000 Jahre alten Nutzungsgeschichte als Heil- und Nahrungsmittel rühmen können: zum einen das Judasohr (Auricularia auricula-judae) und zum anderen der nahezu identisch aussehende Mu-Err-Pilz (Auricularia polytricha), der in Asien wegen seiner bissfesten, gummiartigen Textur sehr beliebt ist. Dessen Ähnlichkeit ist tatsächlich so groß, dass die beiden Arten häufig verwechselt werden. Das ist aber nicht weiter tragisch, denn in ihren medizinischen Eigenschaften unterscheiden sie sich wenig bis gar nicht. Hier werden also fortan beide Pilze synonym als Judasohr beschrieben.

Inhaltstoffe

Auricularia, wie das Judasohr in seiner Funktion als Heilpilz oft genannt wird, enthält vor allem große Mengen an Polysacchariden, welche überwiegend für seine Heileigenschaften verantwortlich sind. Darüber hinaus enthält er aber auch bioaktive Phenole, die zu seinen antioxidativen und cholesterinsenkenden Wirkungen beitragen. Ferner weist der Pilz hohe Konzentrationen von Adenosin auf, das besonders bei Erkrankungen des Herz-Kreislauf-Systems und Nervensystems eine Rolle spielt, indem es unter anderem die Blutgefäße weitet und so blutdrucksenkend wirkt.

Medizinische Wirkung

Traditionell wurde Auricularia verwendet, um Hämorrhoiden zu behandeln, Uterusblutungen zu stoppen, Haut und Schleimhäute zu befeuchten, trockene Augen zu bekämpfen und Reizhusten zu lindern. Das wichtigste Anwendungsgebiet von Auricularia sind jedoch Herz-Kreislauf-Probleme, wo insbesondere seine blutdrucksenkenden und antioxidativen Eigenschaften zum Tragen kommen. Die moderne Wissenschaft konnte darüber hinaus zeigen, dass Auricularia Darm, Nervensystem und Gelenke günstig beeinflusst, was ihn zu einem echten Allrounder zur Verbesserung der Lebensqualität macht. In Taiwan suchte man übrigens nach einer möglichst simplen Lösung, um die Gesundheit der Bevölkerung auch in den entferntesten Arealen zu verbessern, und hat den Pilz einfach dem Mehl zum Brotbacken beigefügt. Dieses »gepimpte« Brot schmeckt nicht nur hervorragend, die Heilwirkungen des Pilzes bleiben sogar nach dem Backprozess überwiegend erhalten.[23]

Wie wissenschaftliche Untersuchungen zeigen, sind für die stark antioxidative Wirkung des Pilzes die enthaltenen Polysaccharide verantwortlich. Außerdem steigern sie die Aktivität des Enzyms Superoxiddismutase (das stärkste körpereigene Antioxidans, das die Zellen vor aggressiven Sauerstoffradikalen schützt) und schützen und stärken so die Funktion des Herzens.[24] Bezüglich des Herz-Kreislauf-Systems ist außerdem die blutdrucksenkende und antithrombotische Wirkung des Pilzes zu nennen. Studien zeigen, dass Polysaccharidextrakte aus Auricularia die Blutplättchenaggregation verhindern und gerinnungshemmend sowie durchblutungsfördernd wirken und damit die Bildung von Blutgerinnseln in den Blutgefäßen vermindern. Auricularia fördert im Gegensatz zu pharmazeutischen Blutverdünnern die Fließeigenschaften des Blutes, ohne dabei Gefäßwände anzugreifen.

Eine antibakterielle Wirkung besitzt er ebenfalls, insbesondere gegen *Escherichia coli* und *Staphylococcus aureus*.[25] Seine antientzündliche Wirkung basiert auf der Verminderung der dafür verantwortlichen zellulären Botenstoffe[26] und zeigt sich insbesondere durch eine beschleunigte Wundheilung[27].

Eine Leberschutz- und Heilwirkung bei Leberverfettung[28] konnte ebenfalls nachgewiesen werden, beispielsweise kann durch Gabe des Pilzes die toxische Wirkung des Schmerzmittels Paracetamol auf die Leber vermindert werden.[29] Durch einen ähnlich stark blutzuckersenkenden Einfluss wie der Arzneistoff Metformin und eine nierenschützende Eigenschaft[30] ergibt sich eine antidiabetische Wirkung. Außerdem erwies sich der Pilz als cholesterinsenkend.[31] Eine Anti-Tumor-Wirkung[32] rundet seine heilenden Eigenschaften ab. Derzeit wird die Nutzung von modifizierten Polysacchariden aus Auricularia für antitumorale Wirkstoffe mit vielversprechenden Ergebnissen untersucht.[33]

Anwendungsgebiete

- **Erkrankungen des Herz-Kreislauf-Systems:** Die Polysaccharide von Auricularia wirken stark herzschützend, indem sie die Aktivität der Superoxiddismutase (Kapitel 3, Enzyme, Seite 52) erhöhen und die oxidative Beschädigung der Zellmembranen (Lipidperoxidation) verringern. Daher schützt der Pilz vorbeugend gegenüber Herzinfarkt, Thrombose, Arteriosklerose und Schlaganfall und unterstützt die Heilung.
- **Entzündliche Erkrankungen:** Auricularia unterstützt die Heilung von bakteriellen Entzündungen, wie zum Beispiel Bronchitis, Entzündungen des Rachen- und Halsbereichs, Nebenhöhlenentzündung und insbesondere Augenentzündungen, durch Entzündungshemmung und Hemmung von oxidativem Stress.[34] Ferner hilft der Pilz bei Arthritis, Gelenkentzündungen, Muskelkrämpfen und unspezifischen Rückenschmerzen.
- **Autoimmunerkrankungen:** Auricularia stärkt die körpereigene Abwehr, vitalisiert und hilft durch die antientzündliche Wirkung unter anderem bei allen Autoimmunerkrankungen, insbesondere aber bei rheumatoider Arthritis und Sjögren-Syndrom.
- **Diabetes Typ 2:** Auricularia wirkt blutzucker- und blutfettregulierend, cholesterinsenkend und nierenschützend.

- **Krebserkrankungen:** Auricularia unterstützt bei Haut- und Prostatakrebs sowie Bindegewebstumoren durch die Stimulation der Immunzellbildung und erhöht die Produktion des Tumor-Nekrose-Faktors.
- **Weitere Anwendungsgebiete:** Tinnitus, Migräne, Spannungskopfschmerz.

Produkte, Dosierung und Zubereitung

- **Produkte:** Zur Anwendung kommen hauptsächlich Polysaccharidextrakte und Pulver. Im Asiamarkt findet man auch preiswert getrocknete Mu-Err-Fruchtkörper, allerdings oft fragwürdiger Herkunft.
- **Dosierungsempfehlung:** Die empfohlene Dosis liegt bei 2 bis 3 Gramm Polysaccharidextrakt pro Tag oder etwa ein bis zwei Esslöffel (10 Gramm) Pulver.
- **Zubereitung:** Das bei uns heimische Judasohr lässt sich sicher bestimmen, gut selbst sammeln und zur Bevorratung trocknen. Suchen Sie vorzugsweise im Herbst und nach anhaltenden Regenfällen auf totem Holunderholz danach und verwenden Sie nur schöne, festfleischige Fruchtkörper. Die getrockneten Fruchtkörper lassen sich gut zu Pulver vermahlen, das man zum Kochen verwenden kann. Es eignet sich durch seine gelatineähnlichen Eigenschaften hervorragend, um Soßen, Suppen und Eintöpfe zu binden. Man kann natürlich auch ganze Pilze nutzen, wie man sie oft in asiatischen Suppen findet, doch das Pulver setzt mehr verfügbare Wirkstoffe frei.

Neben- und Wechselwirkungen

Auricularia sollte nicht zusammen mit chemisch-pharmazeutischen Blutverdünnern eingenommen werden, da es zu unüberschaubaren Wechselwirkungen kommen könnte.

Möglicherweise besitzt der beliebte Suppenpilz eine empfängnisverhütende Wirkung. Vorsichtshalber sollten Frauen, die einen Empfängniswunsch haben, schwanger sind oder stillen, den Pilz nicht zu sich nehmen.

Schopftintling *Coprinus comatus*

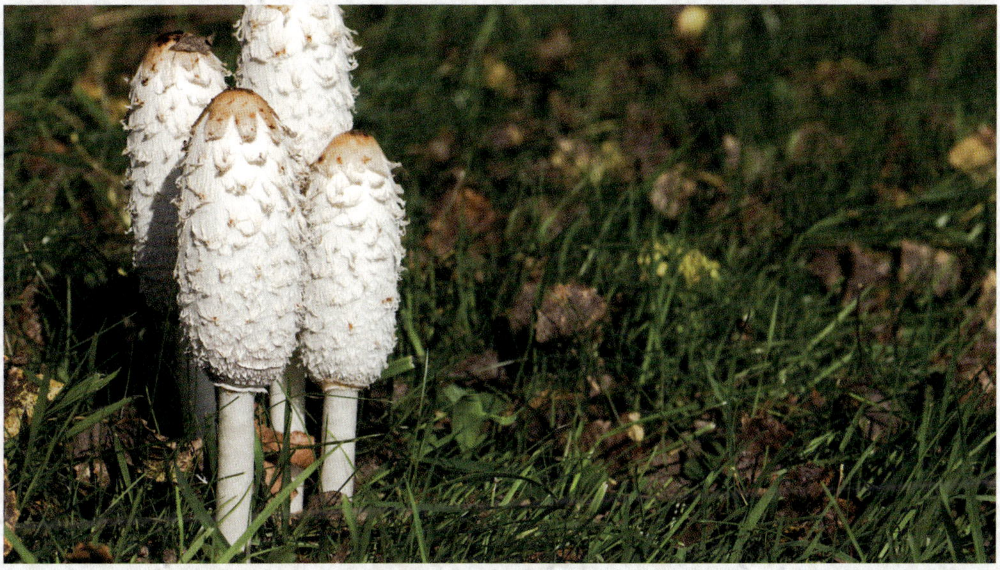

Weitere Namen: Spargelpilz, Sasakure Hitoyotake, Ji Tui Mo, Mao Tou Gui San
Familie: Agaricaceae (Champignonartige)
Vorkommen: Der Schopftintling ist ein dünnfleischiger und zerbrechlicher Lamellenpilz, der in weiten Teilen der nördlichen Hemisphäre, insbesondere in Europa und Nordamerika, vorkommt. Er wächst gern auf freien Flächen und tritt oft massenhaft auf. Er liebt stickstoffreiche lehmige Böden. Häufig findet man ihn auf Weiden, Wiesen und Waldlichtungen, in Parkanlagen, an Straßenrändern und in Gärten, wo er von Spätsommer bis Herbst seine säulenförmigen, anfangs reinweißen und eiförmigen Fruchtkörper bildet.
Aussehen: Die Fruchtkörper weisen an der Hutoberseite dachziegelartige fransige Schuppen auf und sind sehr vergänglich. Schon bald nach ihrem Erscheinen fangen sie an, sich nach oben hin aufzurollen und sich zu schwarzer, tintenartiger Flüssigkeit zu zersetzen, welche die reifen Sporen des Pilzes enthält. Der Schopftintling ist im jungen, reinweißen Stadium ein hervorragender Speisepilz und gebraten mit seinen einzigartigen Aromen ein Hochgenuss. Er lässt sich verhältnismäßig leicht züchten und auch gut zu Hause im Garten ansiedeln, wo er gern am Kompost- und Misthaufen wächst.

Der auch in heimischen Gefilden häufig anzutreffende Schopftintling ist ein ziemlich kurzlebiger Zeitgenosse. Den Schopftintling kennt man im deutschsprachigen Raum auch als Spargelpilz. Der ausgezeichnete Speisepilz schmeckt tatsächlich spargelähnlich. Während er bei uns leider wegen seiner schnellen Verderblichkeit kaum im Handel zu finden ist, wird der in China »Ji Tui Mo« genannte Pilz dort in großen Mengen angebaut und als gesundheitsförderndes Nahrungsmittel verzehrt – und das aus gutem Grund, zeigen doch etliche Studien seine gesundheitsfördernden Qualitäten.

Inhaltsstoffe

Der Pilz hat ein ausgezeichnetes Nährstoffprofil und ist einer der wenigen Pilze, die bedeutende Mengen an Vitamin C enthalten. Dazu ist er reich an hochwertigem Protein und bietet insgesamt 20 Aminosäuren, darunter alle acht essenziellen Aminosäuren, die der Mensch mit der Nahrung zuführen muss. Eine Vielzahl an Vitaminen, Mineralstoffen und Spurenelementen runden sein Nährstoffprofil ab. Schon 100 Gramm des Pilzes decken den Tagesbedarf an den Vitaminen B_1 (Thiamin), B_2 (Riboflavin) und B_3 (Niacin). Medizinisch interessante Inhaltsstoffe sind Comatin, Polysaccharide und Ergothionein, eine schwefelhaltige Aminosäure, die durch ihre starke antioxidative Wirkung eine wichtige Rolle für die Funktion der roten Blutkörperchen spielt und für die reibungslose Funktion des Herz-Kreislauf- und Immunsystems sowie der Leber und der Niere sorgt. Dazu wirkt sie krebsschützend.[35]

Medizinische Wirkung

Studien zeigen, dass der Schopftintling die Glukoseverwertung maßgeblich verbessert und eine blutzuckersenkende Wirkung hat, was ihn insbesondere für Diabetiker (Typ 1 und Typ 2) interessant macht. Man geht davon aus, dass seine Inhaltsstoffe (genauer die enthaltenen Polysaccharide und das Comatin) den Insulinhaushalt positiv beeinflussen, indem sie die für die Insulinproduktion in der Bauchspeicheldrüse verantwortlichen Langerhans'schen Inselzellen stärken und schützen. In der Tat haben diverse Studien gezeigt, dass die ausgeprägte Wirkung auf die diabetische Stoffwechsellage mit der von gängigen schulmedizinischen blutzuckersenkenden Präparaten mithalten kann. Gleichzeitig bleiben jedoch die teils üblen Nebenwirkungen aus, wie etwa Hypoglykämie (drastischer Blutzuckerabfall), die mit der Einnahme dieser Medikamente einhergehen können. Auch bei diabetischen Folgeerkrankungen, etwa Durchblutungsstörungen und Übergewicht, zeigt die Einnahme von *Coprinus comatus* positive Effekte. So führt die ausgleichende Wirkung auf den Blutzuckerhaushalt zu einem verbesserten Gesamtstoffwechsel, was wiederum eine

Gewichtsreduktion nach sich zieht. Die enthaltenen Polysaccharide (insbesondere Fucogalactan) haben zusätzlich das Immunsystem unterstützende, blutfettsenkende und antikanzerogene Eigenschaften.

Auch in der TCM sind die medizinischen Eigenschaften des Pilzes wohlbekannt. Traditionell eingesetzt wird er, um Hämorrhoiden vorzubeugen und die Verdauung zu fördern. Letzteres beruht auf seinem positiven Einfluss auf den Kohlenhydrathaushalt. Darüber hinaus wurden antikanzerogene Effekte insbesondere bei Brust-, Prostatakrebs und anderen hormonabhängigen Krebserkrankungen sowie Krebserkrankungen des Bindegewebes beobachtet. Es konnte gezeigt werden, dass der *Coprinus comatus* mit den Rezeptoren der Sexualhormone in Wechselwirkung tritt und so das Tumorwachstum hemmt. Hinzu kommen noch ausgeprägte antibakterielle Wirkungen (zum Beispiel gegen Eitererreger) und fungizide Wirkungen (zum Beispiel gegen den Hefepilz *Candida albicans*, ein erheblicher Störfaktor für die Darmgesundheit und die körpereigene Abwehr).

Anwendungsgebiete

- **Diabetes (Typ 1 und Typ 2):** Der Schopftintling wirkt stark blutzuckerregulierend und normalisierend auf den Gesamtstoffwechsel.[36]
- **Alkoholbedingte Leberschäden:** Der Pilz zeigt eine ausgeprägte Leberschutzwirkung. Polysaccharidextrakt aus dem Schopftintling reduziert die negativen Effekte von Alkohol auf Leberstruktur und -funktion.[37]
- **Krebserkrankungen (insbesondere Prostatakrebs):** Neben der weitgefächerten Unterstützung des Immunsystems durch Polysaccharide konnte gezeigt werden, dass der Schopftintling als Extrakt antiandrogene Aktivität zeigt, also die männlichen Geschlechtshormone hemmt und so wiederum zur Hemmung der hormonabhängigen Zellvermehrung von Prostatakrebs beiträgt.[38]
- **Übergewicht und Verstopfung:** Diesen wirkt der Pilz durch seine verdauungsfördernde Wirkung entgegen.

Produkte, Dosierung und Zubereitung

- **Produkte:** Vom Schopftintling sind zahlreiche Arten von mit Pulver und Extrakt gefüllten Kapseln erhältlich. Ebenso kann man Pilzpulver vom Fruchtkörper finden. Empfohlen werden Extraktkapseln.
- **Dosierungsempfehlung:** Bei hohen Blutzuckerwerten sollte der Pilz regelmäßig eingenommen werden. Am besten verwendet man hierzu ein kommerziell hergestelltes Polysaccharidextrakt (Pulver oder Kapseln). Die empfohlene Dosis zur Behandlung von

Krankheitsbildern beträgt 3 Gramm Extrakt pro Tag. Um eine vergleichbare Wirkung durch den Verzehr von frischen Schopftintlingen zu erhalten, müssten täglich mindestens 200 Gramm gegessen werden.

- **Zubereitung:** Gesammelte Fruchtkörper (nur die jungen Fruchtkörper verwenden, die noch nicht anfangen, den Hut aufzurollen) zur Herstellung von Pilzpulver müssen sofort und schnell getrocknet werden. So lässt es sich vermeiden, dass sie beim Trocknen zerfließen. Am besten nehmen Sie dafür ein handelsübliches Dörrgerät und stellen es auf 40 bis 45 Grad Celsius ein. Natürlich können die äußerst schmackhaften Pilze auch für diverse Pilzgerichte verwendet werden.

Neben- und Wechselwirkungen

Bei manchen Menschen kann es nach der Einnahme von *Coprinus comatus* zu einer harmlosen Schwarzfärbung des Stuhls kommen. Keinesfalls sollte der Schopftintling zusammen mit anderen den Blutzucker regulierenden Medikamenten eingenommen werden, da es zu unspezifischen Wechselwirkungen kommen kann. Die oft beschriebene negative Wechselwirkung mit Alkohol gilt nach neueren Erkenntnissen nicht für den Schopftintling, sondern nur für den verwandten Faltentintling *(Coprinus atramentaria)*.

Samtfußrübling *Flammulina velutipes*

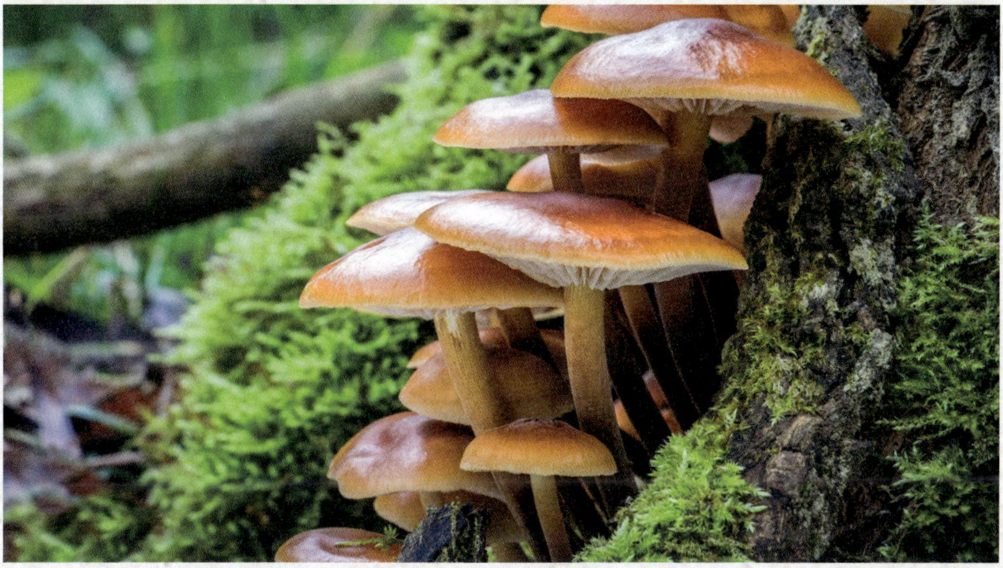

Weitere Namen: Gemeiner Samtfußrübling, Winterrübling, Enoki, Enokitake, Jīn Zhēn Gū, Jingu, Dong Gu

Familie: Physalacriaceae (Rindenschwammartige)

Vorkommen: Der Samtfußrübling kommt weltweit in der nördlichen Hemisphäre vor und ist ein Holzzersetzer, der in großen Ansammlungen an Stümpfen und Baumwurzeln auftritt. Er ist besonders frosttolerant, kann auch bei Minusgraden noch gefunden werden und wird daher auch Winterrübling genannt. In unseren Breiten findet man die honiggelben bis orangegelben Fruchtkörper von September bis April.

Aussehen: Seine Hüte sind 3 bis 8 Zentimeter breit sind und seine Huthaut fühlt sich glatt und schleimig an. Die Sporen sind weiß. Der etwa 10 Zentimeter lange, dünne Stiel ist an der Basis mit einem charakteristischen Belag aus dichten braunvioletten Härchen besetzt, die an Samt erinnern. Enokitake, wie die Japaner den Samtfußrübling nennen, kommt je nach Umweltbedingungen in verschiedenen Formen (Phänotypen) vor. Unter natürlichen Bedingungen gewachsene Pilze sehen ganz anders aus als solche, die aus lichtarmer künstlicher Zucht stammen. Von ihren Wirkungen her unterscheiden sie sich aber nicht. Zucht-Enoki sind langstielig, blassweiß, zart und zerbrechlich und haben kleine spitz zulaufende »ungeöffnete« Hüte.

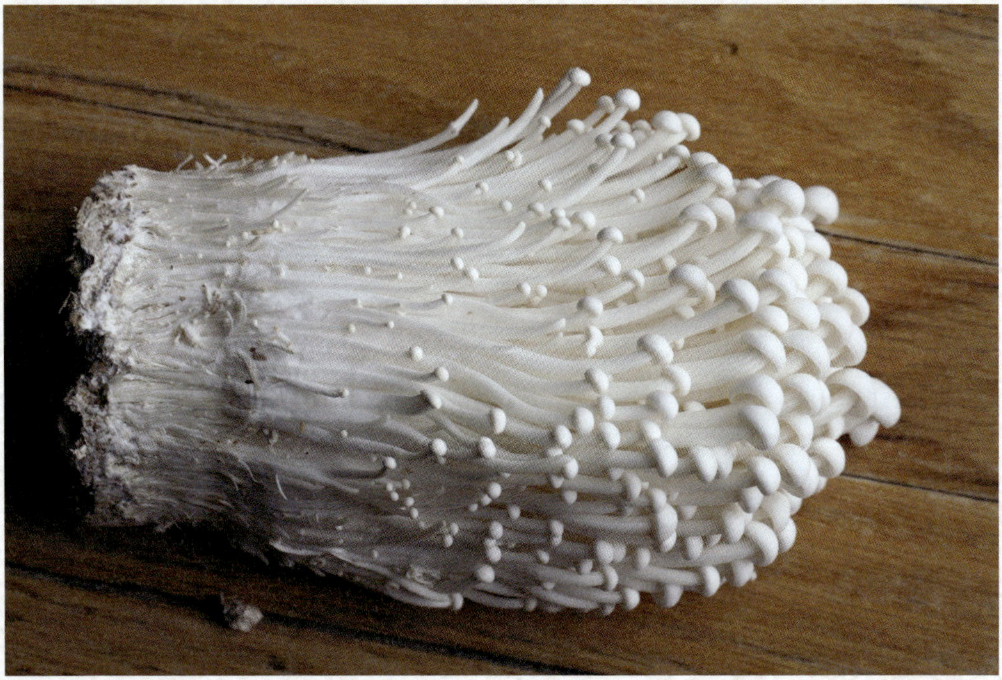

So sieht der Samtfußrübling als Zuchtform aus Flaschenkultur aus.

In Asien genießt *Flammulina velutipes* höchste Beliebtheit und ist aus der japanischen Küche nicht mehr wegzudenken. Der schmackhafte Pilz, der wie der Austernseitling über einen ausgesprochen intensiven Umami-Geschmack verfügt, erfreut sich inzwischen auch in den USA und Europa großer Popularität. Er wird weltweit kommerziell in großem Stil angebaut und kommt als »Enokitake« oder oft nur »Enoki« in den Handel.

Tipp für Selbstversorger

Der Samtfußrübling ist einer der Pilze, die sich problemlos im eigenen Garten auf Baumstümpfen oder geschnittenen Stämmen züchten lassen. Eine entsprechende Pilzbrut auf Holzdübeln ist im Handel erhältlich. Er fruchtet im Winter und stellt somit seine wertvollen Inhaltsstoffe genau dann zur Verfügung, wenn sie von uns am meisten gebraucht werden. Genaueres zur Zucht finden Sie auf Seite 124.

Auf den ersten Blick würde man Enoki und Samtfußrübling für zwei verschiedene Arten halten, da die zwei nicht im Entferntesten verwandt aussehen. Tatsächlich ist es der gleiche Pilz. Enoki ist eine Zuchtform, die im Dunkeln, in Kunststoffflaschen und unter erhöhter CO_2-Konzentration angebaut wird. So kommen die appetitlichen Büschel aus langstieligen weißen Enokipilzen zustande, die nicht nur wegen ihres fruchtig-milden Geschmacks und ihrer festen Textur so beliebt sind, sondern auch wegen ihrer gesundheitserhaltenden Wirkung.

Inhaltsstoffe

Enokipilze sind eine reiche Quelle wichtiger Nährstoffe. Sie enthalten im Trockengewicht 53 Prozent Kohlenhydrate (31 Prozent Mehrfachzucker und 22 Prozent Einfachzucker), 26 Prozent Protein, 26 Prozent Ballaststoffe, 3 Prozent Fett (größtenteils ungesättigte Fettsäuren) sowie größere Mengen vieler Vitamine und Mineralien, darunter Thiamin (0,35 Milligramm), Pantothensäure (Vitamin B_5, 10,9 Milligramm), Niacin (61 Milligramm), Riboflavin (1,69 Milligramm), Kalium (3,1 Gramm), Selen (54 Mikrogramm), Kalzium (14 Milligramm), Eisen (8,3 Milligramm), Kupfer (0,61 Milligramm) und Natrium (19 Milligramm).[39] Darüber hinaus sind sie reich an Antioxidantien, insbesondere des wasserlöslichen Ergothioneins. Interessanterweise fand man davon mehr in dem Myzel als in den Fruchtkörpern.[40] Immunologisch aktive Komponenten sind überwiegend Polysaccharide und Proteine, die unter anderem die Produktion der Zellbotenstoffe steigern, Fresszellen aktivieren und freie Radikale unschädlich machen.[41]

Medizinische Wirkung

Der Samtfußrübling hat eine lange Tradition in der chinesischen und japanischen Heilkunst und wurde verwendet, um Lebererkrankungen, Bluthochdruck und Magenprobleme sowie Hypercholesterinämie zu behandeln. Er wirkt immunstärkend, antikanzerogen, insbesondere gegen Brustkrebs und Prostatakrebs, antiviral, besonders gegen das mit Krebserkrankungen in Verbindung gebrachte und warzenverursachende HPV (humane Papillomvirus), sowie antiallergen und hilft dabei insbesondere bei Nahrungsmittelallergien.

Anwendungsgebiete

- **Krebs:** Polysaccharidextrakte aus *Flammulina velutipes* zeigen eine außergewöhnlich hohe antikanzerogene Aktivität, vor allem gegen hormonabhängige und hormonunabhängige Brustkrebsarten. In einer Studie, in der die Extrakte aus 20 Pilzen getestet wurden, zeigte der wässrige Enokiextrakt zusammen mit Extrakt aus dem Austernseitling (ab Seite 184) die höchste zelltötende Aktivität gegen hormonunabhängige Prostatakrebszellen.[42] Weitere Studien zeigen Wirkung gegen Sarkom und Leberkrebs.[43, 44]

- **Virale Infektionen:** Das Enokiprotein FVE zeigt eine hohe antivirale Aktivität gegen das humane Papillomvirus, welches eine große Rolle bei der Entstehung von Krebs spielt. Das Protein Velutin blockiert die Vermehrung von HIV, indem es das für die Virusvermehrung zwingend benötigte Enzym, die HIV reverse Transkriptase oder auch RNA-abhängige DNA-Polymerase genannt, hemmt.[45]
- **Nahrungsmittelallergien:** Die Inhaltsstoffe vom Samtfußrübling wirken den Symptomen potenziell lebensgefährlicher Immunreaktionen entgegen und reduzieren den Blut-Histamingehalt, reduzieren also allergische Entzündungsreaktionen und wirken einer Überreaktion der Immunantwort auf allergieauslösende Stoffe entgegen.[46, 47]

Wie eine Bevölkerungsstatistik die Anti-Krebs-Eigenschaften des Enokipilzes aufdecken konnte

In den 1980er-Jahren fiel dem Epidemiologen Dr. Tetsuro Ikekawa auf, dass die Einwohner der japanischen Provinz Nagano, die als das japanische »Epizentrum« der Enokizucht gilt, eine stark von der Norm abweichend niedrige Krebsrate im Vergleich zu den umliegenden Provinzen aufwiesen. Sie war fast um die Hälfte niedriger. Er ging der Sache auf den Grund und fand heraus, dass es gerade die Familien waren, die für die Enokizuchtbetriebe arbeiteten, die zu der auffälligen Statistik führten. Sie aßen viel mehr Enoki als der Rest der Bevölkerung, weil die Züchter ihnen täglich den Ausschuss, der nicht schön genug für den Handel war, mitgaben. Tatsächlich gelang ihm 1969 der Beweis, dass nicht nur Enoki, sondern auch sechs andere untersuchte Pilze antitumorale Wirkung aufwiesen und dass diese Eigenschaften auf Polysaccharide zurückzuführen sind.[48] Damit entfachte Ikekawa geradezu einen Forschungsrausch. Wenig später hatte man erfolgreich die verantwortlichen Substanzen gefunden, die Glycoproteine Proflamin und Flammulin. Sie schneiden bei ihren Anti-Krebs-Eigenschaften noch besser ab als das bekannte, aus der Schmetterlingstramete (Seite 204) isolierte Polysaccharid Krestin (PSK).

Produkte, Dosierung und Zubereitung

- **Produkte:** In den meisten Fällen kann man auf Extrakte verzichten und kostengünstig direkt mit den frischen oder getrockneten Fruchtkörpern arbeiten, da diese bereits ausreichend hohe Mengen an therapeutisch wirksamen Proteinen und Polysacchariden enthalten.
- **Dosierungsempfehlung:** Die wirksame Dosis beträgt pro Tag ungefähr 3 bis 5 Gramm getrocknete oder 30 bis 50 Gramm frische Pilze.
- **Zubereitung:** In Japan wird der Superfood-Pilz neben seinem sehr beliebten Frischverzehr auch gern zu Enoki-Eiswürfeln (siehe Kasten) verarbeitet und dann bei Bedarf für Tees, Suppen und Currys eingesetzt.

Rezept für Enoki-Eiswürfel

Die Enokibüschel mit Wasser im Verhältnis drei Teile Pilze zu vier Teile Wasser pürieren und anschließend 30 Minuten kochen. Die Mischung im Anschluss in eine Eiswürfelform gießen und einfrieren. Die Dosierungsempfehlung für diese Einnahmeform beträgt täglich drei Enoki-Eiswürfel.

Neben- und Wechselwirkungen

Enoki enthält geringste Mengen eines mutmaßlich herzschädigenden Proteins namens Flammutoxin. Studien haben gezeigt, dass es im menschlichen Körper keine Wirkung zeigt und durch Hitze zerstört wird. Gegarte Pilze zu verzehren, gilt als unbedenklich. Obwohl die gezüchtete Form in Japan roh als Salat zubereitet sehr beliebt ist, gibt es dennoch Publikationen, die vor einem entsprechenden Verzehr warnen. Unterlassen sollte man einen Konsum von größeren Mengen (über 200 Gramm frische Pilze pro Tag) über längere Zeiträume, da es hierbei möglicherweise zu toxischen Effekten kommen könnte.[49]

Zunderschwamm *Fomes fomentarius*

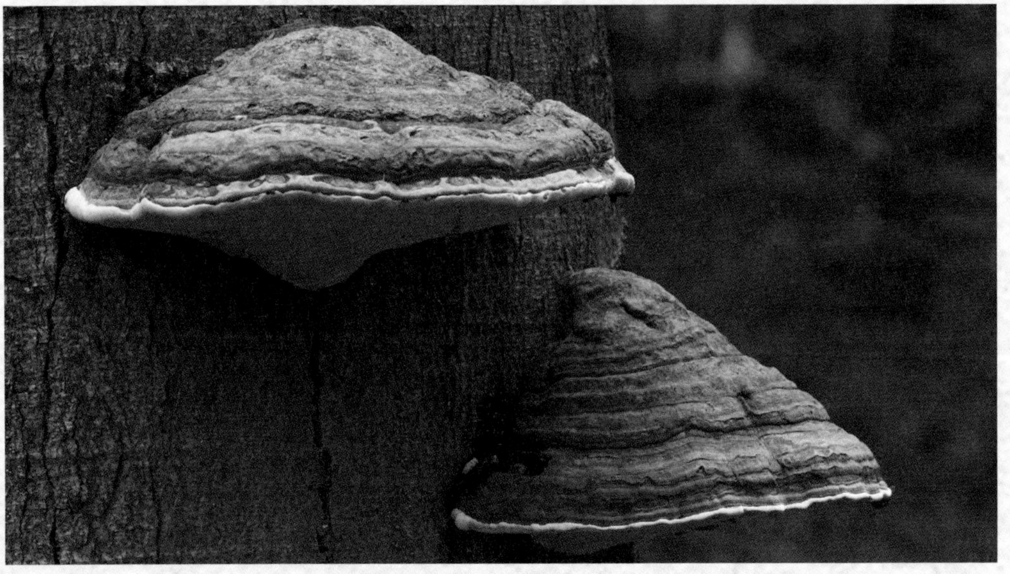

Synonym: *Polyporus fomentarius*
Weitere Namen: Echter Zunderschwamm, Tsuriganetake
Familie: Polyporaceae (Stielporlingsverwandte)
Vorkommen: Der Zunderschwamm kommt in der gemäßigten und kalten Klimazone der nördlichen Hemisphäre bis zum nördlichen Wendekreis überwiegend in Mischwäldern vor. Er wächst als Parasit viele Jahre lang an von ihm befallenen Bäumen oder Baumstümpfen, vor allem an Laubbäumen, meist Buche oder Birke, vereinzelt auch an anderen Bäumen, und verursacht im Holz Weißfäule. Er befällt gesunde Bäume über abgestorbene Äste oder Verletzungen, möglicherweise vorerst in endophytischer Lebensweise. Endophyten leben innerhalb eines anderen Lebewesens, ohne es, in diesem Fall den Baum, zu schädigen. Schwächelt dieser, breitet sich der Pilz aus. Nach Absterben des Wirtsbaums wechselt der Pilz zu einer Lebensweise als Saprobiont, wird also zum Folgezersetzer des bereits toten organischen Materials. Die Gesamtlebensdauer seiner Fruchtkörper kann 30 Jahre und mehr betragen.
Aussehen: Die silbergrauen bis grauschwarzen Fruchtkörper haben die Form eines Pferdehufs, werden bis 30 Zentimeter breit und über 30 Zentimeter hoch. Durch eine jährliche Zuwachszone an der Unterseite lässt sich das Alter eines Fruchtkörpers leicht bestimmen.

Dem Zunderschwamm hat der Mensch viel zu verdanken. Bis zur Erfindung der Streichhölzer im 18. Jahrhundert war man auf ihn angewiesen, wenn es um den Erhalt eines Feuers ging. Seine Nutzung reicht bis in die Wiege der Menschheit zurück. Unsere Vorfahren entdeckten, dass sich sein trockenes Inneres, welches man Trama nennt, sehr gut eignet, um Glut, die man in den ausgehöhlten Pilz gibt, lange Zeit am Leben zu erhalten. Damit hatten sie das »Lagerfeuer to go« erfunden. Der knorrige Baumpilz hat unseren Urahnen aber nicht nur das damals sehr aufwendige Feuermachen erspart. Schnell lernte man ihn auch als blutungsstillendes Erste-Hilfe-Kit zur Wundversorgung schätzen. Seine wollige Trama ist ideal geeignet, um als Wundkompresse aufgelegt zu werden. Genutzt wurde der Zunderschwamm zudem für die Herstellung von Kleidung, Angelzubehör, Kunstobjekten und vielem mehr.[50] Auch der Tiroler Gletschermann Ötzi war sich der Eigenschaften des Zunderschwamms wahrscheinlich bestens bewusst. Man fand den Pilz in seinen Utensilien, im Doppelpack mit einem weiteren potenten Heilpilz aus heimischen Gefilden, *Fomitopsis betulina*, dem Birkenporling. Erstmals schriftlich erwähnt wird der Zunderschwamm bei Hippocrates, der unter anderem seine Anwendung zum Ausbrennen von Wunden empfahl.[51]

Inhaltsstoffe

Da der Zunderschwamm kein Speisepilz ist, ist es wenig verwunderlich, dass keine Informationen über sein Nährstoffprofil vorliegen. Die medizinisch interessanten Inhaltsstoffe des Pilzes sind allerdings schon länger Gegenstand eifriger Forschung. Neben Polysacchariden und diversen Triterpenen enthält er Ergosterolperoxid, Fomentarsäure, eine abgewandelte Form der Bernsteinsäure, Fomentariol (ein rotbrauner Farbstoff, der sich auch zum Färben von Wolle und Seide eignet), das bekannte Hautpigment Melanin (zur Wirkung siehe Porträt des Chagapilzes auf Seite 161/162) und andere vielversprechende Stoffe, etwa das antitumoral wirkende Cumarin »Daphnetin«. Betulin und Betulinsäure reichert der Pilz ebenso wie der Birkenporling und der Chaga an, wenn er auf einer Birke wächst.

Medizinische Wirkung

Der Zunderschwamm wurde traditionell vor allem genutzt, um Schmerzen zu stillen und rheumatische Beschwerden zu lindern. Man hat ihn bei Menstruationsbeschwerden verabreicht und ihn verwendet, um Hämorrhoiden und Blasenentzündungen zu behandeln. Er wurde auch eingesetzt, um Speiseröhren-, Magen- und Gebärmutterkrebs zu behandeln.[52] Wegen seiner einzigartigen Wirkstoffe widmet sich die Wissenschaft dem Zunderschwamm heute mit ganz besonderem Interesse, und in der Tat konnte für alle genannten traditionellen Einsatzgebiete ein Wirkmechanismus gefunden werden, der eine medizinische

Erklärung birgt. Die im Pilz enthaltenen Polysaccharide wirken immunstimulierend und zeigen Anti-Krebs-Eigenschaften. Das ebenfalls enthaltene Ergosterolperoxid ist eine sehr interessante Verbindung, die sich unter anderem immunsuppressiv, antientzündlich und antiviral zeigt und darüber hinaus auch den Einzeller Trypanosoma (Erreger der Malaria) abtötet.[53] Die neuere Forschung fand heraus, dass Extrakte des Pilzes stark antiviral, antifungal und antibakteriell wirken, ganz besonders gegen drei große Plagegeister des Menschen: Sie inaktivieren das HIV-1-Virus, greifen den Darmpilz *Candida albicans* an und töten das Magengeschwüre verursachende Bakterium *Helicobacter pylori*[54] sowie eine Reihe weiterer krankheitserregender Bakterienarten wie *Staphylococcus aureus, Pseudomonas aeruginosa* und *Mycobacterium smegmatis.*[55] Eine antitumorale Wirkung weisen eine ganze Reihe seiner Inhaltsstoffe auf, darunter Ergosterolperoxid, das insbesondere auf Magenkrebs eine starke krebszelltoxische Wirkung hat, und diverse Triterpene, die eine gute Aktivität gegen Lungen-, Brust- und Magenkrebs zeigen und ferner entzündungshemmend und antidiabetisch wirken sowie das Immunsystem unterstützen.[56]

Anwendungsgebiete

- **Magenleiden, Blasenbeschwerden, Regelbeschwerden:** Neben seinen antimikrobiellen Eigenschaften wirkt der Pilz entzündungshemmend und schmerzstillend, unter anderem indem er die Produktion einiger der entzündungsauslösenden Botenstoffe, zum Beispiel Stickoxid, hemmt. Auch hat er harntreibende Eigenschaften, die bei Blasenleiden vorteilhaft sind.
- **Lungenerkrankungen und Asthma:** Hier wirken sich seine antimikrobiellen, entzündungshemmenden und immunstärkenden Eigenschaften positiv aus.
- **Krebs:** Traditionell wird der Pilz in der TCM insbesondere bei Speiseröhren-, Magen- und Gebärmutterkrebs eingesetzt. Der Zunderschwamm stärkt das Immunsystem und wirkt antioxidativ sowie krebszelltötend, insbesondere auch bei Darmkrebs.
- **Diabetes:** Die enthaltene Substanz Fomentariol wirkt antioxidativ und antidiabetisch,[57] hilfreich sind auch die antientzündlichen und antioxidativen Eigenschaften des Zunderschwamms.
- **Mikrobielle Infektionskrankheiten:** Der Zunderschwamm wirkt hochgradig antibakteriell und hemmt nachweislich das Wachstum vieler krankheitsverursachender Bakterien. Darüber hinaus zeigen Heißwasserabkochungen des Zunderschwamms starke antivirale Eigenschaften. Eingesetzt werden kann der Pilz auch als antimikrobielle Wundkompresse, um Blutungen zu stillen. Dieses Wissen kann in Survivalsituationen lebensrettend sein.

Produkte, Dosierung und Zubereitung

- **Produkte:** War man bis vor Kurzem noch auf die Eigenversorgung angewiesen, gibt es mittlerweile kommerziell erhältliche Extrakte aus dem Myzel des Zunderschwamms. Dies ist zu empfehlen, da der Pilz auch wertvolle Inhaltsstoffe an seine Umgebung abgibt und diese in den Extrakten enthalten sind. Auch Hautpflegeprodukte sind bereits erhältlich.
- **Dosierungsempfehlung:** Für die meisten Anwendungen werden als Richtwert 1,5 bis 3 Gramm Extrakt empfohlen. Für einen gesundheitsfördernden Tee verwenden Sie etwa einen Esslöffel Pilzmaterial pro Tasse. Trinken Sie zwei- bis dreimal täglich eine Tasse Tee, am besten auf nüchternen Magen, ungefähr eine halbe Stunde vor den Mahlzeiten.
- **Zubereitung:** Wie die meisten Baumschwämme eignet sich der Zunderschwamm unter kulinarischen Gesichtspunkten aufgrund seiner holzartigen Textur und dem bitteren Geschmack nicht zum Verzehr. Für seine medizinischen Eigenschaften wird er am besten als Tee, Tinktur oder Extrakt in Kapseln eingenommen.

  Für einen Immunbooster-Tee geben Sie die gewünschte Menge zerkleinerte getrocknete oder frische Fruchtkörperstücke (ungefähr einen Esslöffel pro Tasse) und etwa 250 Milliliter Wasser pro Tasse in einen Topf und lassen Sie das Ganze nach dem Aufkochen mindestens eine Stunde sanft köcheln. Alternativ gießen Sie den Tee wie gewohnt in der Kanne auf und stellen ihn vor dem Trinken für etwa vier Stunden auf ein Teelicht-Stövchen. Ersetzen Sie zwischendurch verdampftes Wasser.

  Für konzentrierte Immunbooster-Shots füllen Sie grob zerkleinertes Pilzmaterial in einen 1-Liter-Topf und gießen so viel Wasser auf, bis das Material vollständig bedeckt ist. Kochen Sie die Mischung kurz auf und lassen Sie sie etwa zwei bis vier Stunden oder länger ganz sanft köcheln. Gern können Sie auch andere Heilpilze hinzufügen, etwa Chaga, Birkenporling, Flachen Lackporling und Reishi. Beachten Sie dabei, dass die drei letztgenannten Pilze für einen bittereren Geschmack sorgen. Nach dem Kochvorgang filtern Sie die Flüssigkeit ab, füllen sie in eine Flasche und bewahren diese im Kühlschrank auf.

  Trinken Sie pro Dosis ein Schnapsglas der Flüssigkeit oder gießen Sie die gleiche Menge mit heißem Wasser auf. Sie können den Extrakt nach dem Abkühlen auch in eine Eiswürfelform gießen und ihn so für eine Langzeitverwahrung einfrieren. Um in kürzester Zeit einen Tee genießen zu können, kann ein Eiswürfel pro Dosis mit einem Löffel in eine Tasse mit kochendem Wasser gegeben werden. So integrieren Sie die gesunde Heilpilzwirkung effektiv in Ihre bestehenden Routinen.

Neben- und Wechselwirkungen

Der Zunderschwamm ist ungiftig. Den Autoren sind keine Nebenwirkungen bekannt.

Birkenporling *Fomitopsis betulina*

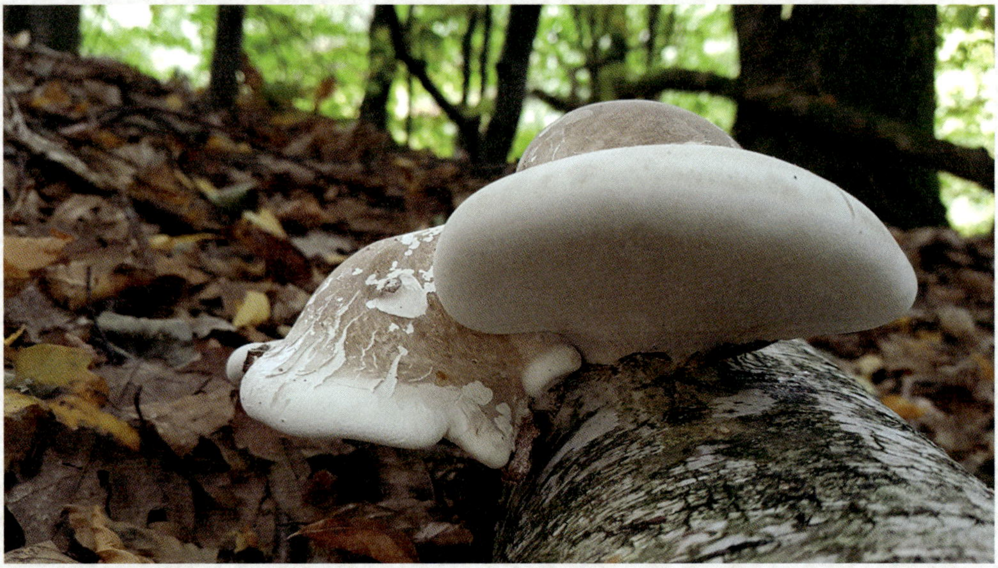

Synonyme: *Piptoporus betulinus* (diese Bezeichnung war bis 2015 in Gebrauch), *Polyporus betulinus*

Weitere Namen: Hua Bo Guan Jun, Kanbatake

Familie: Fomitopsidaceae (Baumschwammverwandte)

Vorkommen: *Fomitopsis betulina* ist in den Wäldern der nördlichen Hemisphäre weitverbreitet und besiedelt ausschließlich Birken. Im Holz verursacht er eine Braunfäule. Man findet seine einjährigen Fruchtkörper zwar das ganze Jahr über an geschwächten, kranken oder toten Birkenstämmen, junge Fruchtkörper wachsen aber bevorzugt in den Herbstmonaten.

Aussehen: Die jungen Fruchtkörper schieben sich zunächst als weiße, knotenartige Verdickung aus der Birkenborke, bevor sie mit zunehmendem Alter die charakteristische tellerartige Wuchsform und weiß-bräunliche Färbung annehmen. Der Hut des reifen Birkenporlings hat eine glatte, trockene Oberfläche von graubrauner bis cappuccinobrauner Farbe und kann 10 bis 30 Zentimeter Durchmesser erreichen. Der Stiel ist zu einem kissenförmigen Fortsatz reduziert. Sein Fleisch ist weiß, von fester, gummiartiger Textur und wird beim Trocknen hart. Die Poren auf der Unterseite sind weiß, manchmal mit Rosafärbung, und werden mit zunehmendem Alter bräunlich.

Der unscheinbare Birkenporling gehörte jahrtausendelang zu den bedeutendsten medizinisch genutzten Pilzen auf dem europäischen und nordamerikanischen Kontinent. Dabei wurde er nicht nur medizinisch, etwa zur Blutungsstillung, genutzt, sondern auch als Zunder und um Rasierklingen den letzten Schliff zu verleihen. Ötzi trug ihn bei sich, und auch wenn noch darüber diskutiert wird, zu welchem Zweck er ihn nutzte, spricht einiges dafür, dass der Gletschermann ihn therapeutisch einsetzte, möglicherweise um seine Borreliose zu behandeln.

Der Birkenporling gehört heute nicht zu den üblicherweise genutzten Heilpilzen, denn durch den Einzug der modernen westlichen Medizin sind seine Heileigenschaften größtenteils in Vergessenheit geraten. Dabei braucht der Pilz sich ganz und gar nicht vor seinen überwiegend asiatischen Heilpilzkollegen zu verstecken.

Inhaltsstoffe

Der Birkenporling enthält Betacarotin, E-Vitamine, B-Vitamine, Vitamin C und Mineralstoffe (Eisen, Phosphor, Kupfer, Selen, Kalium). Darüber hinaus enthält er neben diversen Heteroglykanen (Polysacchariden), Triterpenen (Lanostan-Typ) und Ergosterinen als Hauptwirkstoffe Polyporensäuren, das Antibiotikum Piptamin sowie Agaricin und Agaricinsäure (hemmt die Schweißsekretion). Dazu reichert er wie auch der Chaga (*Inonotus obliquus*) aus der Birkenrinde Betulin und Betulinsäure an, von denen umfangreiche Anti-Krebs-Wirkungen ausgehen.

Medizinische Wirkung

Extrakte aus dem Birkenporling enthalten neben weiteren antimikrobiellen Stoffen das Antibiotikum Piptamin und zeigen eine antibiotische Breitbandwirkung. Insbesondere konnte ein starker Hemmeffekt gegenüber Staphylokokken, Mykobakterien sowie Bakterien der Gattungen Pseudomonas und Bacillus nachgewiesen werden.[58] Nukleinsäuren aus dem Pilz zeigen eine antivirale Schutzwirkung gegen Ansteckung mit von Zecken übertragenen Viren (FSME), die eine Hirnhautentzündung auslösen.[59] Vor allem von den enthaltenen Polyporensäuren gehen antibiotische und entzündungshemmende Wirkungen aus, die unter anderem Ödeme und chronische Hautentzündungen unterdrücken. Betulinsäure zeigt eine weitreichende Anti-Krebs-Aktivität, unter anderem gegen Leukämie und einige bösartige Hirn- und periphere Nervenkrebsarten, bei denen Pilzpräparate auf Polysaccharidbasis nur einen begrenzten Nutzen zeigen, und ist auch vielversprechend in der Behandlung von Melanomen.[60] Eine weitere Anti-Krebs-Wirkung, insbesondere gegen Sarkome, geht von den enthaltenen Heteroglykanen aus.

Traditionelle Verwendung

Insbesondere in Russland, den baltischen Staaten, Ungarn und Rumänien wird der Birkenporling nach wie vor wegen seiner nährenden und beruhigenden Qualitäten als Tee geschätzt. In der osteuropäischen Volksmedizin setzte man ihn in erster Linie als Tonikum bei Erschöpfungszuständen und als Unterstützung für das Immunsystem ein, aber auch, um Parasiten und Würmer auszutreiben, Magen- und Darmbeschwerden sowie Krebs zu behandeln. Auch in Mitteleuropa war er sehr bekannt und geschätzt.

Interessanterweise lassen sich sowohl in Europa als auch in Amerika Belege dafür finden, dass der Birkenporling weitverbreitet als Schnupfpulver Verwendung fand. Der Pilz wurde in Russland auch gegen Depressionen eingesetzt.[61] Für eine ihm nachgesagte psychoaktive Wirkung, die über positive psychische Auswirkungen der Entzündungshemmung hinausgeht, lassen sich aber keine tragfähigen Belege oder Erfahrungsberichte finden.

Anwendungsgebiete

- **Magen- und Darmbeschwerden:** Der Pilz wird traditionell bei Reizmagen, Gastritis, Magenkrämpfen, Magengeschwür, Verdauungsbeschwerden und Blähungen eingesetzt. In der Tat zeigt der Pilz auch antibiotische Wirkungen.
- **Bei Erschöpfung und Immunschwäche:** Auszüge des Pilzes stärken die Funktion des Immunsystems und wirken allgemein vitalisierend.
- **In der Krebsbehandlung bei Magen-, Darm-, Lungen-, Hautkrebs (begleitend):** Sowohl Polysaccharide (Beta-Glucane) als auch Triterpene des Pilzes zeigen tumorhemmende Wirkung durch mehrere verschiedene Mechanismen. Unter anderem konnte gezeigt werden, dass Extrakte aus dem Pilz die Aktivität der natürlichen Killerzellen stark anheben, die Metastasierung hemmen, die Selbstzerstörung von Krebszellen durch Apoptose einleiten und deren Vermehrung hemmen.

Weitere traditionelle Anwendungsgebiete

- Kälteempfindlichkeit, Lichtempfindlichkeit, Schlafstörungen und Schluckauf (aufgrund seiner muskelentspannenden Wirkung auf das Zwerchfell)
- Hautunreinheiten (bedingt durch Verdauungsbeschwerden)
- Haarausfall
- Blutdruckschwankungen
- Arthritis
- Diabetes
- Allergien

- Asthma
- Migräne
- Nahrungsmittelunverträglichkeiten

Produkte, Dosierung und Zubereitung

- **Produkte:** Es gibt bisher kaum Produkte aus dem Birkenporling auf dem Markt, er ist lediglich in einigen Pilzpulvermischungen mit enthalten. Der Birkenporling lässt sich aber aufgrund seiner Häufigkeit gut selbst sammeln und verarbeiten. Bitte bestimmen Sie ihn mit entsprechender Fachliteratur und berücksichtigen Sie die Hinweise auf Seite 64 zu möglichen Umweltbelastungen. Um ihn lange Zeit haltbar zu machen, wird der frische Pilz in dünne Scheiben geschnitten und schonend zum Beispiel in einem Dörrgerät bei maximal 40 bis 50 Grad Celsius getrocknet, bis sich die Stücke leicht brechen lassen. Er kann direkt im Anschluss zu Pulver vermahlen werden. Wirkstoffschonender ist es aber, ihn in Stücken aufzubewahren und erst nach Bedarf für die Teezubereitung zu pulverisieren. Die Lagerung erfolgt in luftdichten Gefäßen, damit er nicht erneut Feuchtigkeit aus der Raumluft aufnimmt.
- **Dosierungsempfehlung:** Die Dosis für einen potenten Tee beträgt etwa zwei Teelöffel pro Tasse – am besten frisch hergestelltes Pulver. Es können pro Tag mehrere Tassen Tee konsumiert werden.
- **Zubereitung:** Um eine medizinische Wirkung zu erlangen, wird der Pilz im getrockneten oder frischen Zustand 20 bis 30 Minuten gekocht und der gewonnene Tee getrunken. Eine etwas weniger wirksame, aber bequemere Methode besteht darin, die Dosis Pilzpulver lediglich mit heißem Wasser aufzugießen und 20 Minuten bei gelegentlichem Umrühren ziehen zu lassen. Der Tee schmeckt pilzig und bitter. Um den Geschmack zu verfeinern, kann man auch Teekräuter mit dazugeben. Wem der Tee zu bitter ist, der verkürzt die Brühzeit, bis die »Erträglichkeitsgrenze« erreicht ist, und arbeitet sich von dort aus im Laufe der Zeit langsam hoch. Die Geschmacksnerven gewöhnen sich dann an den Reiz »bitter« und der Tee wird als weniger unangenehm empfunden.

  Wenn Sie eine Tinktur aus dem Pilz herstellen möchten, sollten Sie wegen der vielen alkohol-, aber nicht wasserlöslichen Terpene eine Dualextraktion wählen, also zusätzlich zu dem Heißwasserauszug noch einen Alkoholauszug machen, wie auf den Seiten 53 und 59 beschrieben.

Neben- und Wechselwirkungen

Den Autoren sind keine Nebenwirkungen bekannt.

Flacher Lackporling *Ganoderma applanatum*

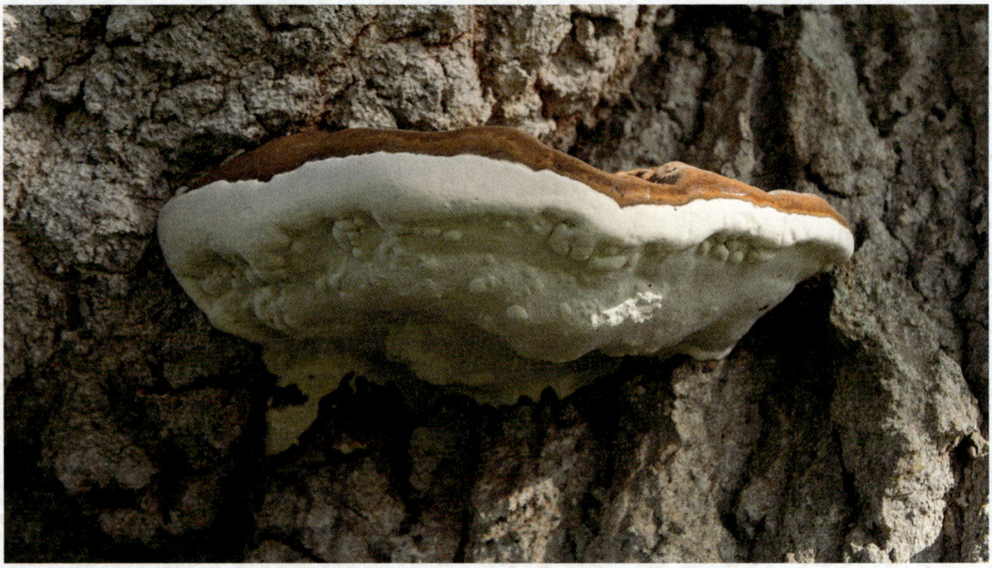

Synonym: *Ganoderma lipsiense*

Weitere Namen: Malerpilz, Kofuki Saru No Koshikake, Shu She Ling Zhi

Familie: Ganodermataceae (Lackporlingsverwandte)

Vorkommen: Der Flache Lackporling ist ein Schwächeparasit, der vor allem an Laubhölzern vorkommt.

Aussehen: Seine flachen, konsolenförmigen Fruchtkörper sind mehrjährig und können beeindruckende Ausmaße erreichen. Üblicherweise sind sie aber tellergroß. Die rötlich braune, matte Kruste ist auf der Oberseite mit einer charakteristischen Schicht aus rostfarbenem Sporenstaub bedeckt. Die weißliche Zuwachskante am Rand steht in deutlichem Kontrast zur Hutfarbe. Die sehr kleinen, fast weißen Poren auf der Unterseite verfärben sich bei Berührung oder Verletzung unvermittelt schmutzig braun.

Die Familie der Lackporlinge wird überstrahlt vom Glanz des legendären Pilzes der Unsterblichkeit, Reishi oder Ling Zhi (*Ganoderma lucidum*). Auch wenn dem Star der Gattung Ganoderma niemand so ganz das Wasser reichen kann, verdient der in bescheidenem rostrot gekleidete Flache Lackporling, auch Malerpilz genannt, auf jeden Fall auch einen Platz im

Rampenlicht. Seine Rufnamen deuten bereits darauf hin, dass der Pilz einen vermutlich bis in die Steinzeit zurückreichenden Missbrauch durch Künstler zu erdulden hatte. Die Unterseite des tellerförmigen (und oft auch tellergroßen) Baumpilzes ist nämlich von makellosem reinweiß und hat die Eigenschaft, sich an den Stellen, wo er verletzt wird, rasch dunkel zu färben. So kann man auf ihm Zeichnungen skizzieren, die dann durch Trocknen des Pilzes konserviert werden.

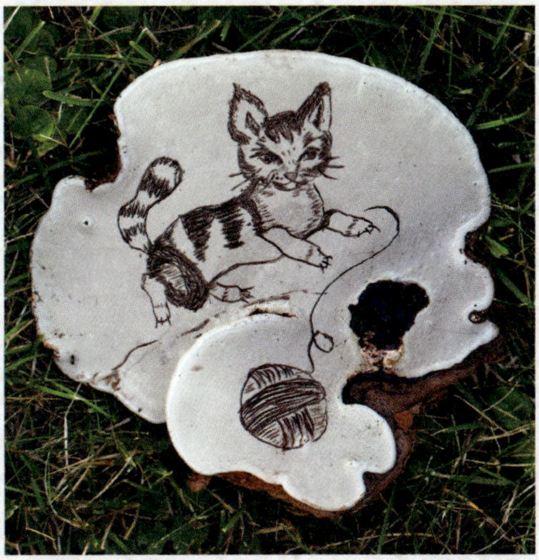

Eine Skizze, die auf die Unterseite eines Malerpilzes gekratzt wurde. ▶

Inhaltsstoffe

Der Flache Lackporling enthält Polysaccharide (Beta-Glucane, Hetero-Beta-Glucane), über 100 verschiedene Triterpene, darunter Ganoderik- und Applanoxidsäure, sowie Ergosterol, Ganodermadiol und andere Sterole mit mutmaßlich antibiotischer Wirkung.

Medizinische Wirkung

Der Flache Lackporling wirkt immunstimulierend, gegen Magengeschwüre, antidiabetisch, cholesterinsenkend, antimikrobiell und hemmt Tumorwachstum. Dies sind Kompetenzgebiete, die der bestens erforschte Reishi im Gegensatz zum in der Forschung bis dato größtenteils ignorierte Flache Lackporling auch abdeckt. Dank aktueller Forschung wurde eine Kernkompetenz des Pilzes entdeckt, die die Medizin bisher nicht auf dem Radar hatte. In den Standardwerken der TCM steht unter anderem geschrieben, dass der Pilz die Eigenschaft habe, »Wind zu zerstreuen und Feuchtigkeit zu beseitigen«, sowie Niere und Leber schütze. Chinesische Forscher untersuchten den Pilz anhand dieser Beschreibungen auf seine Wirksamkeit bei Hyperurikämie, einem krankhaft erhöhten Harnsäurespiegel im Blut, der letztlich zu Gicht führt, und sie landeten mit ihrer Vermutung einen Volltreffer. An gichtkranken Mäusen konnten sie zeigen, dass sowohl alkoholische als auch wässrige Extrakte des Pilzes den Harnsäurespiegel im Blut erheblich senken und gleichermaßen die Harnsäurekonzentration im Urin erhöhen.[62] Letzteres belegt, dass die Harnsäure nicht bloß umgelagert, sondern tatsächlich ausgeschieden wird.

Im Gegensatz zu dem weitverbreiteten harnsäuresenkenden Medikament Allopurinol wurde der Blutspiegel durch Malerpilzextrakte zwar geringfügig weniger effektiv gesenkt, dafür war aber die wesentlich wichtigere Ausscheidung von Harnsäure über den Urin vielfach höher. Anders als bei den Mäusen aus der Kontrollgruppe, die Allopurinol bekamen, traten keinerlei Nierenschäden oder sonstige Nebenwirkungen auf, wofür die Pharmavariante berüchtigt ist.

Es wurden in *Ganoderma applanatum* gleich vier Wirkstoffe identifiziert, die für die laut Autoren der Studie »herausragenden hypourikämischen Effekte« mutmaßlich verantwortlich sind. Nun werden diese Substanzen weiter untersucht und für die Entwicklung neuartiger die Harnsäure senkender Medikamente genutzt. Vermutlich werden aber noch Jahre vergehen, bis diese auf den Markt kommen.

Traditionelle Verwendung

Der auch hierzulande häufig vorkommende Flache Lackporling genießt, ebenso wie sein Cousin Reishi, eine lange Tradition der Anwendung in der fernöstlichen Heilkunst. Ihm wird eine positive Wirkung auf das Herz-Kreislauf-System, Niere, Leber und das Immunsystem zugeschrieben. Ferner soll er die Atemorgane unterstützen, die allgemeine Fitness erhöhen sowie Nerven und die Augen stärken. Traditionell angewendet wurde er bei allen Störungen des Immunsystems, bei Erkältungen, bei Schlafstörungen, zur Behandlung von Erschöpfungszuständen und in der begleitenden Krebstherapie.

Anwendungsgebiete

Der Flache Lackporling wirkt sich positiv auf das Herz-Kreislauf-System und die Blutdruckregulierung aus, stärkt das Immunsystem, eignet sich (begleitend) bei einer Krebs- und Tumortherapie, fördert die körperliche Konstitution und wird bei Erschöpfung, Schlafstörungen und als Anti-Aging-Mittel eingesetzt. Bei Magenleiden, insbesondere Magengeschwüren, kann der Pilz ebenfalls helfen. Er stimuliert die Magenschleimhaut, mehr Schleim abzusondern, und verbessert damit ihre Schutzfunktion. Er wirkt schmerzstillend, antibakteriell, effektiv bei Pilzinfektionen, entzündungshemmend, antiviral, nervenstärkend, unterstützend für die Atmungsorgane und die Augen. Auch bei Diabetes kann *Ganorderma applanatum* unterstützen. Er erhöht die Glukosetoleranz, senkt das Cholesterin sowie den Blutzuckerspiegel. Ferner könnte das enthaltene Ergosterolperoxid helfen, Diabetesfolgeerscheinungen wie Sehstörungen durch Mikroangiopathie (Arteriosklerose der kleinen Blutgefäße) zu reduzieren.

Die Anwendung des Pilzes kann außerdem bei Hyperurikämie versucht werden: Im Tierversuch war ein deutlich die Harnsäure senkender Effekt bei Dosierungen von 30 bis 120 Milligramm Dualextrakt pro Kilogramm Körpergewicht zu beobachten.

Produkte, Dosierung und Zubereitung

- **Produkte:** Offenbar gibt es derzeit keinen Heilpilzhändler, der den Flachen Lackporling »solo« in seinem Sortiment hat. Er findet sich jedoch als Bestandteil in einigen käuflich zu erwerbenden Mixturen. Zu empfehlen wären etwa die Produkte Gano Ultra, ein Pilzpulvermix, sowie Gano Super Extract, ein Extraktpulvermix der Firma Aloha Medicinals (USA) aus drei verschiedenen Ganoderma-Arten. Auf dem deutschen Markt sind Aloha-Medicinals-Produkte mitunter über Wiederverkäufer unter anderem Herstellernamen zu finden.
- Da der Pilz häufig vorkommt und mit etwas Artenkenntnis leicht zu bestimmen ist, kann man den Pilz für den Eigenbedarf auch wunderbar selbst sammeln. Gesammelt werden sollte der Flache Lackporling allerdings nur im Sommer oder Herbst, wenn er aktives Wachstum zeigt. Auch sollten nur junge Exemplare mitgenommen werden und die alten, großen Fruchtkörper zur Arterhaltung stehen bleiben.
- Die Fruchtkörper lassen sich, wie die meisten anderen zähen Porlinge auch, am besten mit einer Brotschneidemaschine in dünne Streifen schneiden, die dann getrocknet werden können. Nach gründlicher Trocknung lässt sich der Pilz gut bevorraten. Frieren Sie die getrockneten Scheiben zunächst für mindestens 24 Stunden ein, um sicherzugehen, dass eventuell vorhandene Eier von Vorratsschädlingen abgetötet werden, bevor Sie den Pilz kühl, lichtgeschützt und luftdicht einlagern, zum Beispiel in leeren 1,5 Liter fassenden Gurkengläsern.
- **Dosierungsempfehlung:** Zur Gesundheitserhaltung wird empfohlen, täglich circa 1,5 bis 5 Gramm des Pilzes einzunehmen. Zur Behandlung von Erkrankungen kann die Dosis ohne Weiteres bis auf 30 Gramm oder mehr erhöht werden.
- **Zubereitung:** Man kann den Flachen Lackporling wie auch den Zunderschwamm gut als Tee oder Dualextrakttinktur zu sich nehmen oder aus dem getrockneten Pilz Pulver und Kapseln herstellen. Bereiten Sie sich zur Gesunderhaltung einen Tee aus etwa 3 bis 5 Gramm zerkleinertem Pilzmaterial pro Tasse zu. Je länger Sie das Material auskochen, desto bitterer wird der Sud schmecken und desto mehr Wirkstoffe wird er enthalten. Trinken Sie ihn am besten zwei- bis dreimal täglich jeweils etwa eine halbe Stunde vor den Mahlzeiten.

Neben- und Wechselwirkungen

Nebenwirkungen oder Wechselwirkungen sind den Autoren nicht bekannt. Der Pilz besitzt aber einen hohen Gehalt an Triterpenen, die, wie alle Bitterstoffe, bei empfindlichen Personen und in zu hohen Mengen konsumiert, Verdauungsbeschwerden (gastrointestinalen Stress) auslösen können.

Reishi *Ganoderma lucidum*

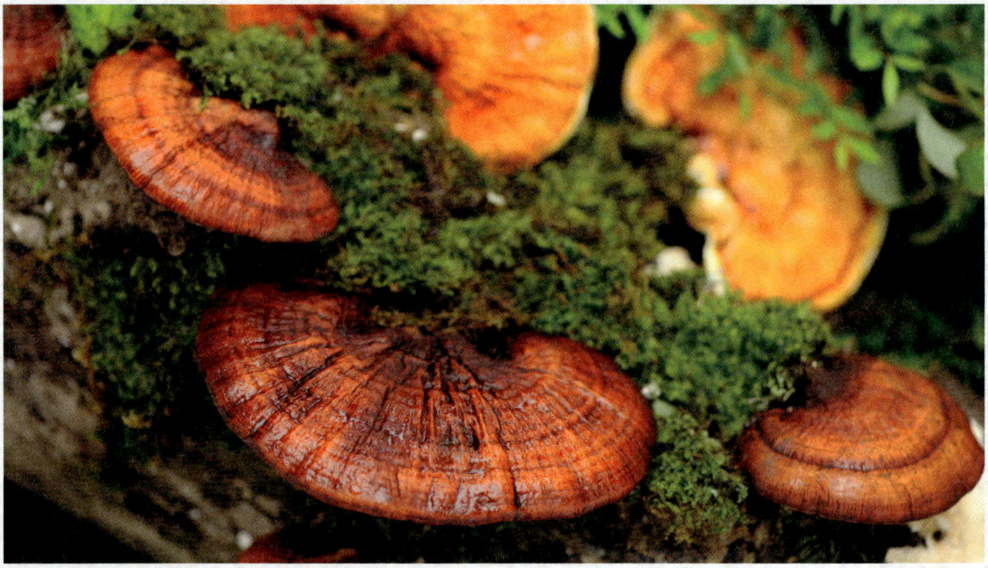

Synonyme: *Ganoderma lingzhi, Ganoderma sinense, Ganoderma tsugae*
Weitere Namen: Glänzender Lackporling, Ling Zhi, Chizhi
Familie: Ganodermataceae (Lackporlinge)
Vorkommen: Der Glänzende Lackporling, *Ganoderma lucidum*, gehört zu den Weißfäule verursachenden Holzzersetzern und wächst auf Hartholz, vorzugsweise auf Pflaumenbäumen, Eichen und Buchen. Er kommt sowohl in Südostasien als auch in Europa und Nordamerika vor und bringt einjährige, zähe, verholzte Fruchtkörper hervor.
Aussehen: Die mehr an Kunstobjekte als an einen Pilz erinnernden Fruchtkörper schieben sich am Anfang ihrer Entwicklung als weißliches, hellfleischiges, unregelmäßig geformtes und an einen Knauf erinnerndes Gebilde aus dem Holz. In diesem Stadium ist der Pilz noch nicht verholzt und wird von manchen Kennern gesammelt und sogar verzehrt. Im Laufe der weiteren Entwicklung bildet sich zunächst ein Stiel aus, der mehrere Zentimeter Länge erreichen kann. Er färbt sich im unteren Bereich rötlich, während die Wachstumsspitze weiß bleibt, bevor sich der charakteristische farbenfrohe und meist fächer- oder nierenförmige Hut mit der faltigen, hochglänzenden Oberfläche, die wie poliert aussieht, ausbildet. Die Hutoberseite von jungen Fruchtkörpern ist meist hellgelb,

dann mit Orange- und Rottönen konzentrisch zoniert, bevor sie beim vollreifen Fruchtkörper erst eine gleichmäßige tief mahagonirote Färbung annimmt und im fortgeschrittenen Alter dann durch den sich bildenden Sporenbelag matt-rotbraun wird. Die Hutränder rollen sich oft ein.

Der Pilz gibt unglaublich große Mengen der mikroskopisch kleinen braunen Sporen ab, wodurch die gesamte Fläche um den Pilz herum rotbraun beschichtet wird. Die Hutunterseite ist stets weiß bis beigefarben. Die tellerartigen Hüte können an die 20 Zentimeter breit und bis zu 3 Zentimeter dick werden. In seltenen Fällen erscheinen die Hüte in Schattierungen von dunkelblaugrün bis fast schwarz und in noch selteneren Fällen bildet sich durch bestimmte Umwelteinflüsse (unter anderem durch einen erhöhten CO_2-Gehalt der Umgebung) die sogenannte Antler-Form aus. Diese hat keine Hüte und bildet mit ihren sich wieder und wieder verzweigenden Stielen ein skurriles Gebilde, das an ein Hirschgeweih erinnert. Im alten China galt diese Wuchsform als die wirkungsvollste und Funde wurden wortwörtlich mit Gold aufgewogen, so selten wurde ein Exemplar entdeckt.

Der Glänzende Lackporling oder Reishi, wie er auch hierzulande oft genannt wird, fasziniert mit einer surrealen, ja fast außerirdisch anmutenden Ästhetik und wird dementsprechend außerordentlich wertgeschätzt. Reishi bedeutet auf Japanisch »Pilz der Götter«, während sein chinesischer Name Ling Zhi so viel wie »göttliches Heilkraut« bedeutet. Auch seine anderen gebräuchlichen Bezeichnungen wie »göttlicher Pilz der Unsterblichkeit«, »Zehntausend-Jahre-Pilz« und »Kraut spiritueller Potenz« zeugen von der immensen Bedeutung des Reishipilzes in der traditionellen chinesischen und japanischen Heilkunde, wo er als Panazee (Allheilmittel) gilt, und weisen auf seinen Ruf hin, Lebenskraft und Langlebigkeit zu verleihen. Wenn auch die Gabe der Unsterblichkeit leider nicht zu seinem wissenschaftlich abgesicherten Wirkungsspektrum gehört, ist die Anzahl an Forschungsarbeiten zu der Wirkung des Pilzes, die viele Indikationen aus der TCM bestätigen und untermauern konnten, beeindruckend. Heutzutage ist er in der Medizin am bekanntesten für seine starken antitumoralen, krebshemmenden, antibakteriellen, antiviralen und allgemeinen immunstimulierenden Eigenschaften. Obwohl der unangefochtene König unter den Heilpilzen im Mainstream-Bewusstsein des Westens noch nicht ganz angekommen ist, ist Reishi wahrscheinlich der aktuell bestuntersuchte Heilpilz und gilt wohl nicht zu Unrecht seit über 2000 Jahren in der TCM als die wirksamste natürliche Medizin. Einige Quellen gehen sogar davon aus, dass der Reishi auf über 4000 bis 7000 Jahre dokumentierte Nutzungsgeschichte zurückblicken kann.

Inhaltsstoffe

Die eindrucksvollen und weitgefächerten pharmakologischen Effekte des Reishi lassen sich zum Großteil auf mehr als 100 teilweise hochgradig aktive immunstabilisierende und in vielen Fällen tumorhemmende Polysaccharide, überwiegend Beta-D-Glucan und Ganoderane, und über 130 Triterpenverbindungen, darunter Ganoderiksäuren, Ganolucidsäuren und Lucidemiksäuren, zurückführen. Diese wirken unter anderem leberschützend und -stärkend, antiallergen, cholesterinsenkend und blutdrucksenkend.[63]

Der Reishi enthält auch medizinisch wirksame Proteine, zum Beispiel das antiallergene und das Immunsystem beeinflussende Ling-Zhi 8, sowie Aminosäuren, Ergosterole, Alkaloide und Nukleoside mit pharmakologischer Wirkung.[64] Daneben enthält Reishi auch Vitamine und eine Fülle an Mineralien, darunter Magnesium, Kalzium, Zink, Mangan, Eisen, Kupfer und organisches Germanium, das eine positive Rolle bei Krebserkrankungen zu spielen scheint.[65]

Medizinische Wirkung

Die TCM ordnet den Glänzenden Lackporling in die höchste Kategorie der »Kräuter Gottes« ein, die nur wenigen Arzneien mit besonders herausragend positiver Wirkung vorbehalten ist. Als »König aller Heilkräuter« wird der Reishi an erster Stelle aufgeführt und verweist damit die Pflanzenwelt mit ihrem Kandidaten Ginseng auf den zweiten Platz. Die Wirkung des Reishi wird in der chinesischen *Materia Medica* als balancierend auf allen drei Ebenen – Körper, Geist und Seele – beschrieben, und das spiegelt sich auch in den Indikationen seiner Anwendung und den ihm zugrunde liegenden pharmakologischen Wirkungen wider.

Die pharmakologisch aktiven Substanzen des Pilzes nehmen auf verschiedenste Weise Einfluss auf das Immunsystem. Sie wirken antientzündlich, lindern allergische Reaktionen (indem sie die dafür verantwortliche übermäßige Histaminproduktion hemmen), wirken Krebs und Tumoren entgegen, schützen die Zellen durch ihre antioxidative Wirkung gegen freie Radikale und haben antivirale Effekte (insbesondere gegen HIV und Herpesviren).[66] Ferner wirken sie nervenschützend und -beruhigend, leberentgiftend und -schützend, balancieren den Blutzuckerspiegel aus und senken Cholesterinspiegel und Blutdruck.[67] Die gut belegbare Wirkung des Reishipilzes gegen Krebs und Tumorerkrankungen beruht auf einer Vielzahl verschiedener Wirkmechanismen. Unter anderem beruht sie auf seinen unterstützenden Effekten auf das Immunsystem, einer direkten tötenden Wirkung auf Tumorzellen sowie einer wachstumshemmenden Wirkung auf das den Tumor versorgende Blutkapillarnetz.[68]

Anwendungsgebiete

Reishi hilft vor allem bei Krankheiten, die auf eine Schwächung des Immunsystems zurückzuführen sind.

- **Autoimmunerkrankungen:** Sowohl Polysaccharid- als auch Rohpilzextrakte haben in diversen Studien eine starke das Immunsystem unterstützende Wirkung gezeigt. Unter anderem aktivieren die Polysaccharide und etliche der Triterpene die Immunabwehr durch Stimulation von Immunzellen wie Makrophagen, T-Zellen und natürlichen Killerzellen, die wiederum eine Vielzahl an Zytokinen (Botenstoffe des Immunsystems) wie Tumor-Nekrose-Faktoren und Interferone produzieren. Deren stabilisierende und regulierende Wirkungen auf das Immunsystem haben eine verbesserte Immunantwort zur Folge. Darüber hinaus verfügt Reishi über eine ähnlich stark entzündungshemmende Wirkung wie Kortison, ohne dessen schwerwiegende Nebenwirkungen zu teilen, da die entzündungshemmende Wirkung vom Reishi anders zustande kommt. Behandlungserfolge gibt es bei rheumatoider Arthritis, Morbus Crohn, Lupus erythematodes, Sjögren-Syndrom, Hashimoto-Thyreoiditis, dem chronischen Erschöpfungssyndrom und weiteren Autoimmunerkrankungen.
- **Allergien, Asthma und Unverträglichkeitsreaktionen:** Hier verschafft Reishi unter anderem Linderung durch die histaminsenkenden und entzündungshemmenden Eigenschaften seiner Triterpene. Diese zeigen eine ähnliche Wirkung wie Kortison, nur ohne dessen üble Nebenwirkungen. Reishi-Triterpene regulieren außerdem die bei allergischen Reaktionen überschießende Antikörperproduktion.
- **Krebs:** Reishi wird seit Langem traditionell in der Behandlung von Krebs angewandt. In vielen Fällen wurden ihm Spontanheilungen zugeschrieben. Seine Anti-Krebs-Wirkungen basieren neben der immunstärken Wirkung aufgrund seines hohen Polysaccharidgehalts auf einer starken zelltoxischen Aktivität seiner Triterpene gegen verschiedene Krebszelllinien. Dazu kommen hemmende Effekte gegen das Epstein-Barr-Virus, das bekanntlich mit einigen Krebsarten in Verbindung gebracht wird und als Auslöser diskutiert wird.
- **Herz-Kreislauf-Erkrankungen und Höhenkrankheit:** Reishi wirkt durch seine blutverdünnenden Eigenschaften blutdrucksenkend und antithrombotisch, erhöht die Sauerstoffsättigung des Blutes und dadurch auch die Sauerstoffversorgung des Herzmuskels. Ferner fördert Reishi die Blutbildung im Knochenmark. Behandlungserfolge verspricht Reishi unter anderem bei Herzrhythmusstörungen, ischämischen Erkrankungen, nervösem Herz, Angina pectoris, Arteriosklerose, Bluthochdruck, Hypercholesterinämie und Tinnitus. Die gleichen Mechanismen führen auch bei der durch Sauerstoffunterversorgung ausgelösten Höhenkrankheit zu rascher Besserung nach Einnahme des Pilzes, wie zwei Studien belegen.

- **Virenerkrankungen:** Reishi zeigt sich unter anderem durch die Bildung von Fresszellen aktivierenden Interferonen – Proteine oder Glykoproteine, die als Botenstoffe des Immunsystems eine immunstimulierende, vor allem antivirale und antitumorale Wirkung entfalten – effektiv bei der Bekämpfung von Epstein-Barr-Virus, Herpes, HIV, Hepatitis A, B und C, HSV-1, -2, Denguefieber und Influenza (echte Grippe). In der Behandlung von HIV ist der Einsatz von Reishi besonders vielversprechend. Wie Forscher herausfanden, sind die für seine antivirale Wirkung verantwortlichen Triterpene in der Lage, ein Enzym, die HIV-Protease, stark zu hemmen. Dieses benötigt das Virus zwingend für seine Vermehrung und der Ausbruch der durch das Virus verursachten Krankheit Aids wird dadurch hinausgezögert oder gar verhindert.[69] Die gleiche Wirkung zeigen synthetische Proteasehemmer (pharmazeutische HIV-Medikamente). Diese verursachen jedoch im Gegensatz zu Reishi zahlreiche die Lebensqualität vermindernde Nebenwirkungen wie Verdauungsstörungen und Übelkeit. Unterbrechen Sie als Betroffener aber keinesfalls eigenmächtig Ihre Therapie!
- **Bakterielle Erkrankungen:** Reishi stärkt das Immunsystem und wirkt gegen mehr als 15 bakterielle Krankheitserreger, darunter die Lungenentzündungsverursacher *Bacillus pneumonia* und *Bacillus cereus*, Streptokokken, die oft Infektionen der oberen Atemwege auslösen, Hautentzündungen verursachende Staphylokokken und *Helicobacter pylori*, ein Bakterium, das dafür bekannt ist, Magenschleimhautentzündung und Magengeschwüre zu verursachen. Der Pilz hat zudem eine stark antientzündliche Wirkung.
- **Nervenerkrankungen:** Reishi hilft bei allen Arten von Nervenleiden, unter anderem, indem er die Gehirndurchblutung verbessert, Gefäßerkrankungen entgegenwirkt, die Regeneration von geschädigten Nervenzellen fördert und sie durch antioxidative Wirkung gegen Degeneration schützt. Bei Parkinson schützt er die durch die Krankheit angegriffenen bewegungssteuernden Neuronen im Mittelhirn. Ferner hilft er durch seine nervenberuhigende Wirkung sehr gut bei Tremor (unwillkürlichen Muskelzuckungen). Und auch bei multipler Sklerose (MS) zeigt sich der Pilz förderlich, indem er die Produktion von Proteinen anregt, die zur Nervenreparatur dienen.
- **Hauterkrankungen:** Hier hilft Reishi durch seine antientzündlichen, antimikrobiellen und die Entgiftung fördernden Eigenschaften. Insbesondere bei Hautentzündungen wie Neurodermitis kann der Pilz wirksam Rötungen, Schwellungen und Juckreiz lindern.
- **Lungenerkrankungen**: Reishi wird traditionell bei chronischer Bronchitis eingesetzt und fördert die Regeneration der bronchialen Endothelzellen (spezialisierte flache Zellen, die die Innenseite der Blutgefäße auskleiden), hemmt und tötet Bakterien und Viren und wirkt schleimlösend und hustenstillend. Weitere Erfolge zeigen sich in der Behandlung von COPD (Chronic Obstructive Pulmonary Disease), Asthma und Husten.

Reishi und Vitamin C – eine Geheimwaffe gegen Krebs

Die effektivste Reishi-Einnahmeform, die bei Krebs und anderen schweren Erkrankungen zum Einsatz kommen sollte, dürften nach aktuellen Erkenntnissen hoch dosierte Dualextrakte darstellen, und zwar in Kombination mit viel Vitamin C.

Hinter der Erkenntnis verbirgt sich eine interessante Geschichte: Der angesehene japanische Arzt und Forscher Dr. Fukumi Morishige, der in den 1980er-Jahren in enger Zusammenarbeit mit seinem Freund und Mentor, dem Chemie-Nobelpreisträger Linus Pauling, an der Anti-Krebs-Wirkung von Vitamin C forschte, lernte damals eine Patientin kennen, die, wie sie sagte, ihren Krebs durch Reishitee unter Kontrolle bekommen hatte. Fasziniert von den Eigenschaften des Pilzes und begeistert durch ihren offensichtlichen Behandlungserfolg, widmete er sich fortan auch der Erforschung des Reishi in der Krebstherapie.

Zunächst beobachtete er aber, dass Patienten, denen er sehr hohe Dosen Reishi verabreichte (2 bis 10 Gramm Extrakt pro Tag), davon oft Durchfall bekamen. Wenn er ihnen dann aber gleichzeitig eine hohe Dosis Vitamin C gab, etwa 6 bis 12 Gramm pro Tag, blieb der Durchfall aus. Er ging der Sache auf den Grund und fand Hinweise darauf, dass augenscheinlich die enorme Größe der Reishi-Polysaccharide ihre Aufnahme über den Darm erschwert und es so zu einer Darmreizung kommt. Vitamin C kann diese Riesenpolysaccharide in kleinere Fragmente zerteilen, sodass sie vom Darm viel leichter aufgenommen werden und sich so ihre Bioverfügbarkeit für den Organismus erhöht. Durch die hohe antioxidative Wirkung von Vitamin C scheint außerdem die Wirkung des Reishi verstärkt zu werden. Morishige konnte zeigen, dass diese Kombination unter anderem die Anfälligkeit für Infekte senkt und die Antikörperproduktion normalisiert.

Dr. Morishige hat mittlerweile auf diese Art über 300 Krebspatienten behandelt, die größtenteils von ihren Ärzten bereits aufgegeben worden waren. Er hat vielen von ihnen helfen können, sich von ihrem Krebs zu befreien, und dabei fantastische Fallbeispiele von Spontanremissionen bezeugt und akribisch dokumentiert. So führte er zum Beispiel eine Behandlung bei einer 50-jährigen Frau durch, deren Lungenkrebs nach einer erfolglosen Lungen-OP bereits Metastasen gebildet hatte. Nachdem sie sechs Monate lang täglich 6 Gramm Reishiextrakt mit Vitamin C einnahm, war der Krebs nicht mehr nachweisbar. Eine andere Frau mit fortgeschrittenem Brustkrebs, der bereits bis in die Knochen hinein metastasiert hatte, war durch eine »Megadosis«-Behandlung von anfangs 9 Gramm und später 20 Gramm Reishiextrakt pro Tag in nur zwei Monaten symptomfrei![70] Eine weitere vielversprechende Synergiewirkung gegen Krebs konnte übrigens auch für die Kombination aus Reishi und Grünteeextrakt belegt werden.[71]

- **Lebererkrankungen**: In der traditionellen asiatischen Medizin gilt der Pilz seit Jahrtausenden als bestes Heilmittel bei Problemen mit der Leber und wird bei einer Vielzahl von Lebererkrankungen angewandt. Reishi kann zum Beispiel in der Therapie von Hepatitis A, B und C mit guten Erfolgen eingesetzt werden. Seine Triterpene weisen ausgeprägte Leberschutzeigenschaften auf und helfen so der Leber beim Entgiften. Eine chinesische Studie konnte belegen, dass sich bei 92 Prozent der Teilnehmer schlechte Leberwerte durch Reishieinnahme signifikant verbesserten.
- **Anti-Aging:** Der »Pilz der Unsterblichkeit« zeigt starke Anti-Aging-Effekte, die auf seinen vielfältigen kardiovaskulären, neurologischen und immunologischen sowie den Blutzucker und das Cholesterin regulierenden Wirkungen beruhen.
- **Angstzustände, Schlaflosigkeit, Motivationslosigkeit, Depression:** Reishi greift balancierend in den Neurotransmitterhaushalt ein, erhöht die Stresstoleranz, löst Angstzustände, wirkt stimmungsaufhellend und steigert den Tatendrang. Bei Schlaflosigkeit hilft er durch die beruhigende Wirkung einiger seiner Triterpene.
- **Schwächezustände und beim Sport:** Neben seinen durchblutungsfördernden und die Sauerstoffverfügbarkeit erhöhenden Eigenschaften kann Reishi die zelluläre Energieproduktion in den Mitochondrien und dadurch Vitalität und Ausdauer erhöhen.

Produkte, Dosierung und Zubereitung

- **Produkte:** Der Markt für Nahrungsergänzungsmittel, die Reishi enthalten, ist riesig und wächst rasant. Die meisten Produkte entwickelt und vermarktet China, gefolgt von Japan, Taiwan, Korea und Malaysia. Seit wenigen Jahren boomt der Markt auch in den USA und in Deutschland. Sich in der Masse an angebotenen Produkten zurechtzufinden, die von diversen Pulvern, Schrot und Extrakten in Kapseln oder lose als Pulver, Tinktur, pur oder in Kombination mit anderen Heilpilzen und Kräuterextrakten bis hin zu Reishikaffee und Reishischokolade reicht, und dabei noch ein gutes Produkt zu erwischen, ist nicht immer einfach. Um einen hohen Gehalt an wasserlöslichen Polysacchariden und Triterpenen, die schwer wasserlöslich sind, zu liefern, sollten gute Reishinahrungsergänzungsmittel auf einer Dualextraktion basieren. Grund ist, dass die Wirkungen von Reishi mehr noch als bei anderen Pilzen auf der Kombination von das Immunsystem unterstützenden wasserlöslichen Polysacchariden und entzündungshemmenden Triterpenen aufbauen.

  Relativ neu auf dem Markt sind Produkte aus Reishisporen, die einen hohen Anteil an Triterpenen (bis zu 2 Prozent) enthalten. Bei Pulver aus Sporen gilt es zu beachten, dass diese durch ein spezielles Mahlverfahren aufgebrochen wurden, da die Wirkstoffe sonst nicht bioverfügbar sind (Seite 54–56). Reishisporenöl – ein Sporenextrakt auf Ölbasis –

enthält sogar bis zu 30 Prozent Triterpene! Empfehlenswerte Anbieter für qualitativ hochwertige Reishiprodukte sind Oriveda (Niederlande), Aloha Medicinals (USA), GAMU (Deutschland) und Wohlrab (Deutschland).

Hier noch ein Tipp zur Beurteilung der Qualität von Reishiprodukten: Je bitterer das Produkt schmeckt, desto höher ist der Triterpengehalt. Das Pulver vom Fruchtkörper sollte sehr bitter schmecken. Tut es das nicht, dann sind relativ wenig Triterpene enthalten und es handelt sich um minderwertige Qualität.

- **Dosierungsempfehlung:** Reishi lässt sich auf viele Arten einnehmen und es gibt eine Fülle an verschiedenen Produkten und Einnahmeempfehlungen. Die Einnahme der Tagesdosis sollte in jedem Fall auf zwei bis drei Einnahmezeitpunkte aufgeteilt werden und am besten jeweils etwa 30 Minuten vor den Mahlzeiten auf nüchternen Magen erfolgen. In der Literatur wird häufig empfohlen, die Einnahme langsam einzuschleichen und sich im Laufe von etwa zwei bis vier Wochen auf höhere Dosierungen hochzuarbeiten, da es ansonsten vorübergehend zu einer zwar harmlosen, aber unangenehmen sogenannten Heil- oder Reinigungskrise kommen kann. Dieser Fall tritt ein, wenn durch die Veränderungen, die Reishi im Körpersystem bewirkt, eine Entgiftungsreaktion ausgelöst wird und mobilisierte Schlacken- und Giftstoffe Beschwerden verursachen. Die Einnahme von Reishi über längere Zeiträume hinweg ist nicht nur ausgesprochen sicher, sondern auch notwendig, denn Reishi zeigt sein volles Wirkpotenzial meist erst nach sechs bis acht Wochen täglicher Einnahme.

Die Dosierungen der einzelnen Reishiprodukte können aufgrund der Produktvielfalt stark unterschiedlich ausfallen. Zur Gesundheitserhaltung empfehlen TCM-Ärzte, täglich circa 1,5 bis 5 Gramm des Pilzes einzunehmen. Zur Behandlung von Erkrankungen kann die Dosis bis auf 30 Gramm oder mehr erhöht werden. Da wissenschaftliche Untersuchungen selbst bei einer Gabe von extremen Dosierungen bis zu 350 Gramm über 30 Tage hinweg keinerlei Hinweise auf eine toxische Wirkung fanden, ist diese selbst bei hoher Dosierung unwahrscheinlich.

Während in der TCM verhältnismäßig niedrig dosiert wird (in der Regel nur bis zu 9 Gramm pro Tag), wurden die meisten klinischen Studien, die klare Effekte zeigen konnten, unter Verwendung von 5 bis 6 Gramm Polysaccharid-Heißwasserextrakt (entspricht 15 bis 18 Kapseln) pro Tag durchgeführt. Die wirkungsreicheren Dualextrakte aus Polysaccharid-Heißwasserauszügen und alkoholischen Triterpenauszügen werden gewöhnlich niedriger dosiert eingenommen. Hier kann eine Tagesdosis bei 1 bis 3 Gramm (entspricht drei bis neun Kapseln) angesetzt werden.

Bei schweren Erkrankungen wie Krebs und als Begleitbehandlung zur Chemotherapie empfiehlt Prof. Dr. Dr. h. c. Jan Lelley von der Gesellschaft für angewandte Mykologie und Umweltstudien, dreimal täglich sechs Extraktkapseln einzunehmen. Um die Wirksamkeit der Behandlung zu steigern, können Sie zu jeder Dosis mindestens 500 Milligramm Vitamin C einnehmen (Kasten Seite 143).

Für das »Sporebroken«-Sporenpulver empfiehlt der TCM-Heilkundler und Heilpilzexperte Martin Powell zur Krankheitsbehandlung eine Dosis von 3 bis 5 Gramm pro Tag und für Reishisporenölextrakte 0,5 bis 1,5 Gramm.

- **Zubereitung:** Die traditionelle Einnahmeform ist der Reishitee aus getrockneten Scheiben des Fruchtkörpers, Reishischrot oder Reishipulver. Sie bereiten ihn zu, indem Sie pro Tagesdosis von 3 bis 5 Gramm des Reishiprodukts zusammen mit einem halben Liter kalten Wassers in einen Topf geben und über Nacht einweichen lassen. Am nächsten Morgen erhitzen Sie die Flüssigkeit, bis sie leicht köchelt. Nach 5 bis 10 Minuten können Sie den fertigen Tee durch ein Sieb gießen, um die Pilzbestandteile herauszufiltern. Bei der Verwendung von feinem Pulver nehmen sie statt des Siebs einen Teekannenbeutel aus Stoff und drücken das Material nochmals aus, bevor Sie es entsorgen, um eine maximale Wirkstoffausbeute zu erhalten. Honig hilft, sich an den sehr bitteren Geschmack des Tees zu gewöhnen. Der Tee kann für mehrere Tage im Kühlschrank aufbewahrt werden und schmeckt auch kalt.

  Das Reishimaterial kann auch in Suppen gegeben oder mit Brühe aufgekocht werden. Von Vorteil ist hier, dass durch die Zugabe von Fett mehr Triterpene ausgeschwemmt werden, da sie sich besser in Fetten als in Wasser lösen. Außerdem reduziert das enthaltene Salz den bitteren Geschmack.

  Weiterhin können Sie kleine Kugeln (Energy Balls) aus einer Mischung von Reishipulver, Honig und je nach Geschmack weiteren Zutaten rollen. Hier bietet sich eine Kombination mit Cordycepspulver an, um eine aktivierende Wirkungskomponente hinzuzufügen. Datteln, Rohkakao und Macapulver eignen sich auch sehr gut, um Wirkung und Geschmack zu verfeinern. Weiteren Experimenten sind keine Grenzen gesetzt. Wenn Sie keine Kapseln mögen, probieren Sie doch mal Reishisirup, Reishi als Gewürz für Soßen und Eintöpfe oder Reishischokolade. Für den größtmöglichen Nutzen können Sie Dualextrakttinkturen anfertigen (Seite 53 und 59).

Neben- und Wechselwirkungen

Einige Menschen berichten von vorübergehendem Schwindel, wenn sie zum ersten Mal Reishi einnehmen. Weiterhin ist Vorsicht bei der gleichzeitigen Einnahme von pharmazeutischen Blutverdünnern geboten, da die Reishi-Triterpene ebenfalls blutverdünnende Wirkung besitzen.

Klapperschwamm *Grifola frondosa*

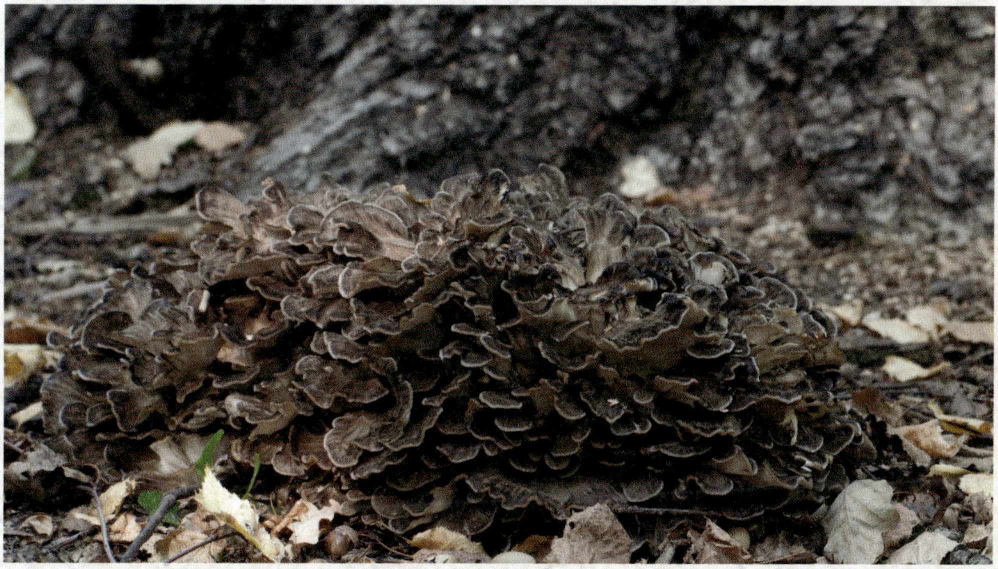

Synonyme: *Boletus frondosus, Polyporus frondosus*
Weitere Namen: Gemeiner Klapperschwamm, Laubporling, Spatelhütiger Porling, Hui Shu Hua, Maitake
Familie: Meripilaceae (Riesenporlingsverwandte)
Vorkommen: Der Klapperschwamm kommt weltweit in Laubwäldern der gemäßigten Klimazonen vor, ist aber selten und wird trotz seiner mitunter enormen Größe leicht übersehen, da er sich, oft auch von Herbstlaub bedeckt, perfekt in die herbstliche Waldbodenoptik einfügt. Der Weißfäule auslösende Pilz wächst für gewöhnlich im Wurzelbereich von alten Eichen, wo er als Schwächeparasit und Folgezersetzer in Erscheinung tritt. Seltener kommt er an anderen Laubbäumen wie Kastanie, Buche oder Linde vor. Er kann viele Jahre lang an einem Baum leben, ohne größere erkennbare Schäden zu verursachen, obwohl er während dieser Zeit eindeutig langsam die Wurzeln und den unteren Stamm des Wirtsbaums schwächt und die Gefahr eines Windbruchs erhöht. Hierzulande findet man ihn meist ab September, wenn die Temperatur erstmals unter 10 Grad Celsius fällt, bis in den Spätherbst hinein, milde Witterung vorausgesetzt.
Aussehen: Die in Einzelfällen bis zu 45 Kilogramm schweren Fruchtkörper des Klapperschwamms bestehen aus in rosettenförmigen Büscheln verwachsenen Einzelfruchtkörpern

von je 3 bis 9 Zentimeter Durchmesser und haben eine runzelige Oberfläche. Ihre Hutfarbe variiert von dunkelgraubräunlich bis ockerfarben, die Stiele sind graubraun, die Röhren weißlich bis ockerfarben. Das Sporenpulver ist weiß.

Maitake, wie der in der TCM hoch angesehene Klapperschwamm in seiner Heilfunktion oft genannt wird, ist der japanische Name des Pilzes und bedeutet »Tanzender Pilz«. Es heißt, dass japanische Sammler tatsächlich spontan Freudentänze aufgeführt haben, wenn sie diesen seltenen, für seinen kulinarischen Wert ebenso wie für seine Heileigenschaften hochbegehrten Pilz fanden, denn sie konnten ihn sich in Silber aufwiegen lassen. Die Kultivierung des anspruchsvollen Waldbewohners gelang erst in den 1980er-Jahren. Mit seiner festen, fleischartigen Konsistenz und seinen unvergleichlichen Umami-Aromen gehört der Maitake zu den weltweit beliebtesten Speisepilzen. Er hat es dabei in Sachen Gesundheitswert und medizinische Eigenschaften faustdick hinter den Ohren und hat sich vor allem in der begleitenden Krebstherapie einen Namen gemacht.

Inhaltsstoffe

Ernährungsphysiologisch gesehen kann Maitake mit etwa 27 Prozent Trockenmasse an Eiweiß aufwarten. Er liefert alle acht essenziellen Aminosäuren und ist eine gute Quelle für die Vitamine B_1 (Thiamin), B_2 (Riboflavin), B_3 (Niacin), B_5 (Pantothensäure), B_7 (Biotin), C und E. Dazu enthält er Eisen, Magnesium, Kalzium, viel Phosphor sowie organisches Selen und weitere Spurenelemente. Obendrein beinhaltet der Pilz diverse Nukleinsäuren und einen hohen Anteil Ergosterole. Für die ausgeprägten pharmakologischen Wirkungen von *Grifola frondosa* sind größtenteils seine komplexen und in der Heilpilzwelt einzigartigen Polysaccharide verantwortlich. Sie zeichnen sich dadurch aus, dass sie im Darm sehr gut aufgenommen werden und damit hochgradig bioverfügbar sind. Seit geraumer Zeit werden sie bei der Vorbeugung und Behandlung von Krebserkrankungen in Japan und seit ein paar Jahren auch in den USA eingesetzt.

Maitake enthält einige der wirkungsstärksten bis dato untersuchten Polysacharide. Dazu gehört die sogenannte D-Fraktion, eine kleine Gruppe von strukturähnlichen Beta-D-Glucanen, die etwa 30 Prozent Protein enthalten, und die etwa zehn Jahre später entdeckte und noch stärkere MD-Fraktion, die sich beide in zahlreichen Studien als überaus wirkungsvoll gegen Krebs bewiesen haben. Sie wirken in erster Linie stimulierend auf das Immunsystem und stärken es, indem sie die Aktivität der Fresszellen erhöhen sowie die Bildung von Immunsystembotenstoffen aus den Gruppen der Interleukine und Interferone anregen, die eine wichtige Rolle in gezielten Immunreaktionen spielen, insbesondere auch bei der Bekämpfung von Tumorzellen.

Medizinische Wirkung

Maitake gilt in Sachen Pilze nicht nur als erste Wahl in der Krebstherapie, sondern hat sich auch einen gewissen Namen als Schlankheitspilz gemacht. Tatsächlich hilft der Pilz beim Abnehmen, indem er Fettpolster gleich mit zwei Wirkmechanismen effektiv reduziert. Zum einen kurbelt er die Fettverbrennung an und zum anderen verhindert er eine erneute Fetteinlagerung. Dazu reduziert der veränderte Fettstoffwechsel quasi als Nebeneffekt den Appetit. Ferner wirkt das nur in Maitake zu findende Glykoprotein SX-Fraktion gegen Hyperglykämie, einen krankhaft erhöhten Blutzucker, indem es die Glukosetoleranz erhöhen kann, ohne die Insulinausschüttung zu beeinflussen, was Maitake sowohl in der Prävention als auch in der Behandlung von Diabetes nützlich macht. Studien haben gezeigt, dass eine Maitakesupplementierung einen ähnlichen Wirkungsgrad erzielt wie antidiabetische Medikamente.

Der Pilz, oder genauer gesagt: die enthaltene MD-Fraktion, hat eine besondere Fähigkeit, nämlich das Knochenmark dazu anzuregen, sogenannte pluripotente Stammzellen zu produzieren, die je nach Bedarf rote Blutkörperchen (bei Anämie) oder weiße Blutkörperchen (bei Leukopenie) bilden können. Die Inhaltsstoffe von Maitake sorgen auch für Effekte im Verdauungstrakt: Sie lösen einen Verdauungsimpuls aus, der die Arbeit der Verdauungsenzyme verbessert, und entfalten eine entzündungshemmende Wirkung. Daher sind sie bei Nahrungsmittelunverträglichkeiten und Darmerkrankungen wie Morbus Crohn, die oft mit Schmerzen und Durchfall einhergehen, hilfreich. Schließlich hat Maitake, wie die meisten anderen Pilze, wichtige immunstimulierende Eigenschaften. Studien bestätigten die weitreichenden und stärkenden Effekte auf das Immunsystem. Der Pilz und seine Extrakte zeigen eine eindrucksvolle Wirkung gegen Krebs, lindern effektiv Nebenwirkungen der chemotherapeutischen Krebsbehandlung und wirken effektiv gegen Viren, Bakterien und Pilze.

Anwendungsgebiete

- **Krebs:** Der in Japan schon seit Jahrzehnten intensiv beforschte Maitake gilt als einer der wirksamsten Pilze in der Krebstherapie und findet gerade bei fortgeschrittenen und bereits metastasierten Krebserkrankungen Anwendung. Maitake wirkt sowohl vorbeugend als auch tumorhemmend und hemmt gleichermaßen die Metastasenbildung. Gerade in der unterstützenden Begleitbehandlung bei der Chemotherapie verbessert der Pilz die Verträglichkeit von Chemo- und Bestrahlungstherapie: Studien bestätigten die Linderung der Nebenwirkungen der Chemotherapie, einschließlich Appetitlosigkeit, Erbrechen, Übelkeit, Haarausfall und Leukopenie (zu wenig weiße Blutkörperchen im Blut), und entdeckten wie bei Reishi eine synergetische Wirkung mit Vitamin C.

Beeindruckende Ergebnisse wurden bei der Verwendung von Maitakepolysaccharidextrakten oder Kombinationen von Polysaccharidextrakten und Fruchtkörpern erzielt, wobei eine Studie 40 bis 100 Milligramm MD-Fraktion und 4 bis 6 Gramm Fruchtkörperpulver verwendet, wodurch sich im Ergebnis eine Krebsregression oder signifikante Symptomverbesserung bei mehr als 60 Prozent der Patienten mit Leberkrebs, Brustkrebs und Lungenkrebs zeigte. Über ähnliche Ergebnisse wurde durch den Einsatz von Kombinationen aus D-Fraktion und pulverisiertem Fruchtkörper berichtet und es stellten sich zudem Verbesserungen der immunkompetenten Zellaktivitäten ein, wenn sie in Verbindung mit Chemotherapie eingenommen wurden.[72]

- **Herz-Kreislauf-Erkrankungen:** Maitake reguliert den Blutdruck, senkt Cholesterin sowie den Blutzucker und die Blutfettwerte (Triglyzeride). Ferner hilft der Pilz gegen Blutarmut, da seine Beta-Glucane im Rückenmark die Produktion von pluripotenten Stammzellen stimuliert, die je nach Bedarf die Anzahl von Erythrozyten (roten Blutkörperchen), Leukozyten (weißen Blutkörperchen) oder Thrombozyten (Blutplättchen) erhöhen. Durch seine positive Wirkung auf die Blutgefäße kann der Pilz den Blutfluss erhöhen, was Arteriosklerose, Bluthochdruck, Durchblutungsstörungen und Herzrhythmusstörungen entgegenwirkt.
- **Hautgesundheit:** Maitake wirkt hautbildverschönernd, bekämpft Akne, hilft, geschädigte Haut zu regenerieren, wirkt Entzündungsfaktoren entgegen und wirkt heilungsfördernd auf Wunden. Der Pilz stärkt die antioxidative Abwehr gegen freie Radikale und wirkt so Alterungserscheinungen entgegen. Seine beruhigende Wirkung auf gereizte Haut ist bei Dermatitis und anderen entzündlichen Hauterkrankungen nützlich.
- **Entzündliche Erkrankungen und mikrobielle Infektionen:** Maitake gehört zu den Pilzen mit den stärksten immunstimulierenden Eigenschaften. Seine Beta-Glucane und Triterpene stärken das geschwächte Immunsystem im Kampf gegen Viren, Bakterien und andere Infektionserreger, sowohl vorbeugend als auch behandelnd. Dank seiner entzündungshemmenden und schmerzstillenden Wirkung wird der Pilz auch bei Erkrankungen mit Schmerzen und/oder Entzündungen, zum Beispiel bei chronischen Kopfschmerzen, eingesetzt. Maitake wirkt ausgesprochen antiviral, nicht nur gegen vergleichsweise harmlose Influenzaviren, die Grippe verursachen, sondern auch gegen hochaggressive Viren wie HIV und das Virus, das Hepatitis B verursacht. Es sind in erster Linie seine Proteoglykane, die immunstimulierend wirken und eine Hemmwirkung auf mehrere Viren besitzen.
- **Leberschutz:** Maitake schützt die Leber vor den Auswirkungen schlechter Ernährung wie zum Beispiel einer Fettleber oder Alkohol-Hepatitis, unter anderem indem er den Fettstoffwechsel und den Cholesterinhaushalt beeinflusst sowie die Gallenblasenfunktion anregt.

- **Osteoporose:** Maitake stimuliert die Knochenbildung und fördert die Knochenmineralisation und ist damit sowohl vorbeugend als auch zur Behandlung von Osteoporose interessant.
- **Diabetes (Typ 1 und 2):** Hier zeigt der Maitake antidiabetische Effekte, er senkt etwas den Blutzucker, Blutdruck sowie das Cholesterin.
- **Übergewicht:** Die Inhaltsstoffe von Maitake wirken sich positiv auf die Fettverdauung aus, reduzieren Fetteinlagerungen in der Leber, mobilisieren das Bauchfett dadurch, dass sie die Fettverbrennung anregen und gleichzeitig eine Fettanlagerung verhindern, und senken erhöhte Triglyzeridwerte im Blut, verbessern also die Blutfettwerte. Übergewichtige Teilnehmer einer japanischen Studie verloren nach einer zwei Monate dauernden Therapie mit 10 Gramm Maitakepulver täglich, die ihnen zusätzlich zu ihrer unveränderten normalen Kost verabreicht wurden, durchschnittlich zwischen 5 und 6 Kilogramm Körpergewicht und zeigten deutlich niedrigere Cholesterinwerte.
- **Gelenke (Rheuma, Arthritis, Arthrose, Knorpelbildung Bindegewebe):** Positive Effekte zeigten sich hier durch entzündungshemmende und schmerzstillende Effekte.
- **Haut:** Entzündungshemmende Effekte des Klapperschwamms wirken gegen trockene Haut und sonneninduzierte Hautalterung.
- **Durchfall:** Maitake normalisiert die Verdauungsfunktion des Körpers.

Produkte, Dosierung und Zubereitung

- **Produkte:** Zunehmend wird auch in Deutschland Zucht-Maitake als Nahrungsergänzungsmittel angeboten. So können in der Regel getrocknete Fruchtkörper, Fruchtkörper- und/oder Myzelpulver (lose oder in Kapseln) und Heißwasserauszugextrakte in flüssiger oder pulverisierter Form im Onlinefachhandel gefunden werden. Die getrockneten Fruchtkörper bekommt man auch in den größeren Biosupermärkten und in manchen Reformhäusern.
- **Dosierungsempfehlung:** Zur allgemeinen Stärkung und Gesundheitserhaltung reichen 1 bis 3 Gramm Polysaccharidextrakt oder 4 bis 5 Gramm Pilzpulver täglich. In Japan werden üblicherweise als Tagesration 3 bis7 Gramm der getrockneten Fruchtkörper in Suppen oder anderen (leichten) Speisen verarbeitet. Zeitsparend können Sie das Pulver auch gut mit einem halben Brühwürfel pro große Tasse mit heißem Wasser aufgießen und so in kürzester Zeit eine köstliche und stärkende Maitakebrühe genießen oder das Pulver auch in einen Tee mit etwas Honig einrühren, sofern Sie offen für neue Geschmackskombinationen sind.

  Zur Behandlung von Krankheiten nehmen Sie am besten das Polysaccharidextrakt in einer Tagesdosis von 3 bis 6 Gramm zu sich. Dies entspricht etwa 9 bis 18 Kapseln, die

Sie am besten morgens, mittags und abends jeweils vor den Mahlzeiten auf nüchternen Magen einnehmen. Wie bei Reishi schon gezeigt werden konnte, erhöht sich die Wirksamkeit einer Maitakenahrungsergänzung unter gleichzeitiger Einnahme von Vitamin C.

- **Zubereitung:** Der Maitake ist ein köstlicher Speisepilz und eignet sich ideal, um ihn zur Förderung der Gesundheit regelmäßig auf den Speiseplan zu bringen. Seine Zubereitungsmöglichkeiten sind vielfältig. In Norditalien wird der Klapperschwamm traditionell erst kurz gekocht, bevor er in Olivenöl, Essig und pikanten Gewürzen eingelegt wird. Das Kochen baut die Zellwandkomponenten ab, wodurch die wirksamen Inhaltsstoffe besser verfügbar werden.

  Wenn Sie das Glück haben, den Pilz im Herbst zu finden, kann ein einziger Fund die Winterversorgung sicherstellen. Putzen Sie die einzelnen Fruchtkörper gut und trocknen oder frieren Sie sie für die spätere Verwendung ein. Einfrieren lässt sich Maitake am besten, nachdem er vorher kurz sautiert oder blanchiert und in Portionen für jeweils ein Gericht aufgeteilt wurde. Oft liest man, dass nur junge Exemplare essbar sind, weil der Pilz im Alter zäh wird. Getrocknet und als Pulver vermahlen kann man jedoch auch ältere Pilze sehr gut verwenden, hat man überhaupt das seltene Glück, einen zu finden. Auf keinen Fall darf der Pilz jedoch überreif beziehungsweise schon am Verderben sein.

  Getrocknete Fruchtkörper können leicht in einem Mixer oder einer Küchenmaschine zu Pulver gemahlen und in einem verschlossenen Glasbehälter aufbewahrt werden. Maitake in Pulverform kann Suppen, Brühen, Soßen oder anderen gekochten Lebensmitteln hinzugefügt werden.

  Kapseln von getrocknetem oder pulverisiertem Maitake können zweimal täglich als immunstimulierendes Nahrungsergänzungsmittel eingenommen werden.

Neben- und Wechselwirkungen

Berichten zufolge hat Maitake in Einzelfällen allergische Reaktionen ausgelöst. Der Pilz wirkt unter anderem blutzuckersenkend. Bei gleichzeitiger Verwendung mit anderen ebenfalls blutzuckersenkenden Arzneien, Nahrungsergänzungsmitteln und Kräutern kann es zu additiven Effekten kommen, was bei einigen Patienten das Risiko einer Unterzuckerung erhöht.

Igelstachelbart *Hericium erinaceus*

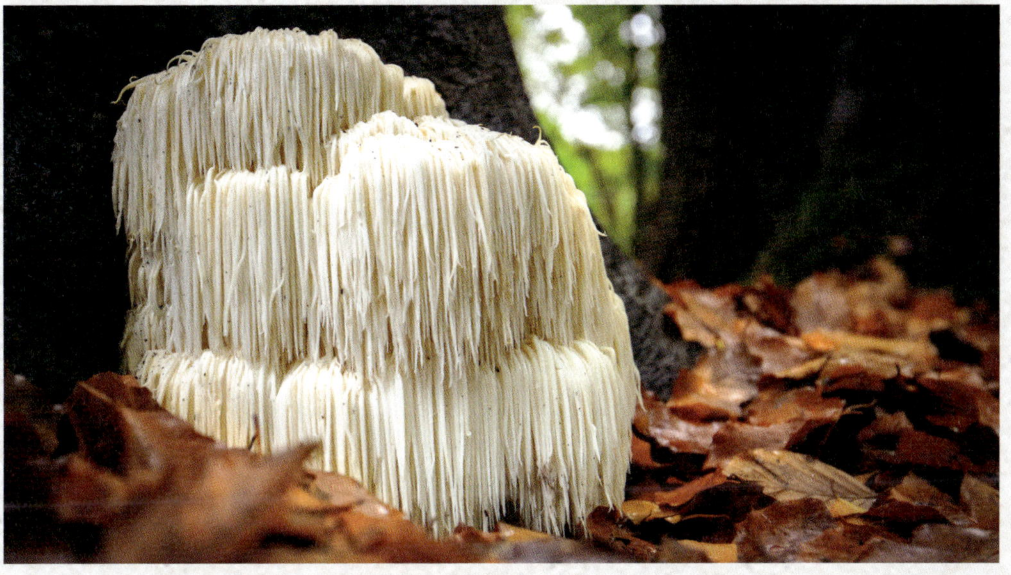

Weitere Namen: Löwenmähne, Igelstachelbart, Affenkopfpilz, Pom-Pom blanc, Yamabushitake, Hou Tou Gu
Familie: Hericiaceae (Stachelbartverwandte)
Vorkommen: Der Igelstachelbart wächst in der nördlichen Hemisphäre überwiegend in Europa, Nordamerika, China und Japan, kommt jedoch selten vor. *Hericium erinaceus* findet man an sterbenden oder bereits toten Laubbäumen. Überwiegend besiedelt der Weißfäule im Holz verursachende Pilz sehr alte Eichen, Buchen, Walnuss- und Ahornbäume. Am häufigsten wird er an Baumstümpfen und umgefallenen alten Bäumen mit mächtigem Umfang gefunden.
Aussehen: Seine perlweißfarbenen Fruchtkörper bestehen aus nach unten weisenden unverzweigten Stacheln und erreichen bis zu 40 Zentimeter Durchmesser. Überreife Fruchtkörper verändern ihre Farbe, von oben beginnend ins Gelblichbraune oder Braune.

Der in seinem weißen Stachelkleid majestätisch anmutende *Hericium erinaceus* hebt sich oft deutlich vom dunklen Holzuntergrund ab und erinnert mehr an eine deplatzierte Seeanemone als an einen Pilz. Er passt damit eher in die Filmkulisse des Science-Fiction-Epos *Avatar* als in heimische Wälder. Der hierzulande Igelstachelbart genannte Sonderling schmeckt gekocht nach Hummer und gilt unter Gourmets als Delikatesse. Der hervorragende Speisepilz ist nicht nur wegen seiner exquisiten Aromen und seiner fleischigen Textur hochbegehrt, sondern gilt wegen seiner neurotrophen (nervennährenden) Eigenschaften auch als potentes Nerventonikum und Brainbooster, denn Hericium stimuliert das Nervenzellwachstum und regeneriert geschädigte Nervenzellen. Sein traditionelles Einsatzgebiet sind aber Magen-Darm-Beschwerden. Aufgrund seiner vielfältigen den Darm schützenden Eigenschaften können viele Krankheiten des Verdauungstrakts mit dem Igelstachelbart behandelt werden.

Inhaltsstoffe

Der Igelstachelbart bietet ein reichhaltiges Angebot an Nähr- und Vitalstoffen, unter anderem alle acht für den Menschen essenziellen Aminosäuren und eine Vielzahl an Vitaminen, Mineralstoffen und Spurenelementen. Er stellt eine gute Kaliumquelle dar und ist gleichzeitig arm an Natrium. Dazu enthält der zur medizinischen Verwendung oft schlicht als Hericium bezeichnete Pilz Eisen, Zink, Selen und zahlreiche andere medizinisch bedeutende Inhaltsstoffe. Darunter sind eine Vielzahl an antientzündlichen, das Immunsystem stimulierenden und antimikrobiell wirkenden Polysacchariden und Polypeptiden, insbesondere Beta-Glucane, die auch die Blutfett- und Cholesterinwerte senken. Darüber hinaus finden sich im Igelstachelbart Triterpenoide, die Nervenzellen schützen und reparieren,[73] unter anderem Hericenone, Hericine und Erinacine, die zusätzlich verdauungsfördernde und eine starke antibakterielle Wirkung haben, sowie Ergosterine.

Medizinische Wirkung

In der TCM kann *Hericium erinaceus* auf eine weit zurückreichende Verwendungshistorie blicken. Aber auch in Japan wird der Pilz traditionell verwendet, um die Milz zu stärken, den Darm zu nähren und Krebs zu bekämpfen. Es heißt, die »Löwenmähne« wirke nährend auf die fünf internen Organe Herz, Leber, Lunge, Milz und Niere, fördere gute Verdauung, verleihe Kraft und Ausdauer und wird zudem bei Magen- und Darmgeschwüren sowie chronischer Gastritis empfohlen. Auch der Effekte auf das zentrale Nervensystem war sich die TCM schon lange bewusst. Er wird traditionell bei Symptomen von Qi-Mangel wie Schlaflosigkeit, »Leere« (allgemeine Schwäche) und Organschwäche eingesetzt.

Die Forschung bestätigt die Erkenntnisse der TCM: Hericium wirkt antientzündlich und stark antibakteriell. Insbesondere konnte gezeigt werden, dass Hericium das Magengeschwüre verursachende Bakterium *Helicobacter pylori* vernichten kann und bei Gastritis positiv wirkt. Viele seiner positiven Effekte auf das Magen-Darm-System können darauf zurückgeführt werden, dass der Pilz die Zusammensetzung und Aktivität der Darmflora positiv beeinflusst.[74]

Des Weiteren besitzt dieser Pilz eine Fähigkeit, die ihn unter den etablierten Heilpilzen einzigartig macht: In ihm finden sich hochaktive Stoffe, die klein genug sind, um die Blut-Hirn-Schranke zu überwinden und damit direkt auf Gehirn und Nervensystem wirken zu können. Sie heißen Hericinone und Erinacine und stimulieren die Produktion des körpereigenen Proteinkomplexes NGF (*neuronal growth factor*, siehe Kasten unten). Hericium ist so in der Lage, die Regeneration von Nervengewebe anzuregen, insbesondere auch im Gehirn, wo er die Bildung neuer Nervenverbindungen und sogar neuer Gehirnzellen veranlassen kann. Damit besitzt der Pilz außerordentliches Potenzial bei der Behandlung von neurodegenerativen Erkrankungen jeglicher Art, insbesondere bei multipler Sklerose, Demenz, Alzheimer und Parkinson. Bei den zwei letztgenannten Krankheitsbildern wird Hericium bereits erfolgreich therapiebegleitend eingesetzt.

Der Nervenwachstumsfaktor NGF

Die im Igelstachelbart enthaltenen und zu den Triterpenen gehörenden Hericenone und Erinacine sind neurotrope Verbindungen, das bedeutet, sie haben eine stimulierende und nährende Wirkung auf Nervenzellen, aber nicht direkt, sondern indem sie im Gehirn die Bildung eines körpereigenen Proteinkomplexes namens NGF (*neuronal growth factor*) stark erhöhen, welches die eigentliche Wirkung zeigt.

NGF ist, vereinfacht ausgedrückt, dafür zuständig, das Nervensystem instandzuhalten und auszubauen. Das Protein ist unter anderem in der Lage, defekte Isolierungen (Myelinscheiden) der Nervenleitbahnen zu erkennen und eine Reparatur in die Wege zu leiten. Am wichtigsten ist jedoch seine Eigenschaft, Nervenzellen zur Bildung neuer Verästelungen anzuregen, wodurch vermehrt neue Zellverknüpfungen ausgebildet werden.

Darüber hinaus ist NGF imstande, die Entstehung neuer Nerven- und Gehirnzellen zu veranlassen. NGF kann die Blut-Hirn-Schranke nicht überwinden und ist, oral aufgenommen, wirkungslos, weil es nicht an seinen Wirkort gelangen kann. Das wirft ein fahles Licht auf NGF-haltige Mittel, die mit nerventonisierenden Eigenschaften glänzen wollen. Hericinone und Erinacine aus dem Igelstachelbart hingegen können problemlos die Blut-Hirn-Schranke passieren, stimulieren im Gehirn selbst die körpereigene NGF-Produktion und sorgen so zuverlässig für die gewünschten positiven neuronalen Effekte, die sich vielversprechend insbesondere bei der Behandlung neurodegenerativer Erkrankungen wie Alzheimer und Parkinson zeigen. Aber auch für gesunde Menschen, die ihre Gehirnleistung optimieren wollen, sind die Effekte interessant.

Anwendungsgebiete

- **Kognitive Funktion beziehungsweise Nervenerkrankungen und Nervenverletzungen:** Hericium repariert im zentralen Nervensystem (Gehirn) und im peripheren Nervensystem, also dem Teil des Nervensystems, der außerhalb von Gehirn und Rückenmark liegt, die Nervenzellen, die durch Abnutzung, Alter, Giftstoffe und Krankheit geschädigt werden. Sowohl gesunde Labormäuse als auch demenzkranke Senioren, denen Hericium verabreicht wurde, zeigten eine deutlich erhöhte Gedächtnisleistung. Eine Studie zeigte, dass sich die geistige Leistung der Senioren während der Einnahme von dreimal täglich 250 Milligramm Pilzpulver maßgeblich verbesserte. Der Effekt nahm aber bereits vier Wochen nach Ende der Behandlung wieder ab,[75] somit scheint die NGF-Stimulation nur für die Dauer der Einnahme stattzufinden.
- **Magen- und Darmgesundheit:** Hericium hilft mit antientzündlichen und antibakteriellen Eigenschaften gegen Sodbrennen, Reflux, Magenentzündungen, *Helicobacter pylori* (ein Magengeschwüre verursachendes Bakterium), den Hefepilz *Candida albicans*, beim Leaky-Gut-Syndrom (durchlässiger Darm) sowie bei Darmgeschwüren und Verstopfung. Er fördert die Verdauung durch Anregung der Bauchspeicheldrüsensekretion.
- **Autoimmunerkrankungen:** Patienten profitieren von den vielfältigen positiven Wirkungen auf das Immunsystem und insbesondere der entzündungshemmenden Wirkung von Hericium.
- **Krebs:** Hericium hat das Immunsystem stützende, antitumorale und Metastasen hemmende Eigenschaften. Unter anderem erhöht er die Aktivität der Makrophagen, der T- und B-Lymphozyten und weiterer Immunzellen gegen die Krebszellen. Hericiumextrakte wirken auf Sarkome wachstumshemmend und zeigen vielversprechende positive Effekte in der Behandlung von Magen-, Speiseröhren- sowie Hautkrebs. Eine Hemmung der Metastasenbildung konnte bei Speiseröhren- und Dickdarmkrebs nachgewiesen werden.
- **Depressionen, Ängste, Unruhezustände, Schlaflosigkeit, schwache Nerven:** Es ist durch klinische Studien belegt, dass Hericium stimmungsaufhellend wirkt, Depressionen mildert und sich positiv bei Unruhezuständen und Schlafstörungen auswirkt.
- **Herz-Kreislauf-Erkrankungen:** Hericium unterstützt die Behandlung von Cholesterin- und Fettstoffwechselstörungen, schützt durch seine cholesterin-, blutdruck- und blutfettsenkenden Eigenschaften die Blutgefäße und reduziert das Arterioskleroserisiko deutlich.

Der Ästige Stachelbart steht dem Igelstachelbart in nichts nach

Der Ästige Stachelbart *(Hericium coralloides)*, ein naher Verwandter des Igelstachelbarts, ist ebenfalls ein vielversprechender Medizinalpilz. Er besitzt die gleichen nervenschützenden und nervenwachstumsstimulierenden Stoffe wie sein Cousin Igelstachelbart und darüber hinaus drei weitere Substanzen: Corallocin A, B und C. Diese steigern ebenfalls die NGF-Produktion und zeigen zusätzlich antitumorale Eigenschaften.[76] Leider steckt die Forschung beim »coral tooth« (»Korallenzahn«), wie er auf Englisch heißt, noch in den Kinderschuhen. Einiges deutet aber bereits darauf hin, dass er noch effektiver als Hericium bei der Behandlung von Nervenleiden sein könnte.

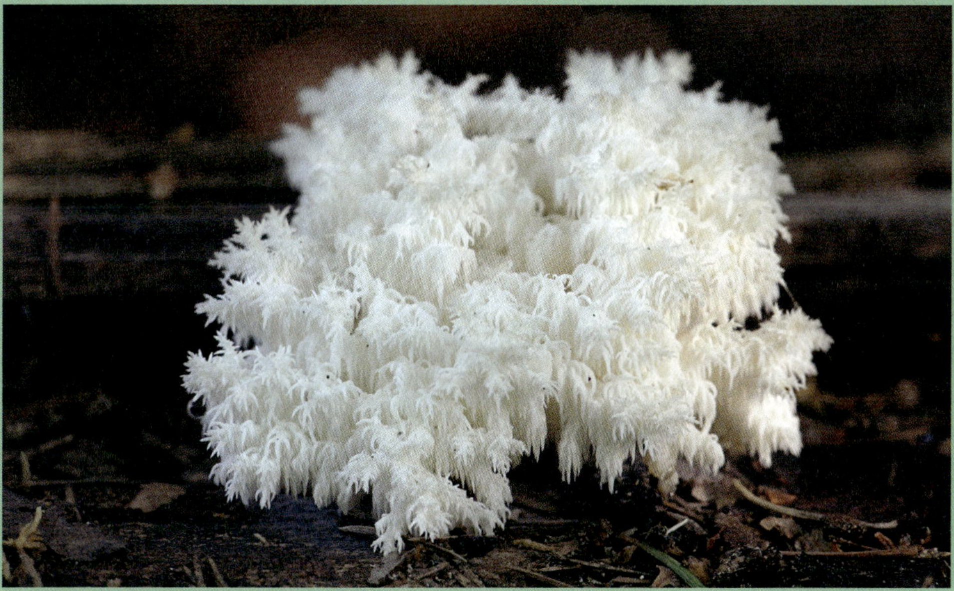

Produkte, Dosierung und Zubereitung

- **Produkte:** Der Markt hält eine Vielzahl an Hericiumprodukten bereit. Neben Pulver vom Fruchtkörper und/oder aus Myzelbiomasse und Pilzextrakten bietet er Kapseln aus den genannten Pulvern und Extrakten und eine Vielzahl an Kaffeemischungen, Tees und Elixieren. Dazu finden sich Pilzauszüge in diversen Mischpräparaten zur Darmsanierung und als Nervenschutz, zum Beispiel in dem hochgelobten Darmaufbaumittel Pro Mucosa des Nahrungsergänzungsmittelherstellers Tisso Naturprodukte.

- Sowohl das Myzel als auch der Fruchtkörper des Pilzes enthalten die für seine nervenschützenden und nervenregenerierenden Effekte relevanten Wirkstoffe.[77] Demnach können sowohl Produkte aus dem Fruchtkörper als auch aus Myzelbiomasse eingesetzt werden. Bei der Verwendung von Extrakten sollten Sie wegen der schlechten Wasserlöslichkeit der Terpenoide auf alkoholische Extrakte oder besser noch Dualextrakte zurückgreifen, um in den Genuss der nervenschützenden Eigenschaften zu kommen.
- Frische Fruchtkörper des meist in dieser Form als Pom-Pom blanc gehandelten Pilzes werden mittlerweile auch von etlichen Betrieben in Deutschland produziert, zum Beispiel der Magdeburger PilzManufaktur, und über Direktverkauf (oft auch mit Versandbestellmöglichkeit), Fachhändler und Wochenmärkte vertrieben.
- **Dosierungsempfehlung:** Die in der TCM verwendete Dosis des getrockneten Fruchtkörpers wird mit 25 bis 50 Gramm pro Tag angegeben. Diese Dosierung zeigt gute Wirkung bei Magen-Darm-Problemen, zum Beispiel bei alkoholinduzierten Magengeschwüren.[78] Eine Erhöhung der NGF-Konzentration und damit der Nervenschutzfunktion konnten klinische Studien schon bei einer Tagesdosis von 3 bis 5 Gramm des getrockneten Fruchtkörpers feststellen.[79] Deutlich positive Effekte bei Symptomen von Depressionen und Angststörungen konnten sogar bei einer Dosis von nur 2 Gramm des Pilzpulvers pro Tag beobachtet werden.[80]
- **Zubereitung:** Im Gegensatz zu den entzündungshemmenden Polysacchariden des Igelstachelbarts sind die enthaltenen Hericenone und Erinacine kaum wasserlöslich, lösen sich aber gut in Alkohol und Fett. Hericium wird, möglicherweise diesem Umstand Rechnung tragend, in der TCM oft in Suppen oder Brühe verabreicht. Das angenehm mild pilzig schmeckende Fruchtkörperpulver des Pilzes lässt sich darüber hinaus sehr vielseitig einsetzen, zum Beispiel als Zusatz in Süßspeisen, Pralinen, Energy Balls, Brotaufstrichen, Smoothies oder auch einfach als Tee aufgebrüht.

Neben- und Wechselwirkungen

Hericium wurde auf allen Ebenen (in vitro, in vivo und in zwei klinischen Studien am Menschen) auf seine Toxizität untersucht und glänzt durch Abwesenheit negativer Effekte auf die Gesundheit von Zellkulturen, Versuchstieren und Menschen. Es gibt vereinzelt Hinweise auf allergische Reaktionen, daher sollte man seine Einnahme, wie bei anderen Pilzen auch, einschleichen und mögliche Effekte abwarten, bevor man höher dosiert.

Chaga *Inonotus obliquus*

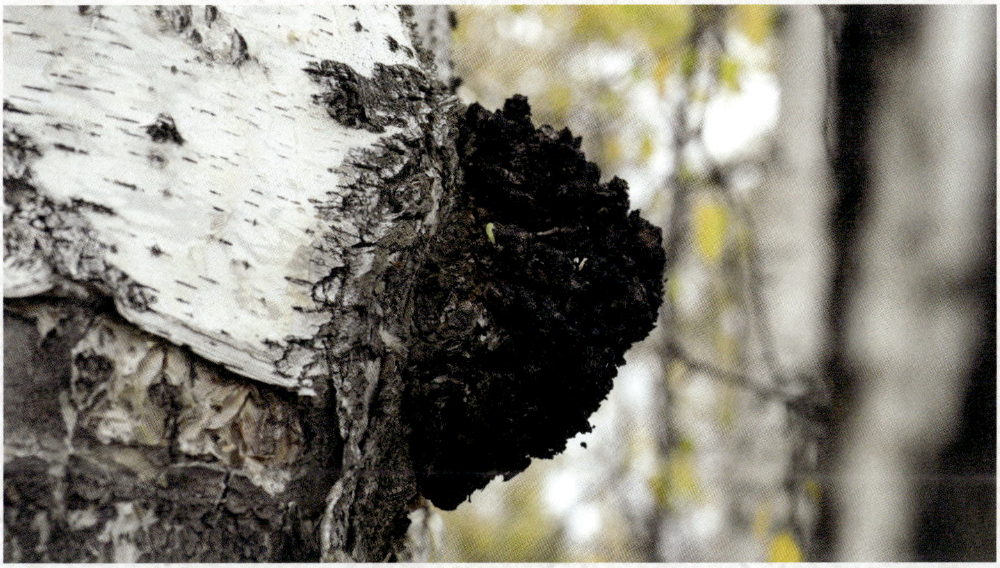

Weitere Namen: Tschaga, Schiefer Schillerporling, Kabanoanatake
Familie: Hymenochaetaceae (Schillerporlinge)
Vorkommen: Der Chaga ist eine besondere Wuchsform an Birken, die vom Schiefen Schillerporling befallen sind. Er kommt weltweit vor allem in nördlichen Gebieten mit ausgedehnten Birkenwäldern vor, also hauptsächlich in Finnland, Russland, Kanada, in den USA (Alaska und Maine), Korea, Japan und China. Seltener ist er in wärmeren Gefilden anzutreffen. Funde in Deutschland sind aber durchaus keine Seltenheit. Der Schiefe Schillerporling besiedelt fast ausschließlich ältere Birken, selten auch Buchen und Erlen, und ist ein parasitärer Pilz, der seinen Wirtsbaum binnen 20 Jahren abtötet.

Beim Chaga handelt es sich nicht, wie man denken könnte, um den Fruchtkörper des Schiefen Schillerporlings, sondern um eine sogenannte Nebenfruchtform. Sie tritt zusammen mit der als Schiefer Schillerporling bezeichneten Hauptfruchtform, aber zeitlich versetzt zu dieser, am Wirtsbaum auf. Diese Hauptfruchtform ist der eigentliche Fruchtkörper des Pilzes und wird nur sehr selten gefunden. Sie wächst zunächst verborgen unterhalb der Rinde des Wirtsbaums, ehe sie diesen mit sogenannten Stemmleisten unvermittelt aufbricht. Sobald die Porenschicht freiliegt und Sporen freisetzen kann, ist sie sehr kurzlebig und von grauer, leicht schillernder Farbe – daher auch der Name des Pilzes. Der Fruchtkörper entsteht erst, nachdem der Wirtsbaum abgestorben ist, und erreicht eine enorme Größe von bis zu 2 Metern.

Aussehen: Wenn man von Chaga spricht, meint man üblicherweise die schwarzen Gebilde, die man an Birken findet. Sie können Durchmesser von 25 bis 60 Zentimeter und darüber hinaus erreichen und erinnern äußerlich eher an einen zerklüfteten schwarzen Lavaklumpen, der es irgendwie ins Geäst einer Birke geschafft hat, als an einen Pilz. Unter seiner schwarzbraunen harten Kruste ist der Chaga von orangegelber Farbe und oft mit weißen Äderchen durchzogen. Seine Konsistenz ist hart bis korkartig. Durch diese beiden Merkmale lässt er sich leicht von äußerlich recht ähnlichen Wucherungen wie dem Baumkrebs an der Birke unterscheiden.

Der Schiefe Schillerporling gehört, wie die meisten Heilpilze, zu den Weißfäulepilzen, die in der Lage sind, die Holzbestandteile Zellulose und Lignin zu verstoffwechseln. Der in Sibirien dank seiner vielfältigen heilenden Eigenschaften »Geschenk der Götter« genannte Chaga ist in der traditionellen Heilkunst Nordosteuropas schon seit Jahrhunderten bekannt und wird gern genutzt. Inzwischen nimmt seine Popularität auch im Westen von Jahr zu Jahr zu. Aufgrund seiner vielfältigen gesundheitsfördernden Eigenschaften gilt der Chaga zurecht als einer der Shootingstars der Heilpilzliga.

Inhaltsstoffe

Der Chaga ist auf vielen Ebenen ein besonderer Pilz. Er bezieht seine wichtigsten Wirkstoffe aus der Birkenrinde, darunter eine Vielzahl an Betulinsäure-Derivaten und größere Mengen an Melanin-Glucan-Komplexen. Beide Substanzklassen sind hochgradig bioaktiv und werden in dem Pilz beispielsweise in Form von Betulinsäure und Betulin angereichert.

Traditionelle Verwendung als Seifenwasser

Der Name Chaga hat seinen Ursprung bei dem sibirischen Volk der Khanty/Oystak. Sie nutzten den Pilz zu medizinischen Zwecken überwiegend in Form eines »Seifenaufgusses«. Dieser wurde hergestellt, indem Chagastücke zu Asche verkohlt und in Wasser aufgelöst wurden. Dieses »Seifenwasser« hat eine stark reinigende und desinfizierende Wirkung und wurde insbesondere bei Herz- und Lebererkrankungen, Magenproblemen und Tuberkulose, aber auch generell zur inneren und äußeren Reinigung verwendet.

Medizinische Wirkung

Der Chaga ist ein natürliches Adaptogen, erhöht also die Anpassungsfähigkeit sowie Belastungs- und Stressresistenz des Körpers. Er hält dadurch das Immunsystem in Balance und stärkt die natürlichen Abwehrkräfte gegen Krankheiten und Infektionen. Ferner wirkt er antientzündlich und antiviral, unterstützt das kardiovaskuläre System, reguliert den Blutdruck und normalisiert Cholesterinwerte. Neuere Forschungsergebnisse zeigen auch eine ausgleichende Wirkung auf den Blutzuckerspiegel bei Diabetes Typ 2.

Nicht zuletzt hat das in hoher Konzentration enthaltene und für die dunkle Farbe verantwortliche Pigment Melanin eine mächtige antioxidative Wirkung und zeigt damit nach der Einnahme von Chagaprodukten nicht von der Hand zu weisende Anti-Aging-Effekte, was sich vor allem in einem gesunden Hautbild bemerkbar macht, aber auch an einer verbesserten Entgiftungsfunktion der Leber. Melanine sind nicht nur für die Bräunung unserer Haut verantwortlich, sondern besitzen darüber hinaus zahlreiche antioxidative Schutzfunktionen. Melanin schützt die Haut vor Sonnenbrand, freien Radikalen und Umwelttoxinen, verbessert die Sehfunktion und kräftigt das Haar.

Betulinsäure wirkt unter anderem bei der Behandlung von malignen Melanomen, dem Hautkrebs. Studien zeigen, dass Betulinsäure eine vollständige Tumorhemmung und Selbstzerstörung der Krebszellen bewirkt. Des Weiteren hemmt Betulinsäure das Wachstum von HIV-1, Herpesviren und Plasmodien, die Malaria verursachen, und wirkt stark entzündungshemmend. Untersuchungen zeigen allerdings auch, dass die Bioverfügbarkeit von Betulinsäure in ihrer Reinform in wässriger Lösung – dazu zählt auch Blut – äußerst gering ist. Möglicherweise wird Betulin also ungenutzt wieder ausgeschieden. Zumindest gilt das für die chemische Reinsubstanz, die direkt aus der Birkenrinde gewonnen wird.

Betrachtet man die über Jahrhunderte hinweg gesammelten Erfahrungswerte in der Anwendung von Chaga, liegt die Vermutung nahe, dass das in Chaga enthaltene und in seinem natürlichen Wirkstoffgefüge eingebettete Betulin sich anders verhält als die isolierte Substanz und seine Wirkung auf den menschlichen Organismus nichtsdestotrotz entfaltet. Eine wissenschaftliche Bestätigung steht leider noch aus.

Die medizinische Forschung beschäftigt sich primär damit, die Bioverfügbarkeit der Reinsubstanz zu erhöhen, um das Wirkpotenzial der Substanz für pharmazeutische Medikamente zu nutzen. Derzeit laufen erste klinische Studien zur In-vivo-Wirkung von Betulin und Betulinsäure am Menschen. Wenn auch die Bioverfügbarkeit von oral konsumiertem Betulin noch nicht ausreichend geklärt ist, gilt die äußerliche Aufnahme über die Haut als gesichert. Eine 2017 publizierte klinische Studie kam zu dem Ergebnis, dass eine betulinhaltige Salbe die Wundheilung – insbesondere bei Verbrennungen – signifikant beschleunigt.[81]

Anwendungsgebiete

- **Grippe und Infekte:** Chaga schützt nicht nur durch seine das Immunsystem stärkenden Eigenschaften vor Infekten, sondern bekämpft auch aktiv virale Eindringlinge. Die enthaltene Betulinsäure greift unter anderem stark hemmend in den Stoffwechsel und die Vermehrung von Influenzaviren (Grippe) ein.[82] In der traditionellen Heilkunde Russlands wird Chaga schon seit Langem zur Vorbeugung und Behandlung von Infekten genutzt.
- **Stoffwechselerkrankungen:** Die im Chaga enthaltenen Polysaccharide erhöhen die Glukosetoleranz, wirken regulierend auf den Blutzuckerspiegel und normalisieren den Körperfettspiegel. Chaga wirkt nicht nur unterstützend auf den Zuckerhaushalt, sondern beugt auch der Entstehung von Langzeitschäden durch Diabetes Typ 2 vor.[83]
- **Hauterkrankungen:** Bei Hautproblemen wie Akne, Schuppenflechte und Neurodermitis kommt es oft schon nach wenigen Tagen der Anwendung zu einer deutlich sichtbaren Verbesserung des Hautbilds und einer Reduktion des Juckreizes. Bei Hautproblemen wird Chaga auch äußerlich als Teewaschung, Tinktur oder als Bestandteil von Salben und Cremes angewandt.
- **Entzündungen:** Chaga beeinflusst Entzündungsherde günstig und beschleunigt die Abheilung.[84] Dies gilt besonders bei Entzündungen, die den Magen-Darm-Trakt betreffen, aber auch im Mund- und Rachenbereich, etwa bei Zahnfleischentzündungen, und entzündlichen Erkrankungen der Haut.
- **Autoimmunerkrankungen:** Insbesondere bei Darmleiden wie Morbus Crohn sowie bei Morbus Basedow[85], multipler Sklerose, rheumatoider Arthritis, Allergien und dem chronischen Erschöpfungssyndrom sorgt Chaga durch seine entzündungshemmenden Eigenschaften und seinen ausgleichenden Einfluss auf das Immunsystem für Linderung und mehr Lebensqualität.[86]
- **Magen-Darm-Erkrankungen:** Chaga hilft bei Magengeschwüren, Gastritis und anderen gastrointestinalen Problemen.
- **Krebstherapie und -prävention:** In der russischen Schulmedizin wird Chaga schon lange als Begleittherapie bei Chemo- und Bestrahlungstherapie eingesetzt. Er lindert die durch die Chemotherapie entstehenden Entzündungen, fördert die Selbstheilungskräfte, reduziert Übelkeit und fördert den Appetit. Insbesondere das in Chaga enthaltene Betulin zeigt sehr ausgeprägte antitumorale Wirkung, etwa bei Hautkrebs, indem es das Wachstum der Krebszellen blockiert und die Selbstzerstörung der Krebszellen einleitet. Vor allem die enthaltenen Polysaccharide wirken indirekt gegen Krebs, indem sie das Immunsystem unterstützen. Die antioxidative Wirkung von Melanin beugt der Entstehung von Krebszellen vor.[87]

- **Als Tonikum:** Chaga erhöht die Stresstoleranz und die körperliche Leistungsfähigkeit. In Form eines Tees wurde er in der traditionellen Volksmedizin Lapplands und Russlands unter anderem bei Magen- und Verdauungsbeschwerden getrunken. Auch heute wird er noch von nordischen Trappern, Jägern und Förstern als Tonikum dafür geschätzt, Hunger und Müdigkeit zu lindern, zu revitalisieren und die Ausdauer zu steigern.

Produkte, Dosierung und Zubereitung

- **Produkte:** Chaga ist im Onlinefachhandel in Form ganzer Brocken, als Schrot (Granulat) und als Pulver erhältlich. Zudem sind pulverförmige Extrakte und Kapseln aus Pulver und/oder Extrakten und Tinkturen sowie chagahaltige Kaffeeprodukte und entzündungshemmende Hautsalben erwerbbar. Die Preise für reinen Chaga als Brocken, Granulat oder Pulver variieren teilweise stark. Es gibt Anbieter, die für angeblich besonders potente Chagabrocken aus finnischer Wildsammlung horrende Preise von bis zu 250 Euro pro 100 Gramm verlangen. Diese Behauptung ist haltlos. Der überwiegende Teil aller angebotenen Chaga-produkte stammt aus Finnland (Lappland) und Sibirien und enthält identische Wirkstoffmengen. Normal sind Preise um die 20 Euro pro 100 Gramm.

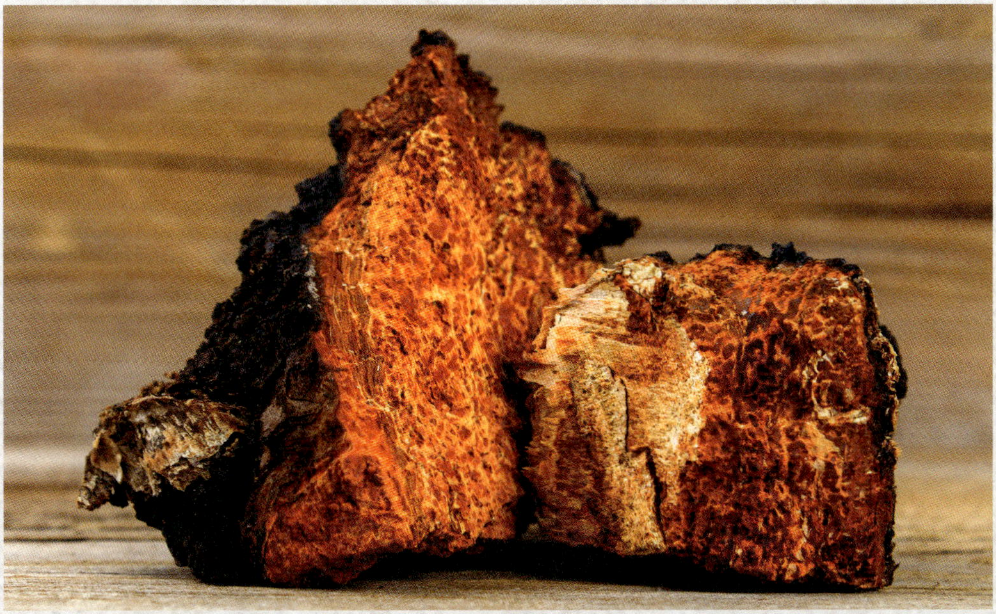

Ein typischer Chagabrocken, der innen von kräftiger orangegelber Farbe ist.

Achten Sie bei der Auswahl eines Produkts auf eine möglichst dunkle Farbe, was für einen hohen Rindenanteil spricht. Die schwarzbraune Rinde des Chaga enthält einen hohen Anteil an Melanin und höhere Konzentrationen an wirkungsreichen Triterpenen. Einen hervorragenden hochkonzentrierten Dualextrakt bekommen Sie in Kapseln oder als Pulver bei der Firma Oriveda BV (www.oriveda.com).

- **Dosierungsempfehlung:** Über den Tag verteilt trinkt man zwei bis drei Tassen Chagatee, bei Bedarf auch mehr. Die durchschnittliche Dosierung für wässrige Extrakte als Pulver beträgt 1 bis 3 Gramm pro Tag. Es wird berichtet, dass wässrige Extrakte, die wie üblich durch Kochen hergestellt werden, eine Anti-Tumor-Aktivität aufweisen. Der Gehalt an wissenschaftlich bestätigten antitumoralen Triterpenen in reinen wässrigen Extrakten ist jedoch gering. Viele Therapeuten bevorzugen daher die Verabreichung einer Kombination von wässrigen und ethanolischen (alkoholischen) Extrakten. Sollen mit dem Chaga ernsthafte Erkrankungen therapiert werden, sollte man unbedingt auf hoch dosierte und standardisierte Dualextrakte zurückgreifen. Preiswerter als Dualextraktkapseln sind pulverförmige Extrakte.
- **Zubereitung:** Da die wertvollen Chaga-Inhaltsstoffe, wie bei anderen Heilpilzen auch, von einer unverdaulichen chitinhaltigen Zellwand umgeben sind, müssen die Wirkstoffe extrahiert werden, damit man in den Genuss ihrer Heileigenschaften kommt. Die traditionelle Teezubereitung ist chemisch gesehen eine wässrige Extraktion. Hitze bricht die langen Chitinketten auf, sodass die Zellwände zerstört und damit die Wirkstoffe freigesetzt werden. Um die Wirkstoffe möglichst schonend aus dem holzartigen Chagamaterial zu bekommen, sollte Chaga vorzugsweise über mehrere Stunden sanft erhitzt werden (nicht sieden).

Eine bewährte und einfache Methode ist, den Chaga – am besten pulverisiert oder in kleinen Brocken – in einer Teekanne mit heißem, nicht mehr kochendem Wasser zu übergießen und danach auf ein Teelicht-Stövchen zu stellen. Wenn das Teelicht nach circa vier Stunden erloschen ist, ist der von Geschmack und Farbe an Schwarztee erinnernde Chagatee trinkfertig und kann jetzt auch etwa ein bis zwei Wochen im Kühlschrank aufbewahrt werden. Das in der Kanne verbliebene Material kann so lange immer wieder aufgebrüht werden, bis der Tee keine Farbe mehr annimmt, erst dann sind keine Wirkstoffe mehr enthalten. Die Zubereitung als Tee hat aber einen Nachteil: Ein Teil der Wirkstoffe im Chaga ist nicht wasserlöslich und deshalb im Tee nur in geringen Mengen verfügbar, unter anderem die wertvollen und wirkungsstarken Triterpene und Betulin.

Industriell hergestellte Dualextrakte enthalten die ganze Bandbreite an Wirkstoffen und gelten als die wirksamste Anwendungsform. Sie eignen sich als Pulver hervorragend, um auf die Schnelle einen wohlschmeckenden und wirksamen Chagatee aufzubrühen, indem Sie einfach Ihre Dosis Chagaextrakt mit heißem Wasser übergießen.

Neben- und Wechselwirkungen

Chaga gilt generell als sicher in der Anwendung, enthält aber recht hohe Konzentrationen an Oxalsäure (Oxalat). Normalerweise wird Oxalsäure problemlos über die Nieren ausgeschieden und auch von Darmbakterien abgebaut. Menschen mit einem höheren Risiko zur Bildung von Nierensteinen (Kalziumoxalatablagerungen), einer erhöhten Aufnahme von Oxalat zum Beispiel wegen einer gestörten Darmflora oder einer erhöhten Oxalatkonzentration im Urin sollten aber generell an Oxalsäure reiche Lebensmittel meiden. Allerdings ist es auch für gesunde Menschen ratsam, ihre Ausscheidungsorgane nicht durch zu häufigen Verzehr großer Mengen an Oxalsäure übermäßig zu belasten. Hoch dosierte Chagaextrakte sollten daher nur zeitlich begrenzt zur akuten Behandlung eines Krankheitsbildes zum Einsatz kommen. Eine ausreichende Flüssigkeitszufuhr (2 bis 3 Liter pro Tag) hilft den Nieren, die anfallende Oxalsäure wieder loszuwerden. Chagatee hingegen enthält deutlich weniger Oxalsäure als hoch dosierte Chagaextrakte, daher spricht nichts gegen eine tägliche Einnahme als Tee, etwa um das Immunsystem und den Cholesterinstoffwechsel zu unterstützen.

Chaga sollte wegen seiner regulierenden Wirkung auf das Herz-Kreislauf-System nicht zeitgleich mit blutverdünnenden Medikamenten eingenommen werden. Hier kann es möglicherweise zu effektverstärkenden Wechselwirkungen kommen.

Shiitake *Lentinula edodes*

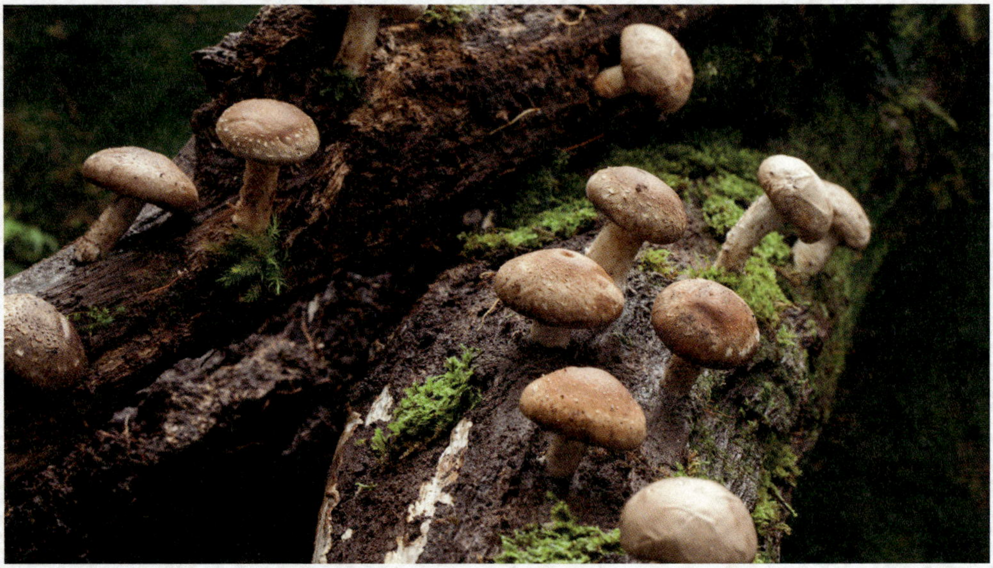

Synonyme: *Lentinus edodes*, *Tricholomopsis edodes*
Weitere Namen: Lentinus (als Heilpilz), Shii-Take, Shiang Gu (Xiāng Gū), Dong Gu
Familie: Marasmiaceae (Schwindlingsverwandte)
Vorkommen: In China und Japan wird Shiitake schon seit mindestens 1000 Jahren angebaut, mittlerweile wird er weltweit kultiviert.
Aussehen: Der Hut des Pilzes ist hell- bis dunkelbraun und hat eine linsenartige Form, daher rührt auch sein lateinischer Name *Lentinula edodes* (*lentis* = Linse, *edulium* = essbar). Seine Lamellen sind glatt bis rau, leicht gelblich und wandern etwas am Stiel hinab. Der Stiel sitzt meist mittig am Hut, kann aber auch etwas seitlich ansetzen. Im jungen Stadium ist der Rand des Huts nach innen eingerollt und öffnet sich mit zunehmender Reife nach oben. Die Huthaut wird meist von zarten Flocken bedeckt.

Der traditionelle japanische Name des seit über 2000 Jahren im asiatischen Raum genutzten Pilzes, »Shiitake«, leitet sich von den Worten *shii* für »Eiche« und *take* für »Pilz« ab und bedeutet »Pilz, der auf Eichen wächst«. Er gedeiht in der Tat bei kühler Witterung in Eichenwäldern. Der »duftende Pilz«, wie Shiitake in China liebevoll genannt wird, ist der weltweit am zweithäufigsten angebaute Speisepilz nach dem Champignon, was seinen Stellenwert in der asiatischen Küche verdeutlichen dürfte. Nicht nur sein vollmundiger Umami-Geschmack macht den braunen Hutträger so beliebt, er verfügt auch über ein ausgezeichnetes Nährstoffprofil und hält noch eine Fülle weiterer gesundheitsfördernder Eigenschaften bereit. Kein Wunder, dass er einer der meistverwendeten Pilze überhaupt in der traditionellen chinesischen Medizin ist. Heutzutage wird er vor allem zur Stärkung des Darms, des Immunsystems und der Knochen eingesetzt.

Inhaltsstoffe

Shiitake enthält große Mengen B-Vitamine, Vitamin D und Ergosterol, die die Mineralisierung von Knochen und Zähnen fördern, sowie Polysaccharide, überwiegend Beta-Glucane, die starke Immunstimulatoren sind und antivirale wie antibakterielle Wirkkräfte besitzen. Das vielleicht bekannteste davon ist das vom japanischen Gesundheitsministerium 1976 als Medikament zugelassene Lentinan. Es wird routinemäßig in Krankenhäusern im gesamten Land mit großem Erfolg eingesetzt. Es bekämpft Krebs, hat sich ebenso als wirksam gegen Grippeviren, Polio und HIV erwiesen und ist genauso gegen Bakterien und Parasiten wirksam.[88]

Lentinus enthält aber noch eine ganze Reihe von Wirkstoffen, etwa Eritadenin, welches neben seinen antimikrobiellen Eigenschaften eine einzigartige cholesterinsenkende Wirkung hat, und Lentin, das eine starke Anti-Pilz-Wirkung zeigt und die Vermehrung von Leukämiezellen und HIV hemmt. Der Pilz beinhaltet auch Oxalsäure, die ebenfalls eine antibakterielle Wirkung besitzt, sowie Triterpene, die das Immunsystem stärken. Weiterhin liefert er Eritadenin, eine Substanz, die die Lipide im Blut, also die Blutfettwerte, und den Gesamtcholesterinspiegel leicht senkt.

Shiitake für die Mundhygiene

Eine erstaunliche Tatsache hat erst die neuere Forschung rund um den beliebten Pilz herausgefunden: Shiitake zu essen, schützt vor Karies! Dies ist ein Grund mehr, auf gründliches Kauen der Nahrung zu achten. Zahlreiche in Shiitake enthaltene Stoffe wirken direkt auf die Mundflora. Sie lösen Kariesbakterien, indem sie deren Zellmembraneigenschaften verändern, vom Zahnschmelz ab, lösen gleichermaßen hartnäckige Biofilme auf, indem sie bakterielle Signalwege stören, und wirken generell keimtötend. Insbesondere der Karieserreger Streptococcus mutans wird wirksam abgetötet, wie mehrere Studien zeigen.[89]

Sein dezentes Knoblaucharoma hat der Pilz übrigens dem Inhaltsstoff Lenthionin zu verdanken. Dazu enthält er etliche Enzyme, die die Verdauung und viele lebenswichtige Zellprozesse unterstützen und antioxidativ wirken, wie etwa die Superoxiddismutase (SOD), die freie Radikale unschädlich macht.

Aus *Lentinus*, wie der Pilz in seiner medizinischen Anwendung oft genannt wird, werden zahlreiche Extrakte und Isolate hergestellt, die seit Langem erfolgreich in der Krebstherapie eingesetzt werden. Das aufgereinigte Polysaccharid Lentinan etwa ist seit den 1970er-Jahren in Japan als Medikament zur Behandlung von Magenkrebs zugelassen.

Shiitake ist auch die Quelle für LEM (kurz für den Myzelextrakt aus *Lentinula edodes*), einem groben Myzelextrakt mit nachgewiesenen immunstärkenden Eigenschaften,[90] der Glycoproteine, Nukleinsäurederivate, B-Vitamine und Ergosterol enthält.

Der Pilz ist dazu die Hauptzutat von AHCC (*active hexose correlated compound*), einem patentierten und durch Fermentation gewonnenen, besonders bioverfügbaren Alpha-Glucan-Extrakt. AHCC ist das in Japan am zweithäufigsten in der begleitenden Krebstherapie eingesetzte Heilpilzpräparat nach Produkten aus dem Mandelpilz.

Medizinische Wirkung

Obwohl er sehr beliebt ist, kommt Lentinus nicht ganz an die Wirkungsvielfalt der Superstars Reishi, Maitake und Co. heran. In seinen Spezialwirkgebieten, dem Darmbereich, dem darmassoziierten Immunsystem und der Mundhöhle, ist er aber unübertroffen. Seine positive Wirkung auf die Darmgesundheit basiert unter anderem auf seinem hohen Gehalt des Zuckers Trehalose. Dieser sorgt dafür, dass der Anteil an Milchsäurebakterien im Darm steigt und in der Folge der Anteil an Fäulnisbakterien, also Bakterien, die Gärung betreiben, Blähungen verursachen und Toxine und krebserregende Substanzen produzieren, sinkt. Durch die Wiederherstellung der natürlichen Darmflora wird die im Darm sitzende Immunabwehr gestärkt. Da eine gesunde darmassoziierte Immunabwehr die Voraussetzung für eine gesunde Funktion des gesamten Immunsystems ist, hilft Shiitake auch bei allen Erkrankungen und Gesundheitsproblemen, die mit einer Schwächung des Immunsystems zusammenhängen. Erfolge zeigen sich vor allem in der Vorbeugung und Behandlung von durch Viren und Bakterien verursachten Krankheiten wie Grippe, Bronchitis, Blasenentzündung, Herpes, HIV und Hepatitis. Shiitake hat die bemerkenswerte Eigenschaft, sich enorm positiv auf die Gesundheit der Mundhöhle auszuwirken. Er bekämpft Karies, Zahnstein und Mundgeruch und fördert die Knochengesundheit.

Anwendungsgebiete

- **Autoimmunerkrankungen und Allergien**: Eine chinesische Studie stellte fest, dass der tägliche Konsum von 10 Gramm Shiitakepulver nach vier Wochen signifikant den Immunstatus der Probanden verbessert und auch eine Abnahme der in Entzündungsprozesse involvierten Zytokine und CRP – beides sind Botenstoffe des Immunsystems – verursacht hatte.[91] Die beobachteten Verbesserungen diverser Immunparameter gehen mit einer allgemeinen Verbesserung der inflammatorischen Bedingungen im Körper, also einer Entzündungshemmung, einher. Der Pilz hilft bei allen Autoimmunerkrankungen und entzündlichen Erkrankungen und ist einzigartig in seiner Eigenschaft, den Körper vor den Auswirkungen von Schimmeltoxinen wie dem gefürchteten Aflatoxin zu schützen.
- **Krebs:** Lentinan wirkt neben einer allgemeinen Stärkung des Immunsystems direkt zellgiftig auf Tumorzellen verschiedenster Arten, indem die Selbsttötung der Krebszellen durch verschiedene Wirkmechanismen eingeleitet wird. Zahlreiche klinische Studien bestätigen bei Patienten mit Magen-, Darm-, Leber-, Brust- und metastasierendem Prostatakrebs eine generelle Verbesserung der Beschwerden, ein subjektiv verbessertes Lebensgefühl und eine höhere Überlebensrate. Mit Lentinan als Begleittherapie zur Chemotherapie war es aufgrund der positiven Effekte auf deren Nebenwirkungen möglich, die Chemobehandlung länger durchzuführen und so ebenfalls eine bessere Überlebensrate zu erzielen. Alle Studien kommen zu dem Schluss, dass der Einsatz von Lentinan in der begleitenden Krebstherapie einen signifikant positiven palliativen Effekt und zu vernachlässigende Nebenwirkungen zeigt.[92]
- **Herz-Kreislauf-System/Cholesterinhaushalt:** Eritadenin beschleunigt die Ausscheidung von oral zugeführtem Cholesterin und ebenso seinen Abbau im metabolischen Stoffwechsel. Klinische Studien zeigen, dass der Konsum von 9 Gramm getrockneten respektive 90 Gramm frischen Shiitakepilzen am Tag bei Hypercholesterinämiepatienten zu 7 bis 12 Prozent weniger Cholesterin und 6 bis 7 Prozent weniger Triglyzeriden im Blut führt.[93] Die cholesterinsenkende Wirkung von Eritadenin basiert auf anderen Wirkmechanismen als die von verschreibungspflichtigen Statinen oder natürlichen Statinquellen wie Rotschimmelreis *(Monascus purpureus)*, daher spricht nichts gegen die parallele Einnahme von Statinen.
- **Infektionskrankheiten:** Wie bei anderen Pilzen, die reich an immunologisch aktiven Polysacchariden sind, kann die Fähigkeit von Shiitake, die Immunfunktion zu stärken, die Immunantwort auf eine Reihe von Viruskrankheiten verbessern, darunter Hepatitis B, wo die leberschützenden Eigenschaften der Shiitake-Polysaccharide zusätzlich

unterstützend wirken. In einer Studie zeigten 40 Patienten mit chronischer Hepatitis, die täglich 6 Gramm LEM-Polysaccharidextrakt bekamen, nach vier Monaten signifikant verbesserte Leberwerte, und bei 17 Patienten war das Virus nicht mehr nachweisbar.[94] Bei HIV-Patienten konnte nach 60 Tagen eine glatte Verdopplung der Anzahl der T-Helferzellen festgestellt werden. Die starke antimikrobielle Wirkung von Shiitake richtet sich insbesondere auch gegen den parasitären Darmpilz *Candida albicans*.

Produkte, Dosierung und Zubereitung

- **Produkte:** Shiitake ist einer der wenigen Heilpilze, die deutschlandweit frisch in Supermärkten zu finden sind, da es auch hierzulande mittlerweile etliche Shiitakezuchtbetriebe gibt. Ebenso findet man getrocknete Fruchtkörper, Granulate und Pulver sowie Extrakte und Pulver in Kapseln und Flüssigextrakten sowie Produkte aus aufgereinigten Polysaccharidextrakten wie Lentinan und AHCC, welches von der Firma Amino Up Co. Ltd produziert und in Deutschland exklusiv von Greenleaves Vitamins vertrieben wird.
- **Dosierungsempfehlung:** Um das Immunsystem zu stützen, reichen 2 bis 6 Gramm Polysaccharidextrakt pro Tag aus. Shiitake kann zur Cholesterinkontrolle wegen der einzigartigen Wirkungsweise von Eritadenin mit statinhaltigen Medikamenten oder anderen natürlichen Statinquellen, etwa dem Austernseitling *(Pleurotus ostreatus)*, kombiniert werden. Zur Behandlung von Hypercholesterinämie werden 9 Gramm des getrockneten Fruchtkörpers pro Tag empfohlen.
- **Zubereitung:** Schaut man zum Beispiel in die asiatische Küche, findet man Tausende Rezepte rund um den Shiitake, was bei seiner Beliebtheit nicht weiter verwunderlich ist. Frische und getrocknete Pilze können vielseitig in der Küche verwendet werden. Letztere lassen sich zu Pulver vermahlen und als Würze in Suppen und Eintöpfe einstreuen oder einfach einweichen und wie frische Pilze zubereiten. Wegen seiner gesundheitsfördernden Wirkung sollte der Shiitake regelmäßig den Speiseplan bereichern.
- Um seine Heileigenschaften gerade im Krankheitsfall optimal zu nutzen, empfiehlt sich jedoch die tägliche Einnahme von Pilzpulver und -extrakten, die insbesondere bei schweren Krankheitsbildern zum Einsatz kommen sollten.

Neben- und Wechselwirkungen

Vereinzelt wurden Unverträglichkeitsreaktionen beobachtet, die sich als »Shiitake-Dermatitis« mit einem charakteristischen Hautausschlag, der Peitschenstriemen ähnelt, äußern.[95] Diese stehen jedoch ausnahmslos mit dem Konsum frischer oder unzureichend lange gekochter Pilze in Verbindung und verschwinden ohne weiteres Zutun wieder binnen maximal 14 Tagen.[96] Von den weltweit insgesamt knapp über 50 in der Literatur erwähnten Shiitake-Dermatitis-Fällen sind nur drei in Zusammenhang mit der Einnahme von zu medizinalen Zwecken genutzten Shiitakezubereitungen bekannt.[97]

Diese Erkenntnisse haben das Bundesinstitut für Risikoforschung (BfR) im Jahr 2004 zu einer Stellungnahme über ein »gesundheitliches Risiko von Shiitakepilzen« veranlasst, in der vor dem Konsum von Shiitakepilzen gewarnt wird. Man setze doch bitte die 50 aufgetretenen Fälle in Relation zu den 2 Millionen Tonnen Shiitakepilzen, die jährlich beschwerdefrei konsumiert werden, um das persönliche Risiko abzuwägen.

Vitamin-D-Boost für den Shiitake durch Sonnenlicht

Shiitakepilze lassen sich ohne Aufwand und ganz einfach in wahre Vitamin-D-Bomben verwandeln, indem sie vor der Zubereitung in die Sonne gelegt werden. Es wurde gezeigt, dass sich der sowieso schon hohe Vitamin-D-Gehalt auf das bis zu 400-Fache steigern lässt, wenn die Pilze mit dem Stiel nach oben in der Sonne getrocknet werden. Der Grund ist, dass die UV-Strahlung im Sonnenlicht Ergosterol aus den Zellwänden des Pilzes in Vitamin D_2 umwandelt. 100 Gramm getrocknete Shiitake enthalten dann laut einer Studie unglaubliche 46 000 IE (internationale Einheit, eine Maßeinheit für Vitamine), Vitamin D_2 und dazu noch Vitamin D_3 und D_4 in nennenswerten Mengen. Um den aktuell empfohlenen Tagesbedarf von 5000 IE zu decken, reichen demnach gute 10 Gramm vom sonnengetrockneten Pilz. Das Ganze funktioniert übrigens auch mit bereits »normal« getrockneten Pilzen, wenn sie für einige Stunden in die pralle Sonne gelegt werden.

Chinesischer Raupenpilz *Ophiocordyceps sinensis*

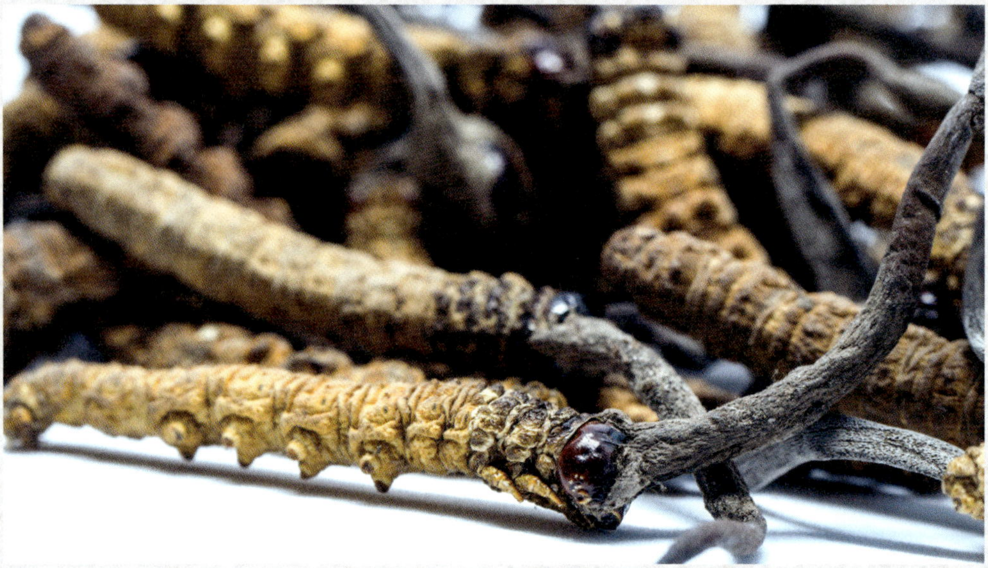

Synonyme: *Cordyceps sinensis*

Weitere Namen: Cordyceps, Tibetischer Raupenpilz, Raupenkeulenpilz, Tohchukaso, Dong Chong Xia Cao, Chong Cao, Yartsa Gunbu

Familie: Ophiocordycipitaceae

Vorkommen: Der Chinesische Raupenpilz ist sehr selten und kommt nur im Hochland des Himalayagebiets in Höhen von 3000 bis 5000 Metern vor. Man findet ihn in Tibet sowie in einigen Regionen Chinas, Nepals, Indiens und Bhutans. Demgegenüber kommt die verwandte Puppenkernkeule *(Cordyceps militaris)* relativ häufig in der gesamten nördlichen Hemisphäre vor. In Europa findet man dessen Fruchtkörper von August bis November.

Aussehen: Sein landläufiger Name »Raupenpilz« kommt nicht von ungefähr. Tatsächlich ist der Cordyceps ein parasitärer Pilz, der Raupen einer speziellen Nachtfalterart befällt. Der Lebenszyklus des *Ophiocordyceps sinensis* beginnt mit dem Sporenflug aus seinem 5 bis 15 Zentimeter langen und keulenförmigen Fruchtkörper. Die vom Wind verbreiteten Sporen gelangen auf die Haut der überwiegend unterirdisch lebenden Raupen, wenn sie aus ihren Löchern kriechen, um Pflanzen zu fressen. Aus den Sporen, die erst im Herbst durch chemische Signale der Raupe aktiviert werden, keimt das Myzel und beginnt sich im Inneren der Raupe auszubreiten. Zunächst werden nur die für die Raupe nicht überlebenswichtigen Organe angegriffen, sodass die Raupe, zeitlich genau abgepasst, erst im Frühsommer des folgenden Jahres stirbt. Kurz vorher übernimmt das Cordycepsmyzel die Kontrolle über ihr Verhalten und bringt sie dazu, sich wenige Zentimeter unter der Grasnarbe zu vergraben und mit der Kopfseite nach oben zu positionieren. Aus dem Kopf der prall mit Myzel gefüllten Raupenhülle wächst dann der begehrte Fruchtkörper, um die nächste Generation an Raupen mit seinen Sporen zu infizieren.

Ophiocordyceps sinensis gilt neben Reishi als der Heilige Gral der asiatischen Heilpilze und ist spätestens seit den 1990er-Jahren weltweit bekannt, als durch die Medien ging, dass chinesische Spitzensportler ihre zahlreichen WM- und Olympiasiege der Einnahme des Pilzes als legales Doping zuschrieben. Seit seiner Entdeckung vor rund 1500 Jahren wird der seltene Raupenpilz wegen seiner herausragenden Eigenschaften, die Gesundheit, Vitalität und Libido bis ins hohe Alter zu erhalten, vor allem in China sehr geschätzt. Der seltene und unscheinbare Pilz mit dem keulenförmigen Fruchtkörper, der tatsächlich aus dem Kopf einer Raupe wächst, war so begehrt, dass man ihn im kaiserlichen China, wo Cordyceps ausschließlich dem Hofstaat vorbehalten war, in Gold aufwog. Während wild gesammelte Pilze immer noch zu ähnlich hohen Preisen gehandelt werden, ist heute dank der Biotechnologie nicht minder wirksames und für jedermann erschwingliches Myzelpulver aus künstlicher Kultur erhältlich.

Inhaltsstoffe

Der Raupenpilz enthält unter anderem Betacarotin, die Vitamine C und E, Zink, Selen und andere Mineralstoffe. Neben Polysacchariden, Glykoproteinen, Sterinen und Ergosterin bietet er noch eine Vielzahl weiterer pharmakologisch aktiver Substanzen mit antientzündlichen, antibiotischen antioxidativen und nervenschützenden Eigenschaften, darunter D-Mannitol, Ophicordin, Galactomannan und L-Tryptophan. In großen Mengen enthält er das Nukleosid Adenosin, eine Substanz, die im Körper nicht nur als Baustein vieler weiterer Verbindungen dient, sondern auch durch seine gefäßerweiternde Wirkung den Bluthochdruck senkt und das Blut verdünnt. Vor allem das Herz profitiert durch eine Entlastung des Herzmuskels von der verbesserten Durchblutung im ganzen Körper. Dazu lindert Adenosin Angstzustände und ist ein sehr effektiver Entzündungshemmer.

Die aber vielleicht interessanteste Substanz, die sich in dem Pilz findet, ist das Cordycepin. In seiner chemischen Struktur ist es nahezu identisch mit Adenosin, was unter anderem als Baustein in der DNA-Helix verbaut wird. Hier ist es, wo das Cordycepin seine Wirkung entfaltet.

Der alljährliche Ansturm auf die tibetanischen Hochebenen

Trotz der Tatsache, dass es vor mehr als 20 Jahren chinesischen Biotechnologen gelang, den Chinesischen Raupenpilz auf künstlichem Nährboden zu kultivieren und große Mengen an hochwirksamen Cordycepsextrakten aus großindustrieller Myzelflüssigkultur herzustellen, hat sich an der hohen Nachfrage nach Cordyceps aus Wildsammlung nichts verändert. Insbesondere die Chinesen lieben ihre getrockneten Cordyceps und verlassen sich auf die TCM, die lehrt, dass ein wild gewachsenes Heilmittel immer besser ist als ein kultiviertes. Jedes Jahr schwärmt also nach wie vor ein Heer von Sammlern aus und sucht unter großem Konkurrenzdruck den nur in großen Höhenlagen des Himalajagebirges vorkommenden Pilz. Kein Wunder, bringt wild gesammelter Cordyceps doch nach wie vor astronomische Kilopreise, die sich gut und gern auf dem Niveau eines Mittelklassewagens bewegen.

Ein tibetischer Sammler findet – wenn er Glück hat – maximal 20 Cordycepsfruchtkörper an einem Tag, die je ein halbes Gramm wiegen und ihm etwa 50 Dollar einbringen. Da sie nach Gewicht entlohnt werden, hat sich unter den teils bettelarmen Sammlern eine gefährliche Unart breitgemacht. Sie schieben kleine Stöckchen und Drahtstücke in die Pilze, um ihren Gewinn zu erhöhen. Das wäre nicht dramatisch, wenn die Sammler ungiftige Materialien verwenden würden. Dummerweise wird vielfach das schwerste geeignete Material genutzt, das leicht aufzutreiben ist: bleihaltiges Lötzinn. Daher häufen sich die Berichte über Fälle von Bleivergiftungen durch den Konsum von wild gesammelten Cordycepsfruchtkörpern. Wer gesammelte Cordyceps konsumieren möchte, ist gut beraten, die Pilze in der Mitte durchzubrechen, um mögliche Fremdkörper zu entfernen.

Cordycepin (auch Desoxyadenosin genannt) unterscheidet sich vom Adenosin lediglich durch ein fehlendes Sauerstoffatom und wird bei der Zellteilung anstelle von Adenosin in die DNA eingebaut. Was für die körpereigenen Zellen unproblematisch ist, bringt die Vermehrung von Bakterien und Viren zum Erliegen. Möglicherweise ist durch diesen Mechanismus auch die antitumorale Wirkung von Cordycepin zu erklären. Cordycepin interagiert mit einer Vielzahl von biochemischen Prozessen. Neben der Hemmung der mikrobiellen und tumoralen DNA-Synthese und der Metastasenbildung kann Cordycepin die kontrollierte Selbstzerstörung von Krebszellen einleiten, Thrombose verursachende Blutplättchenverklumpung verhindern, Entzündungsreaktionen normalisieren und in zelluläre Signalwege eingreifen.[98]

Medizinische Wirkung

Cordyceps fördert die allgemeine Leistungsfähigkeit, verbessert die Sauerstoffaufnahme der roten Blutkörperchen, hat Anti-Aging-Eigenschaften, normalisiert den Bluthochdruck, senkt den Blutzucker- und Blutfettspiegel, wirkt antithrombotisch, nervenschützend, stärkt die Sexualfunktion beider Geschlechter, stärkt und schützt die inneren Organe, insbesondere Leber, Niere, Herz und Lunge, hat immunstimulierende Eigenschaften und wirkt antitumoral, antiviral, antifungal und antibakteriell.[99]

In der asiatischen Volksmedizin genießt Cordyceps, ähnlich wie Reishi, höchsten Stellenwert. In der TCM gilt Cordyceps als Tonikum, welches die beiden Grundkräfte Yin und Yang nährt, verstärkt und so für einen freien Energiefluss in den Meridianen sorgt. Es wird unter anderem eingesetzt bei Erschöpfungszuständen, Schmerzen des Bewegungsapparates, Tuberkulose, Asthma und Störungen der Sexualfunktionen, etwa frühzeitiger Ejakulation. Außerordentlich beliebt ist der Raupenpilz auch für seine die Libido steigernde und aphrodisierende Wirkung, die ihm den Spitznamen »Viagra Tibets« einbrachte. Studien belegen, dass Cordyceps die allgemeine Vitalität steigert, die Regeneration nach Krankheit fördert, dem Alterungsprozess entgegenwirkt, den Cholesterinspiegel senkt, bei Herzrhythmusstörungen und chronischer Nierenerschöpfung hilft sowie chronische Lungenerkrankungen wie COPD (*chronic obstructive pulmonary disease*) und auch Lungenkrebs positiv beeinflusst. Ferner ist Cordyceps in der Lage, verschiedene Bereiche des Immunsystems zu aktivieren. Außerdem erhöht es die Aktivität der Makrophagen – Immunzellen, die Viren und Bakterien vernichten –, was den Pilz wertvoll in der Behandlung von bakteriellen und viralen Infektionen macht, gerade bei schwer zu behandelnden Infektionen wie chronischer Epstein-Barr-Virusinfektion, HIV, Hepatitis und der echten Grippe (Influenza), die entgegen der landläufigen Wahrnehmung jährlich viele Tausend Todesopfer fordert.

Anwendungsgebiete

- **Leistungssteigerung im Sport:** Die Verwendung von Cordyceps, zusammen mit anderen Nahrungsergänzungsmitteln, durch chinesische Rekordathleten in den frühen 1990er-Jahren hat großes Interesse am Potenzial des Pilzes zur Steigerung der sportlichen Leistungsfähigkeit geweckt. Eine Studie von 1996 an Langstreckenläufern berichtete über eine signifikante Steigerung der Ausdauer bei 71 Prozent der Teilnehmer, und auch im Tiermodell wurde eine Erhöhung gezeigt. Menschen mit durch Bewegungsmangel begünstigten Herz-Kreislauf-Problemen zeigen nach der Einnahme von Cordycepspräparaten eine signifikante Steigerung der Energieausbeute und ihrer Sauerstoffkapazität.

- **Lungenerkrankungen, Asthma und Allergien:** Hierfür wurde Cordyceps in der TCM schon lange traditionell eingesetzt. Insbesondere auch bei COPD kann der Pilz glänzen.[100]
- **Sexuelle Funktionsstörungen und Fruchtbarkeitsprobleme:** Der Chinesische Raupenpilz steigert die männliche und weibliche Libido, wenn er über einen längeren Zeitraum eingenommen wird. *Ophiocordyceps sinensis* und *Cordyceps militaris* bewirken (basierend auf Tierversuchen) einen deutlichen Anstieg männlicher Sexualhormone, der Spermienmenge und deren Qualität.[101] Bei Frauen konnte eine vermehrte Produktion weiblicher Sexualhormone ebenso festgestellt werden wie eine positive Wirkung auf die Fruchtbarkeit und den Erfolg bei In-vitro-Fertilisation.[102]
- **Nierenleiden:** Eine klinische Studie kommt zu dem Ergebnis, dass 3,5 Gramm Cordycepspulver pro Tag die Nierenfunktion bei Patienten mit chronischem Nierenversagen verbessert und die Erholung bei Patienten mit durch Antibiotika verursachten Nierenschäden fördert.[103]
- **Bei Krebs:** Durch seine Kombination aus das Immunsystem unterstützenden Polysacchariden, das Herz-Kreislauf-System stärkendem Adenosin und Nukleosidderivaten mit Anti-Krebs-Wirkung, zum Beispiel Cordycepin, sehen viele Ärzte Cordyceps als einen der nützlichsten Pilze, um bessere Behandlungsergebnisse bei Krebs zu erwirken. Cordycepin leitet den Krebszellentod in mehreren Krebszelllinien ein, darunter bei Mundhöhlenkrebs, Darmkrebs, Blasenkrebs, Leukämie, Melanom, multiplem Myelom, Brust- und Prostatakrebs.[104, 105]
- **Anti-Aging:** *Ophiocordyceps sinensis* wird seit jeher als Nahrungsergänzungsmittel für ältere Menschen und Menschen, die sich von einer langwierigen Krankheit erholen, eingesetzt. Studien an gesunden Senioren zeigten signifikante Erhöhungen der Sauerstoffaufnahme, der aeroben Kapazität und der Widerstandsfähigkeit gegen Erschöpfung. Neuere Forschung legt nahe, dass Cordyceps auch in der Lage ist, die Gehirnfunktion zu verbessern, vor allem durch seinen positiven Einfluss auf die Leistungsfähigkeit der köpereigenen antioxidativ wirkenden Enzyme Superoxiddismutase, Glutathionperoxidase und Katalase, die alle zellschützend wirken. Dies macht ihn zusammen mit seiner positiven Wirkung auf die Herz-Kreislauf-Funktion zu einem ausgezeichneten Nahrungsergänzungsmittel für Senioren.[106]
- **Leberschutz:** Sowohl *Ophiocordyceps sinensis* als auch *Cordyceps militaris* hemmen fortschreitende Leberfibrose und helfen, die Leberfunktion wiederherzustellen.[107] Eine klinische Studie an Patienten mit alkoholbedingter Fettleber, die täglich 3 Gramm Cordycepspulver bekamen, konnte innerhalb von 90 Tagen eine signifikante Verbesserung der Leberwerte um bis zu 70 Prozent feststellen.[108]
- **Virenerkrankungen, insbesondere chronische:** Wie bereits erwähnt, hemmen die in Cordyceps vorhandenen Nukleosidverbindungen, insbesondere Cordycepin, die Virusvermehrung.[109] Gleichzeitig modifizieren die Cordycepspolysaccharide die Immunantwort auf

Virusinfektionen. Diese Kombination aus verbesserter Immunantwort und unterbrochener Virusvermehrung macht Cordyceps, insbesondere *Cordyceps militaris,*[110] zu einem der effektivsten Pilze in der Behandlung chronischer Virusinfektionen.

- **Diabetes:** Eine Vielzahl an Studien[111, 112] deutet darauf hin, dass Cordyceps zu Folgendem in der Lage ist: die Freisetzung von Insulin auszulösen, die Menge des Enzyms Glukokinase in der Leber zu erhöhen, das Zucker aus dem Blut in Form von Glykogen speichert, sowie die Empfindlichkeit der Zellen gegenüber Insulin zu erhöhen.

Produkte, Dosierung und Zubereitung

- **Produkte:** Hierzulande sind die wild gesammelten Fruchtkörper von *Ophiocordyceps sinensis*, wenn überhaupt, dann nur zu horrenden Preisen erhältlich. Auf die Wirkung von Cordyceps verzichten muss man deswegen aber nicht. Dank der Biotechnologie sind recht günstig Cordycepspulver und -extrakte aus Myzelflüssigkulturen erhältlich, die in Sachen Wirkung den gesammelten Pilzen in nichts nachstehen. Im Gegenteil, dadurch, dass in der Flüssigkultur auch die vom Pilzmyzel abgeschiedenen Substanzen (Exsudate) zu finden sind, die ja sonst in der Erde verloren gehen, ist die Wirkung mitunter intensiver. Produkte, die sowohl *Ophiocordyceps sinensis* als auch *Cordyceps militaris* enthalten, haben in der Regel einen deutlich höheren Cordycepingehalt und sind damit wirkungsvoller.
- **Dosierungsempfehlung:** Als effektive Tagesdosis werden 2 bis 3 Gramm Cordycepspulver oder zwei bis drei Extraktkapseln empfohlen. Im Bedarfsfall, bei schweren Krankheitsbildern und anhaltenden Erschöpfungszuständen, kann die Dosis auf bis zu 9 (3 × 3) Gramm Pulver am Tag erhöht werden, bei Extraktkapseln werden hier dreimal zwei Stück empfohlen.
- **Zubereitung:** Im Gegensatz zu manch anderem bitteren Zeitgenossen eignet sich Cordyceps durchaus zum Verfeinern von Speisen oder als Müsli- und Smoothie-Zutat. Das Pulver lässt sich, wenn es schnell gehen muss, auch hervorragend in ein wenig Joghurt einrühren. Das Aroma reicht von streng-kokosnussartig über an Schokolade erinnernd (Pulver) bis hin zu malzartig (Extrakt). Wegen der tonisierenden Wirkung empfiehlt es sich generell, Cordyceps nicht vor dem Schlafengehen einzunehmen (außer bei starken Erschöpfungszuständen).

Neben- und Wechselwirkungen

Bislang sind keine schädlichen Nebenwirkungen bekannt. Selbst bei hohen Dosen von 30 bis 50 Gramm Pilzpulver pro Tag in der begleitenden Krebstherapie wurden keine negativen Beeinträchtigungen beobachtet. Bei hormonabhängigen Krebsarten (Prostata- und Brustkrebs) ist allerdings Vorsicht geboten, da Cordyceps für einen Anstieg der Sexualhormone Östrogen und Testosteron sorgen kann.

Die Puppenkernkeule (*Cordyceps militaris*) ist eine ebenbürtige Alternative

Eine echte Alternative zu den sehr teuren und mittlerweile unter fragwürdigen Bedingungen gesammelten Tibetanischen Raupenpilzen aus dem Himalaja ist der auch bei uns heimische *Cordyceps militaris*, ein naher Verwandter des Raupenpilzes. Der Puppenkernkeule genannte Schlauchpilz lebt ebenfalls parasitär auf Schmetterlings- oder Raupenlarven im Boden, befällt aber auch weitere Insektenarten. Er hat ein ähnliches Wirkstoffspektrum und lässt sich im Gegensatz zu seinem tibetanischen Vetter relativ leicht bis zur Fruchtkörperreife züchten und kommerziell auf Nährboden aus Getreide, Milch und Eiern kultivieren. Er hat sogar einen höheren Cordycepingehalt als der Raupenpilz. Seine Fruchtkörper schmecken intensiv-würzig und sind unter anderem eine delikate Suppenbeilage. Mittlerweile sind auch frische Fruchtkörper aus chinesischer Produktion in Deutschland zu erschwinglichen Preisen (rund 30 Euro pro Kilogramm) im gut sortierten Lebensmittelfachmarkt erhältlich, die zu kulinarischen Experimenten einladen. In China werden die Fruchtkörper gern und viel in Suppen eingesetzt. Beliebt ist es auch, ganze frische oder getrocknete Fruchtkörper in Wodka einzulegen. Innerhalb von wenigen Wochen entsteht so ein tonisierendes Cordycepselixir mit angenehmer Würze und ansprechender orangegelber Farbe. Es lässt sich wie eine Tinktur teelöffelweise verwenden oder auch mal an einem geselligen Abend als anregender Schnaps servieren. Die Fruchtkörper dürfen, wie die Made im Tequila, gern mitgegessen werden.

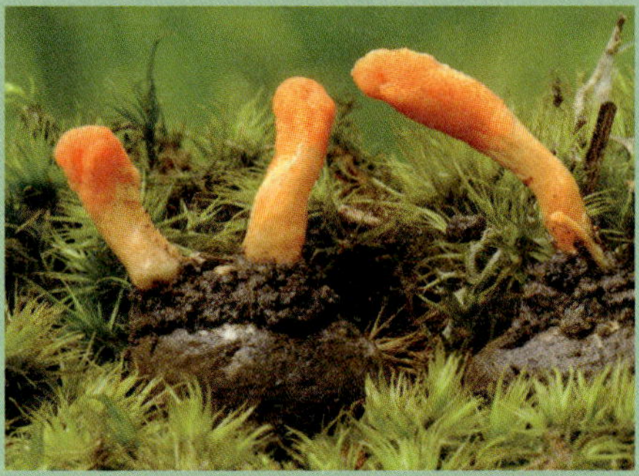

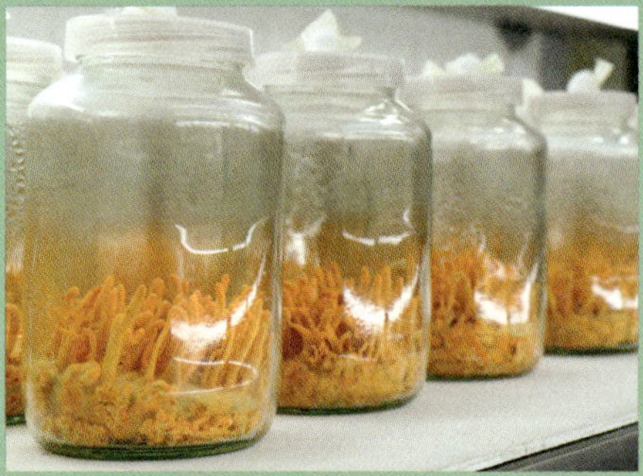

Oben die Puppenkernkeule, unter der sich ein totes Insekt verbirgt, unten die kommerzielle Züchtung von Cordyceps.

Heilfeuerschwamm *Tropicoporus linteus*

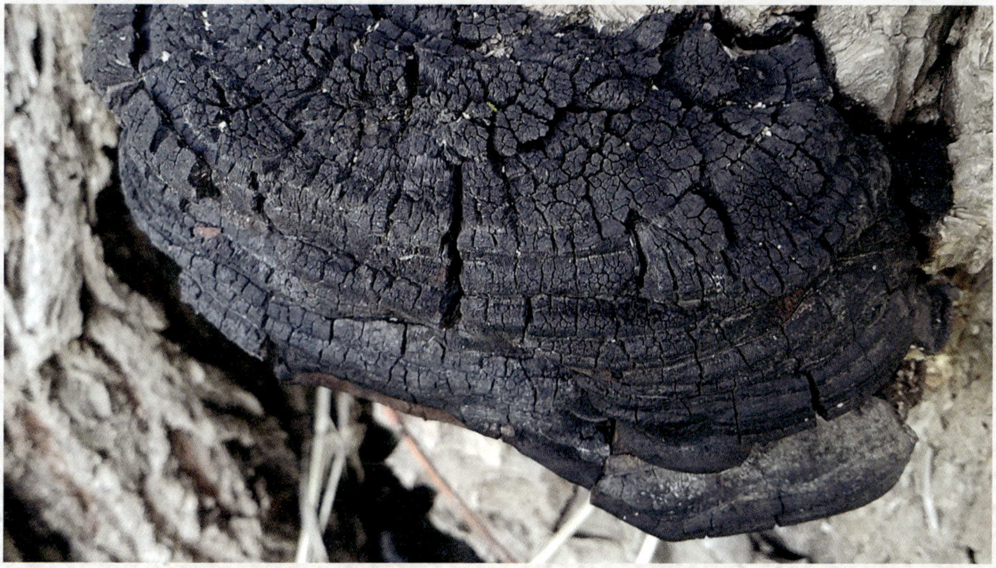

Synonym: *Phellinus linteus* (Anmerkung: Dieser Gattung war der Pilz noch bis 2015 zugeordnet, daher findet man ihn überwiegend unter diesem Namen.), *Polyporus linteus*
Weitere Namen: Schwarzer Hufpilz, Mesima, Meshimakobu, Sang Huang
Familie: Hymenochaetaceae (Borstenscheiblingsverwandte)
Vorkommen: Der Heilfeuerschwamm kommt überwiegend in China, Japan und Korea vor. Der aufgrund seiner Empfindlichkeit gegenüber Umwelteinflüssen sehr seltene Baumpilz besiedelt Laubholz, wo er als Parasit und Folgezersetzer in Erscheinung tritt. In der Natur wächst er auf Maulbeerbäumen und bildet mehrjährige Fruchtkörper. Die sehr langsam wachsenden Fruchtkörper werden in der traditionellen chinesischen Medizin für Heilzwecke verwendet. Man ist dort der Ansicht, sie benötigten 30 bis 40 Jahre, um für eine medizinische Verwendung ausreichende Mengen an Wirkstoffen anzureichern. Um die enorme Nachfrage zu decken, wird der Heilfeuerschwamm in Südostasien großflächig auf Weiden und Ulmen kultiviert und mittlerweile auch unter künstlichen Bedingungen als Myzelbiomasse produziert, die laut Studien ebenfalls wirksam ist.
Aussehen: Die Fruchtkörper des Heilfeuerschwamms sind bereits von Weitem aufgrund ihrer leuchtend orange gefärbten Unterseite erkennbar sind. In Kombination mit ihrer

gräulich-schwarzen, zerklüfteten und rissigen Oberseite erinnern die hufförmigen Fruchtkörper entfernt an erkaltende Lava.

Der bei uns nahezu unbekannte Heilpilz ist in Südostasien, insbesondere in China, Japan, Thailand, Taiwan und Korea, sehr beliebt und gilt seit annähernd zwei Jahrtausenden als lebensverlängernde Wundermedizin. Einer Sage nach verdanken die Elfen ihre Unsterblichkeit diesem unter den Namen *Mesima* und *Sang Huang* bekannten Heilpilz. Er wurde insbesondere in Korea in den letzten zehn Jahren intensiv erforscht und kann mit dem einen oder anderen Superlativ glänzen. Unter anderem wird ihm die stärkste antitumorale Wirkung unter allen in diesem Buch behandelten Heilpilzen zugeschrieben. Auch was die immunstimulierende Wirkung angeht, setzt der für die Krebsforschung hochinteressante Pilz Maßstäbe.

Inhaltsstoffe

Mesima enthält verschiedenste bioaktive Komponenten, die für medizinische Anwendungen nützlich sind. Die bisher untersuchten medizinischen Wirkungen von Mesima leiten sich überwiegend von Polysacchariden und Proteoglykanen ab.[113] Er enthält jedoch auch eine Reihe anderer Wirkstoffe, darunter Triterpenoide, Phenole und Furane, die in der Summe für eine beeindruckende Palette biologischer Aktivitäten verantwortlich sind, darunter krebsbekämpfende, entzündungshemmende, immunstärkende, antioxidative und antimykotische (gegen Pilze gerichtete) Aktivitäten sowie antidiabetische, leberschützende, antiasthmatische, antiallergische, hormonausgleichende und neuroprotektive Wirkungen.[114]

Medizinische Wirkung

Der Pilz hat sich in der TCM als wirksames therapeutisches Mittel zur Behandlung und Vorbeugung verschiedener Krankheiten erwiesen. Einzigartig unter den Heilpilzen wird Mesima in dem Standardwerk der TCM, der chinesischen Pharmacopoeia, dem kalten Energietyp zugeordnet. Die Palette der dem Heilfeuerschwamm zugeschriebenen Indikationen reicht von Krebs über HIV und Diabetes bis hin zu Mandelentzündung, Durchfall, vaginalen Entzündungen und Wundheilungsbeschleunigung. Japanische Forscher bescheinigten ihm bereits im Jahr 1968 die höchste antitumorale Aktivität aller bis dato untersuchten Heilpilze[115] und laut einer Studie von Pilzguru Paul Stamets zeigt Mesima unter den untersuchten Pilzen die stärkste Makrophagen aktivierende Wirkung.[116] Makrophagen gehören zu den Fresszellen der Immunabwehr. Sie erkennen und zerstören Krankheitserreger sowie befallene und geschädigte Körperzellen, daher können sie auch Tumorzellen zerstören. Der in Japan Meshimakobu genannte Pilz ist außerdem dafür bekannt, die Effektivität konventioneller Krebsbehandlung mittels Chemotherapie zu erhöhen, und ist in der Lage, antibiotikaresistente Bakterien, also multiresistente Krankenhauskeime, insbesondere *Staphylococcus aureus*, zu bekämpfen.[117]

Anwendungsgebiete

- **Autoimmunerkrankungen, insbesondere Allergien, Asthma und rheumatoide Arthritis:** Der Pilz wirkt entzündungshemmend, balanciert das überreagierende Immunsystem aus und hemmt die Histaminausschüttung. Laut Studien kann der Pilz wirksam allergiebedingte Entzündungen der oberen Atemwege reduzieren. Zudem gibt es Hinweise darauf, dass seine Wirkstoffe einer anaphylaktischen Schockreaktion vorbeugen können. Auch bei rheumatoider Arthritis konnte eine lindernde Wirkung von Polysaccharid- und Proteoglykanextrakten aus Mesima und verwandten Arten durch ihre entzündungshemmenden und zytokinhemmenden Wirkungen beobachtet werden.
- **Diabetes:** Mesima senkt den Blutzuckerspiegel und verringert die Insulinresistenz. Dazu konnte gezeigt werden, dass Extrakte des Pilzes die Bildung entzündungsfördernder Zytokine hemmen und Mesima so möglicherweise durch Eingriff in den Zytokinhaushalt die Entwicklung von Diabetes Typ 1 hemmen kann.
- **Krebs:** Mesimaextrakte zeigen eine außergewöhnlich hohe immunologische Aktivität und eine Reihe von Anti-Krebs-Wirkungen gegen verschiedene Krebsarten, einschließlich Lungen-, Brust- und Prostatakrebs. Es sind eine Reihe von spektakulären Spontanremissionen, also unerwartet eingetretene drastische Besserungen oder Genesungen, dokumentiert. Ein Fallbericht verzeichnete eine dramatische Remission bei einem hormonresistenten Prostatakrebs mit schnell fortschreitender Knochenmetastasierung,[118] während in einem zweiten Fall ein 65-jähriger Mann mit einem großen Leberzellkarzinom, das bereits Metastasen in Schädel, Brustbein und Rippen gebildet hatte, eine spontane Rückbildung der Tumore erlebte.[119] In einem dritten Fall kam es zu einer spontanen Regression von Leberkrebs mit multipler Lungenmetastasierung.[120]
- **Hauterkrankungen:** Die Inhaltsstoffe des Pilzes wirken schützend und heilungsfördernd bei Ekzem (atopischer Dermatitis) und anderen Hauterkrankungen wie Neurodermitis. Forscher verabreichten Mesimaextrakt oral an 35 Kinder mit leichtem bis mittelschwerem Ekzem. Nach zwölf Wochen beobachteten die Forscher eine signifikante Abnahme der Symptome und des Schweregrads.

- **Unfruchtbarkeit:** In Fällen, in denen eine Unfruchtbarkeit mit Entzündungsprozessen zusammenhängt, die durch erhöhte Zellspiegel entzündungsfördernder Zytokine und natürlicher Killerzellen bedingt sind, kann Mesima diese wirksam reduzieren. In einer Studie zeigten 23 von 26 Frauen, die täglich 3 Gramm Myzelbiomasse des Pilzes einnahmen, eine deutliche Verbesserung der Immunwerte.[121]

Produkte, Dosierung und Zubereitung

- **Produkte:** Im Handel ist der Pilz in Pulverform oder als getrocknete Fruchtkörperscheiben in auf TCM spezialisierten Apotheken erhältlich. Im Onlinehandel finden sich auch Produkte aus Myzelbiomasse und Extraktkapseln, zum Beispiel von dem Hersteller Host Defense (USA). Extrakte des Pilzes finden sich auch in einigen Hautpflegeprodukten und medizinischen Salben.

Identitätsschwindel?

Oft werden im Handel Produkte angeboten, die aus dem nah verwandten und weitaus häufiger vorkommenden Gemeinen Feuerschwamm *(Phellinus igniarius)* hergestellt werden und ebenfalls unter dem Namen Mesima angeboten werden. Tatsächlich wird der Gemeine Feuerschwamm in der TCM für die gleichen Indikationen eingesetzt und es gibt für diesen Pilz, der hier in Deutschland häufig zu finden ist, ebenfalls fundierte Forschung, die ihm beinahe identische Inhaltsstoffe bestätigen. Die pharmakologische Wirkung des Gemeinen Feuerschwamms geht sogar noch über die des »Originals« hinaus und schließt einen Schutz vor der toxischen Wirkung von Acrolein – dieses entsteht zum Beispiel, wenn Öl in der Pfanne bis zum Rauchen erhitzt wird, und ist für den beißenden Geruch verantwortlich – und vor Schlaganfällen ein.

- **Dosierungsempfehlung:** In der TCM wird zur Krankheitsbehandlung eine Tagesdosis von 10 bis 30 Gramm vom getrockneten Pilz verabreicht. Die in klinischen Studien gezeigten Wirkungen wurden meist unter Verwendung von 2 bis 3 Gramm Polysaccharidextrakt erzielt. Da die Wirkungen des Pilzes mitunter sehr stark sein können, ist es ratsam, eine Behandlung mit dem Pilz mit dem Arzt oder Heilpraktiker abzustimmen und von diesem begleiten zu lassen.
- **Zubereitung:** Der Mesimapilz schmeckt überaus bitter und eignet sich aufgrund seiner holzigen Konsistenz nicht zum Verzehr. In Korea wird der Pilz traditionell als Arznei-

tee durch Auskochen von Fruchtkörperscheiben, oft auch in Kombination mit anderen Heilpilzen und -pflanzen, zubereitet und auf täglicher Basis zur Gesunderhaltung getrunken. Wenn Ihnen der Tee zu bitter schmeckt, rühren Sie zur Milderung einen dicken Löffel Honig ein oder nehmen Sie den Pilz gleich in Kapseln ein. Als Pulver eingenommen, empfiehlt es sich, ihn in etwas Joghurt einzurühren oder mit etwas Fruchtsaft zu trinken. In einer kräftigen Brühe eingerührt, wird seine Bitternote ebenfalls abgemildert.

Neben- und Wechselwirkungen

In der klinischen Forschung konnten kaum Nebenwirkungen gefunden werden. Es gibt wenige Hinweise darauf, dass die Anwendung des Pilzes eine Prostatavergrößerung begünstigen kann. Personen mit vergrößerter Prostata sollten Mesima daher nur unter ärztlicher Aufsicht einnehmen. Ferner können Wechselwirkungen mit anderen Medikamenten auftreten, insbesondere, wenn diese durch das Cytochrom-P450-Enzymsystem der Leber verstoffwechselt werden, da an Ratten gezeigt wurde, dass Mesima dessen Aktivität hemmt[122] und so bei ihrem Abbau störend wirken könnte. Der Pilz kann die Funktion des Immunsystems drastisch erhöhen. Menschen, die Immunsuppressiva einnehmen, sollten eine Supplementierung vermeiden. Möglicherweise kann es auch zu einer negativen Wechselwirkung mit Antibiotika, Krebsmedikamenten, Antihistaminika, entzündungshemmenden und cholesterinsenkenden Medikamenten kommen.

Ferner berichten einige Quellen, dass es nach der ersten bis zweiten Einnahme des Pilzes zu einer sogenannten Heilreaktion kommen kann, also einer Körperreaktion, die sich mit Hautauschlag, Juckreiz, Verdauungsstörungen, Schwindel oder Kopfschmerzen bemerkbar macht und möglicherweise auf durch getötete Mikroben freigesetzten Giftstoffen beruht. Ihr entgegenwirken kann man durch langsames Einschleichen der Einnahme. An dieser Stelle auch noch einmal der Hinweis, sich bei der Therapie durch einen Arzt oder Heilpraktiker begleiten zu lassen.

Austernseitling *Pleurotus ostreatus*

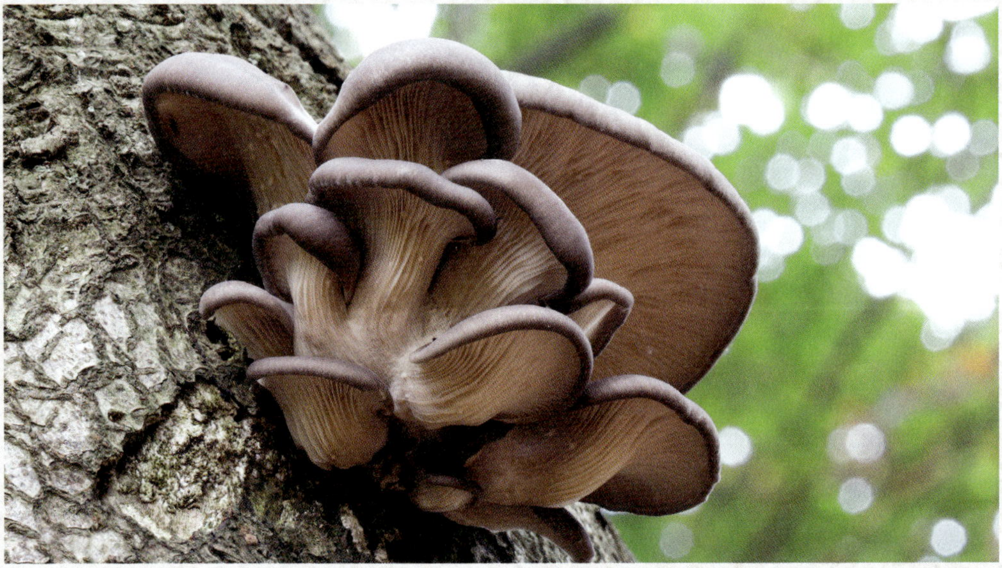

Synonym: *Pleurotus columbinus*
Weitere Namen: Austernpilz, Kalbsfleischpilz, Hiratake, Ping Gu
Familie: Pleurotaceae (Seitlingsverwandte)
Vorkommen: Mit Ausnahme des Nordwestens von Nordamerika, wo *Pleurotus pulmonarius* und *Pleurotus populinus* vorkommen, wächst der Austernseitling in vielen gemäßigten und subtropischen Wäldern der Welt. In Deutschland kann man ihn bei passender Witterung das ganze Jahr über finden, bevorzugt aber im Winter. Entgegen dem weitverbreiteten Glauben, er würde Bäume parasitieren, ist der zu den Weißfäulepilzen zählende Austernseitling ein reiner Saprophyt, er zersetzt also nur bereits totes Holz. Kommt er auf lebendigen Bäumen vor, sind diese bereits am Sterben. Er besiedelt insbesondere Laubbäume, am liebsten Buchen, aber auch Birken oder Kastanien. Der Austernpilz ist einer der wenigen bekannten fleischfressenden Pilze. Sein Myzel kann Nematoden – kleine Fadenwürmer, die zahlreich im Boden vorkommen – mit Schlingen, die sein Myzel bildet, fangen, abtöten und verdauen, was dem Pilz eine zusätzliche Stickstoffquelle erschließt.
Aussehen: Die oft in Trauben oder Büscheln stehenden, aus Totholz sprießenden Fruchtkörper des Austernseitlings haben breite, fächer- oder austernförmige Hüte von 5 bis 25 Zen-

timeter Spannweite. Ihre Farbe reicht von weiß bis grau oder braun bis dunkelbraun; der Hutrand ist jung eingerollt und glatt und oft etwas gelappt oder gewellt. Der Stiel, wenn vorhanden, ist kurz und dick und befindet sich am Rand des Huts. Die Lamellen reichen weit den Stiel hinab, mitunter bis zu seiner Basis, und sind weiß bis cremefarben. Das Fleisch des Pilzes ist weiß, fest und duftet angenehm pilzig.

Pleurotus ostreatus, hierzulande dank seiner muschelförmigen Fruchtkörper als Austernpilz oder Austernseitling bekannt, ist weltweit einer der beliebtesten Speisepilze. Kein Wunder, denn er besitzt die höchste Umami-Geschmacksintensität,[123] da seine Glutaminsäure, ähnlich wie der Geschmacksverstärker Glutamat, die Geschmacksrezeptoren aktiviert. Der Pilz wird weltweit angebaut, denn er ist sehr leicht zu züchten und dabei nicht wählerisch, was seine Nahrung angeht. Selbst Altöl kann er verdauen, was ihn sehr nützlich macht, um beispielsweise ölkontaminierte Böden zu sanieren. Wenig bekannt ist auch, dass der Pilz neben seinen kulinarischen Werten beachtliche gesundheitsfördernde Eigenschaften besitzt. Einen Namen hat der Pilz sich zum Beispiel als äußerst wirksamer Cholesterinsenker gemacht, der es mit herkömmlichen cholesterinsenkenden Medikamenten durchaus aufnehmen kann und dabei durch die Abwesenheit von deren schwerwiegenden Nebenwirkungen glänzt. Die neuste Forschung sieht in ihm auch einen vielversprechenden Kandidaten zur Behandlung von Gicht.

Inhaltsstoffe

Der Austernseitling enthält etwa 25 Prozent hochwertiges Protein und essenzielle Aminosäuren, die im Zusammenhang mit dem Knochenmarkwachstum und der Blutbildung eine wichtige Rolle spielen. Zudem ist er reich an den Vitaminen B_1, B_2, B_5, B_6 und B_7 und Folsäure. Weiterhin enthält er Vitamin D, welches Knorpel und Knochen im Wachstum fördert und somit Osteoporose vorbeugen kann.

Was der Austernseitling kann, können andere Seitlinge auch

Andere hier nicht behandelte Arten aus der Familie der Seitlinge *(Pleurotaceae)*, wie etwa der ebenso beliebte Kräuterseitling *(Pleurotus eryngii)*, der Lungenseitling oder Kastanienseitling *(Pleurotus pulmonarius)*, der Königsknollenpilz *(Pleurotus tuber-regium)* und der Zitronenseitling *(Pleurotus citrinopileatus)*, zeigen vergleichbare immunmodulierende, tumorhemmende und cholesterinsenkende Aktivitäten und können anstelle des Austernseitlings verwendet werden.

Unter den medizinisch wirksamen Substanzen, die der Austernseitling bietet, gebührt wahrscheinlich Lovastatin der Ehrenplatz. Es kommt in den Fruchtkörpern in Konzentrationen von 0,7 bis zu 2,8 Prozent (Trockengewicht) vor und senkt effektiv den Cholesterinspiegel, indem es die Bildung von Cholesterin in der Leber hemmt. Es bildet die Grundlage für Statine, die als Arzneimittel gegen Hypercholesterinämie, also einen hohen Cholesterinspiegel im Blut, zum Einsatz kommen und zu den am häufigsten verschriebenen Medikamenten überhaupt gehören. Interessanterweise zeigen lovastatinhaltige Auszüge des Pilzes nicht die gleichen Nebenwirkungen wie die entsprechende Chemikalie Lovastatin selbst. Das kommt daher, dass Pleurotus, wie er als Medizinalpilz verwendet schlicht genannt wird, außer Lovastatin noch andere Substanzen enthält. Diese wirken regulierend auf weitere Stoffwechselmechanismen, die sich wiederum gegenseitig regulieren und in ihrer Gesamtheit zur Reduktion des überschüssigen Cholesterins führen, ohne dass dabei Ungleichgewichte entstehen.

Zu den zusätzlich enthaltenen Substanzen gehört beispielsweise Chitosan, das die Aufnahme von Cholesterin und Fetten im Darm reduziert. Aus dem Austernpilz gewonnene Polysaccharidextrakte stärken das Immunsystem, und insbesondere die enthaltenen Beta-Glucane zeigen eine ausgeprägte entzündungshemmende Aktivität sowie schmerzstillende und breitbandantibiotische Eigenschaften. Eines dieser Beta-Glucane namens Pleuran wirkt obendrein ausgesprochen antiallergisch.[124] Weiterhin enthält Pleurotus Alpha-Glucane, die zusammen mit Beta-Glucanen präbiotisch wirken und Milchsäurebakterien im Darm fördern, insbesondere Laktobazillen und Bifidobakterien sowie antioxidative Enzyme, wie zum Beispiel die Superoxiddismutase (SOD).

Pleurotus enthält aber vor allem auch große Mengen an Trehalose, einem Zucker, der ebenfalls die Milchsäurebakterien im Darm nährt und fördert. Außerdem enthält der Pilz Tripeptid, das gegen Gicht eingesetzt wird, und Adenosin, das mit seiner gefäßerweiternden Wirkung den Blutfluss im ganzen Körper erhöht und unter anderem auch angstlösend wirkt, sowie den Neurotransmitter Gamma-Aminobuttersäure (GABA), einen Botenstoff des Nervensystems, der gleichermaßen eine entspannende Wirkung auf Körper und Geist hat. Neben der beruhigenden und stresslösenden Wirkung auf die Psyche ist die Substanz ein wirksames Muskelrelaxans.

Medizinische Wirkung

Pleurotus wird vor allem wegen seiner Fähigkeit geschätzt, den Cholesterinspiegel zu senken. Er hemmt sowohl die Synthese von Cholesterin durch die Leber, die zwei Drittel des Gesamtcholesterins produziert, als auch die übermäßige Aufnahme von Cholesterin aus der Nahrung. Damit trägt er maßgeblich zur Prävention und Behandlung von Herz-Kreislauf-Erkrankungen bei, indem er die Blutgefäße vor der Bildung von atherosklerotischen Plaques schützt, die hauptsächlich aus Cholesterin bestehen und die Blutgefäße verstopfen und zu einer Sauerstoffunterversorgung führen. Durch seine cholesterinsenkende Eigenschaft erhält er die Elastizität der Blutgefäße, wirkt Gefäßverengungen entgegen und erhöht letztendlich die Menge des im Körper zirkulierenden Bluts. Er sichert, gemeinsam mit seiner blutverdünnenden Wirkung, die ausreichende Sauerstoffversorgung der inneren Organe und reduziert insbesondere die Arbeitsbelastung des Herzens.

Die Polysaccharide aus dem Austernpilz zeigen wie auch die in anderen Pilzarten enthaltenen Polysaccharide immunmodulierende, krebshemmende und leberschützende Eigenschaften. Ferner haben seine Polysaccharide unter den Heilpilzen die stärkste probiotische Wirkung auf die Darmflora. Nachweislich erhöhen sie die Anzahl an Milchsäurebakterien im Darm, darunter Laktobazillen, Bifidobakterien und Enterokokken.

Da sie die Aktivitäten verschiedener antioxidativ wirkender Enzyme erhöhen, bewirken sie zudem ausgeprägte Anti-Aging-Effekte.

Die starke antientzündliche Wirkung des Pilzes, die laut Studien vergleichbar mit der des Arzneiwirkstoffs Diclofenac ist, ist auf das Beta-Glucan Pleuran zurückzuführen, das unter anderem bei Dickdarmentzündung (Kolitis) und Arthritis zum Einsatz kommt. Der Wirkstoff hemmt außerdem die Metastasenbildung bestimmter Krebsarten, darunter Brust-, Darm- und Prostatakrebs. Bei Letzterem hat sich Pleurotus sogar als der wirksamste von 20 untersuchten Heilpilzen herausgestellt.

Wissenschaftlich bestätigt sind die antioxidativen Fähigkeiten des Austernseitlings, die unter anderem dem Zellschutz dienlich sind und so frühzeitigem Altern vorbeugen. Seine Wirkstoffe fördern die Aktivität der körpereigenen Antioxidantien Superoxiddismutase (SOD) und Katalase, mit deren Hilfe im Körper Sauerstoffradikale und weitere freie Radikale, die oxidativen Stress erzeugen, abgebaut werden. Bei älteren Menschen nimmt die Aktivität dieser schützenden Enzyme ab und es kommt durch den verminderten Zellschutz vermehrt zu Alterungserscheinungen.

Anwendungsgebiete

- **Entzündliche Erkrankungen und Autoimmunerkrankungen:** Pleurotus hat ausgezeichnete entzündungshemmende Eigenschaften und ist sowohl in der Prävention als auch in der Behandlung von vielen entzündlichen Erkrankungen nützlich. Seine Aktivität reduziert proinflammatorische Zytokine, die Entzündungen verursachen.[125] Seine herausragenden entzündungshemmenden Eigenschaften sind insbesondere bei Arthritis nachgewiesen. Die Einnahme des Pilzes schützt des Weiteren gut vor entzündlichen Symptomen wie Halsschmerzen, Bronchitis, Rückenschmerzen und ist besonders hilfreich bei einer Prostataentzündung (Prostatitis).

- **Mikrobielle Infektionskrankheiten:** Der Pilz verfügt über ein breites antibakterielles Spektrum, das bei der Bekämpfung diverser krankheitserregender Bakterien nützlich ist,[126] und enthält ein antiviral wirkendes Protein. Der Pilz verspricht insbesondere Linderung bei echter Influenza, grippalen Infekten, bakterieller Bronchitis und bakterieller Prostatitis.
- **Hypercholesterinämie, Diabetes und Arteriosklerose:** Pleurotus ist unter allen Heilpilzen der wichtigste Cholesterinsenker. Wie Studien eindrucksvoll zeigen, kann er es in entsprechender Dosierung durchaus mit synthetischen Cholesterinsenkern aufnehmen und wirkt in Kombination mit seinen antioxidativen und entzündungshemmenden Wirkungen der Entstehung von Arteriosklerose entgegen. Es konnte belegt werden, dass die Einnahme des Pilzes zu einer deutlichen Verminderung von Vorkommen und Größe arteriosklerotischer Plaques sowie Koronarschäden, also Schäden an den Herzkranzgefäßen, und Fibrose des Myokards, einer krankhaften Verhärtung des Herzbindegewebes, kommt. Adenosin erhöht mit seiner gefäßerweiternden Wirkung den Blutfluss im ganzen Körper, was auch zum besseren Schutz der lebenswichtigen Organe wie Herz, Gehirn, Nieren und Augen beiträgt.
- **Darmprobleme:** Im Gegensatz zu Antibiotika, die die Darmflora zerstören, wirkt der Pilz außerordentlich stark probiotisch und hilft der Darmflora, sich schneller zu regenerieren. Er ist damit ideal geeignet, um den Wiederaufbau der Darmflora nach notwendigen Antibiotikabehandlungen zu unterstützen. Weiterhin sind seine starken entzündungshemmenden Eigenschaften von Vorteil bei Kolitis und anderen entzündlichen Darmerkrankungen. Gerade in Kombination mit Hericium, der zusätzlich die Darmschleimhaut regeneriert, ist Pleurotus ein hervorragendes Darmtherapeutikum.
- **Anti-Aging:** Der Pilz erhöht die antioxidativen Enzyme im Körper und beugt somit frühzeitigen Alterserscheinungen vor. Insbesondere machen ihn seine antioxidativen Fähigkeiten wirksam gegen Schäden, die durch Rauchen verursacht wurden, wodurch sich die Anzahl der schädlichen freien Radikale im Körper dramatisch erhöht. Wegen seiner positiven Effekte auf das Herz-Kreislauf-System eignet sich Pleurotus insbesondere für Senioren als tägliche Nahrungsergänzung zur allgemeinen Gesundheitserhaltung.
- **Psychische Belastungen:** Der Pilz wirkt dank seines GABA-Gehalts (Gamma-Aminobuttersäure), einem Botenstoff des Nervensystems, auf psychischer Ebene entspannend und stresslösend und in gleichem Maße entspannend auf die Körpermuskulatur. Ferner wirkt GABA Angststörungen entgegen. Dazu trägt auch das im Pilz enthaltene Adenosin bei, das für seine angstlösenden Effekte wohlbekannt ist.

Produkte, Dosierung und Zubereitung

- **Produkte:** Der Austernpilz ist bei uns in frischem Zustand in jedem gut sortierten Supermarkt erhältlich. Ebenso kann man getrocknete Fruchtkörper, Pulver vom Fruchtkörper oder aus Myzelbiomasse sowie Polysaccharidextrakte des Pilzes, lose oder in Kapselform, im Onlinefachhandel sowie in manchen Reformhäusern und Biosupermärkten finden.
- **Dosierungsempfehlung:** Übliche Einnahmeempfehlungen zur Gesundheitserhaltung und Vorbeugung von Krankheiten sehen als Tagesdosis 5 bis 10 Gramm des getrockneten Pilzes vor. Diese Dosis entspricht etwa 50 bis 100 Gramm frischen Pilzen oder 1 bis 2 Gramm Polysaccharidextrakt beziehungsweise 2 bis 3 Gramm Myzelbiomasse. Um den Cholesterinhaushalt zu kontrollieren, werden täglich 10 bis 15 Gramm des getrockneten Pilzes empfohlen.
- **Zubereitung:** Der Austernseitling zeigt seine gesundheitsfördernden Effekte bereits, wenn Sie ihn regelmäßig als Speisezutat auf den Tisch bringen, erst recht, wenn Sie ihn als Fleischersatz nutzen und den Fleischkonsum gleichzeitig einschränken. Der delikate Pilz wird nicht ohne Grund auch als Kalbsfleischpilz bezeichnet. Nicht zuletzt durch einen hohen Gehalt an B-Vitaminen und hochwertigem Eiweiß bietet er eine vollwertige Alternative. Probieren Sie doch mal, Austernseitlinge nach Schnitzelart paniert zuzubereiten, Sie werden begeistert sein. Getrocknet und als Pulver eignet er sich hervorragend, um so gut wie jedes Gericht mit einem würzig-vollmundigen Geschmack zu bereichern und gleichzeitig den Gesundheitswert kräftig anzuheben. Zur Behandlung bei Krankheiten sollten Sie ihn wegen der besseren Wirkstoffaufnahme »pur«, also auf nüchternen Magen, und idealerweise als Polysaccharidextrakt konsumieren. Pulver rühren Sie am besten in eine Tasse heiße klare Brühe ein oder nehmen es ebenfalls in Kapseln zu sich.
- Austernseitlinge lassen sich übrigens zu Hause sehr leicht selbst züchten (ab Seite 237) und eignen sich ideal, um erste Erfahrungen mit der Pilzzucht zu sammeln und Ihrer Familie mit vergleichsweise wenig Aufwand eine hochwertige, schmackhafte und vor allem preiswerte Speiseplanerweiterung zu erschließen – probieren Sie es aus!

Neben- und Wechselwirkungen

Vorsicht ist bei gleichzeitiger Einnahme von Proteaseinhibitoren wie Ritonavir und Indinavir, die bei der Therapie von HIV zum Einsatz kommen, angebracht. Es kann durch Wechselwirkungen zu erhöhten Statinkonzentrationen kommen, die dann wiederum den Fett- und Cholesterinstoffwechsel durcheinanderbringen können.

Schwefelporling *Laetiporus sulphureus*

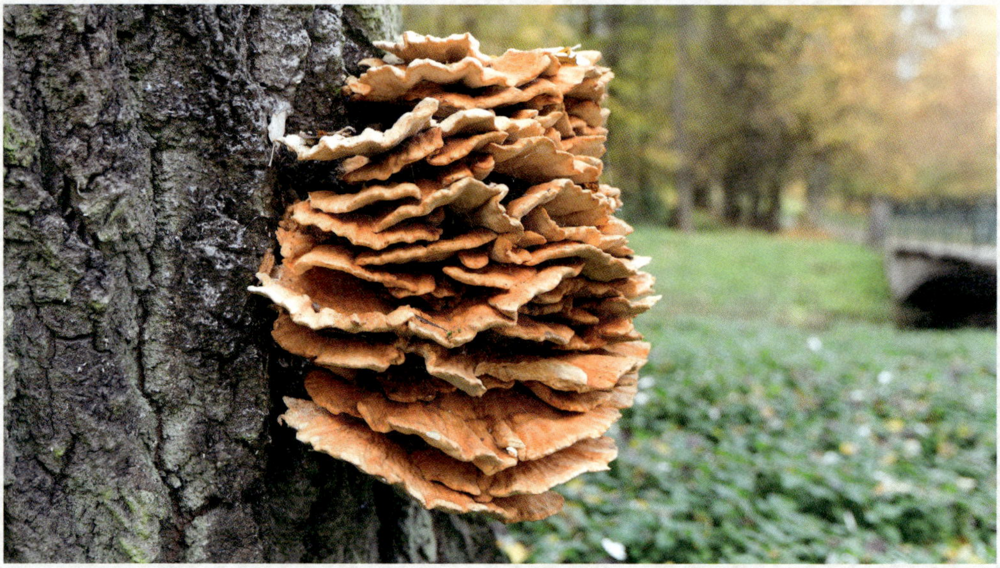

Synonym: *Polyporus sulphureus*
Weitere Namen: Gemeiner Schwefelporling, Eierporling, Liu Huang Jun
Familie: Polyporaceae (Stielporlingsverwandte)
Vorkommen: Der Schwefelporling ist in großen Teilen der nördlichen Hemisphäre heimisch, wo er als parasitärer Pilz überwiegend an Eichen, aber auch an Kirsche, Eukalyptus, Eibe, Edelkastanie, Weide und anderen Laubbäumen vorkommen kann. Seine Sporen infizieren den Baum über kleine Wunden, über die das Myzel dann ins Kernholz vordringt und dort eine intensive Braunfäule verursacht, die befallene Bäume für die Forstwirtschaft wertlos macht. Spätestens nach 20 Jahren brechen sie in sich zusammen. Der Pilz ist auch bei uns heimisch und durchaus häufig. Man findet ihn vom späten Frühjahr bis in den Herbst hinein (April bis Oktober) an lebenden oder abgestorbenen Baumstämmen, Ästen und Baumstümpfen.
Aussehen: Der Schwefelporling wächst in Wäldern, aber auch gern an Alleen und in Parks und Gärten, wo man seine grell orangegelb leuchtenden und oft massigen, konsolenförmigen und dachziegelartig übereinander angeordneten etwa 6 bis zu 50 Zentimeter breiten Fruchtkörper, die einen unregelmäßig gewellten Rand und eine samtig behaarte Oberfläche

haben, oft schon von Weitem sehen kann. Von solchen Sammelfruchtkörpern wurden schon Exemplare gefunden, die über 45 Kilogramm auf die Waage brachten.

Junge Fruchtkörper sind weich und elastisch sowie von schwefelgelber bis orangener Farbe mit teilweise leuchtend orangefarbenen Spitzen. Ihr Fleisch ist reinweiß, zart und duftet angenehm säuerlich. Vielen Menschen ist unbekannt, dass die jungen Fruchtkörper essbar sind und vorzüglich schmecken. Mit zunehmender Reife gehen sie geschmacklich ins Säuerliche über und werden erst blass und zäh, dann hart, trocken und brüchig und riechen oft unangenehm nach faulen Eiern. Der Schwefelporling fruchtet meist Jahr für Jahr, sofern die klimatischen Bedingungen es zulassen, bis von seinem Wirtsbaum nicht viel mehr übrig ist als ein beachtlicher Haufen fruchtbarer und tiefbrauner Humuserde.

»Laetiporus« kommt aus dem Lateinischen und bedeutet »ein Reichtum an Poren«, während »sulphureus« so viel wie »von leuchtend gelber Farbe« heißt. Insbesondere in den USA ist der Schwefelporling unter Pilzsammlern eine begehrte Jagdtrophäe. Er wird dort liebevoll »Chicken of the Woods« (»Waldhühnchen«) genannt, denn im jungen Stadium und wie Hühnchenfleisch zubereitet, erinnern sein Geschmack und die Textur seines Fleischs tatsächlich sehr an Hühnchen, und auch sein Nährwert bietet vollwertigen Fleischersatz. Obwohl der Pilz sowohl als Nahrungsmittel als auch in der TCM sowie der Volksmedizin Eurasiens eine lange Geschichte der medizinischen Verwendung vorweisen kann, ist der vor biologisch aktiven Inhaltsstoffen nur so strotzende Heilpilz heutzutage relativ unbekannt und kaum beachtet. Erst in jüngster Zeit wurde die Forschung auf ihn aufmerksam und entdeckte in ihm ein potenzielles neues Superfood und dazu eine reichhaltige Quelle interessanter Stoffe für Medizin, Kosmetik- und Ernährungsindustrie. Der Pilz wirkt tatsächlich so stark antibakteriell, dass man mit ihm Lebensmittel konservieren kann, und er hat noch etliche weitere wirkungsvolle Asse im Ärmel.

Inhaltsstoffe

Die Ernährungswissenschaften haben sich jüngst mit der Frage beschäftigt, welche Lebensmittel sich für eine nachhaltige und vollwertige Nahrungsversorgung der wachsenden Weltbevölkerung eignen würden, und dabei auch den Schwefelporling auf Herz und Nieren geprüft. Er hat sich sowohl unter ökologischen als auch unter ernährungstechnischen Gesichtspunkten auf ganzer Linie qualifiziert. An Nährwert hat er einiges zu bieten. Er ist reich an den Kohlenhydraten Trehalose, Mannitol und Fruktose, enthält bis zu 21 Prozent hochwertiges Eiweiß, darunter sechs der acht essenziellen Aminosäuren: Histidin, Isoleucin, Leucin, Lysin, Methionin und Threonin. Er ist zudem reich an den Vitaminen aus dem B-Komplex, Vitamin D und E und Mineralstoffen (Kalzium, Phosphor, Magnesium, Natrium, Kalium, Eisen,

Zink, Mangan, Kupfer), mehrfach ungesättigten Fettsäuren (Linolsäure, Ölsäure, Palmitinsäure) und Ballaststoffen.

Des Weiteren wurde der Pilz auch als sehr gute Quelle chemischer Verbindungen angesehen wie Phenole, Triterpene und Polysaccharide mit einer Vielzahl biologischer Aktivitäten, darunter entzündungshemmende, antimikrobielle, zellschützende, blutzuckersenkende, antitumorale und das Immunsystem beeinflussende Effekte.

Laetiporus sulphureus enthält vier- bis zehnmal so viel der noch relativ unerforschten bioaktiven Alpha-Glucane wie andere Pilze, die in erster Linie antioxidativ wirken. Aus dem Pilz isolierte Proteoglucane zeigen eine Anti-Krebs-Wirkung, insbesondere bei Sarkomen. Darüber hinaus wirken sie entzündungshemmend und immunmodulierend. Zu den Triterpenen, die in dem Pilz zu finden sind, gehören auch die für seine leuchtend orangegelbe Farbe verantwortlichen laetiporischen Säuren. Sie haben ebenfalls überwiegend antioxidative Eigenschaften und könnten sich aufgrund ihrer hohen Stabilität als natürliche Farb- und Konservierungsstoffe in der Lebensmittelindustrie eignen.[127]

Medizinische Wirkung

Der Schwefelporling zeichnet sich dadurch aus, dass seine jungen Fruchtkörper sich stets makellos und ohne jede Art von Fraß Schäden oder Faulstellen präsentieren. Da liegt es nicht fern zu vermuten, dass der Pilz über wirksame Mittel verfügt, sich gegen Mikroorganismen, Parasiten, Fressfeinde und andere Pilze zur Wehr zu setzen. Das beobachteten wohl auch schon unsere Ahnen und wussten sich den Pilz zunutze zu machen. In Russland wurde der Schwefelporling traditionell als natürliches Antibiotikum und desinfizierendes Mittel verwendet. Ferner wurde er in der traditionellen Volksmedizin Eurasiens bei Magenbeschwerden und chronischen Durchfällen, Husten, Magenkrebs und rheumatischen Erkrankungen eingesetzt. Auch über eine Verwendung als Schnupfpulver wird berichtet. Der Großteil der bekannten traditionellen Anwendungen konnte durch von Wissenschaftlern identifizierte pharmakologische Effekte untermauert werden.

Der Pilz hält sich in der Tat Feinde und Konkurrenten durch seine ausgesprochen starke antimikrobielle,[128] antivirale und pilztötende Wirkung vom Leib. In verschiedensten Untersuchungen beobachteten die Forscher darüber hinaus krebswachstumshemmende und krebszelltötende, entzündungshemmende, blutzuckersenkende und antioxidative Wirkungen.[129]

Dennoch bleiben in der Summe die überlieferten und aktuellen medizinischen Anwendungen des Pilzes überschaubar, auch wenn der Pilz hohes medizinisches Potenzial bereithält, wie die Forschung eindrucksvoll zeigt. In jedem Fall aber stärkt der Verzehr des Schwefelporlings die Gesundheit und bietet Schutz vor Krankheiten.

Der Schwefelporling kann Mücken vertreiben

Bei dem Schwefelporling ist ein volkstümlicher Brauch überliefert, demnach der getrocknete Pilz früher verräuchert wurde, um Mücken und andere lästige Fluginsekten zu vertreiben. Tatsächlich hat die Forschung gezeigt, dass der Pilz ein Protein (genauer: ein Lektin) enthält, das große Ähnlichkeit mit dem in der Mückenbekämpfung eingesetzten Insektizid MTX2 aufweist, das aus dem Bakterium *Bacillus sphaericus* gewonnen wird. Zusätzlich enthält er einen weiteren als Insektizid einsetzbaren Stoff (ein Zyklodepsipeptid). Mehrere Quellen, unter anderem ein Selbstversuch eines der Autoren, bestätigen, dass das Verräuchern des Pilzes mit gutem Erfolg Stechmücken vertreibt.

Anwendungsgebiete

- **Mikrobielle Infektionen:** Der Schwefelporling hat eine stark hemmende Wirkung auf krankheitserregende Bakterien, Viren und Pilze. Extrakte aus ihm zeigen sich unter anderem effektiv gegen die bakteriellen Erreger *Staphylococcus aureus* und *Bacillus subtilis* und die Schadpilze *Candida albicans*, *Aspergillus*, *Penicillium* und *Fusarium*, die immungeschwächten Personen Probleme bereiten können. Dazu wirkt der Pilz stark vermehrungshemmend auf das HIV-1-Virus und hemmt den Malaria-Erreger *Plasmodium falciparum*.[130, 131]
- **Magen- und Darmbeschwerden:** Der Pilz gilt als leicht stopfend und wirkt so Durchfall entgegen. Dazu wirkt er stark antibakteriell, antiviral und bildet fungizide (pilztötende) Stoffe, insbesondere gegen *Candida albicans*, einem häufig Beschwerden verursachenden Darmpilz. Darüber hinaus kann seine antientzündliche Wirkung bei Reizdarm von Vorteil sein.
- **Diabetes, Hypercholesterinämie und andere Herz-Kreislauf-Erkrankungen:** Der Schwefelporling wirkt blutzuckersenkend, blutfettsenkend und cholesterinsenkend, indem er in der Leber die Produktion von Cholesterin hemmt. In einer klinischen Studie waren Extrakte des Pilzes ebenso wirksam wie das Medikament Lovastatin. Darüber hinaus wirkt er blutgerinnungshemmend und beugt so der Entstehung von Thrombosen vor, fördert allgemein die Blutfließeigenschaften und verbessert die Durchblutung von Herz und anderen wichtigen Organen.
- **Krebs:** Die Inhaltsstoffe des Schwefelporlings wirken immunstärkend, antioxidativ und krebs- und tumorbekämpfend, insbesondere bei Sarkomen und myeloider Leukämie.[132] In der traditionellen Volksheilkunde wird der Pilz schon seit Langem bei Krebs angewendet.

Produkte, Dosierung und Zubereitung

- **Produkte:** Da der Schwefelporling als Heilpilz relativ unbekannt ist, sind kaum Produkte auf dem Markt zu finden. Vereinzelt lassen sich im Onlinehandel getrocknete Fruchtkörperstücke aus China finden. Ebenso können auf TCM spezialisierte Apotheken behilflich sein. Am einfachsten und preiswertesten ist es jedoch, den hierzulande häufigen Pilz selbst zu ernten und zu verarbeiten.
- **Dosierungsempfehlung:** Eine klare Dosierungsempfehlung kann aufgrund mangelnder klinischer Studien und Erfahrungswerte hier nicht gegeben werden. Sie könnte sich aber an der üblichen Heilpilzdosis in der traditionellen chinesischen Medizin von 10 Gramm des getrockneten Pilzes oder 100 Gramm des frischen Pilzes orientieren.
- **Zubereitung:** In jungem Zustand kann der Pilz gesammelt und als wohlschmeckende Delikatesse in der Küche verwendet werden, ältere Fruchtkörper werden zäh und ungenießbar. Das blassgelbe Fleisch des Pilzes erinnert nicht nur an Hühnchenfleisch, es lässt sich auch so zubereiten. Fruchtkörperscheiben können getrocknet und zu Pulver verarbeitet zum Kochen eingesetzt werden.

Neben- und Wechselwirkungen

Einige Menschen entwickelten nach dem Verzehr von Schwefelporlingen schwere gastrointestinale Nebenwirkungen, einschließlich Erbrechen und Fieber. Allgemein wird dies heute als Folge einer Verwechslung mit morphologisch ähnlichen Arten wie *Laetiporus huroniensis* und *Laetiporus gilbertsonii* angesehen, aber es besteht auch der begründete Verdacht, dass der Pilz eventuelle Giftstoffe seines Wirtsbaums aufnehmen kann. Daher sollten Schwefelporlinge auf keinen Fall von giftigen Baumarten wie der Eibe gesammelt werden.

Eichhase *Polyporus umbellatus*

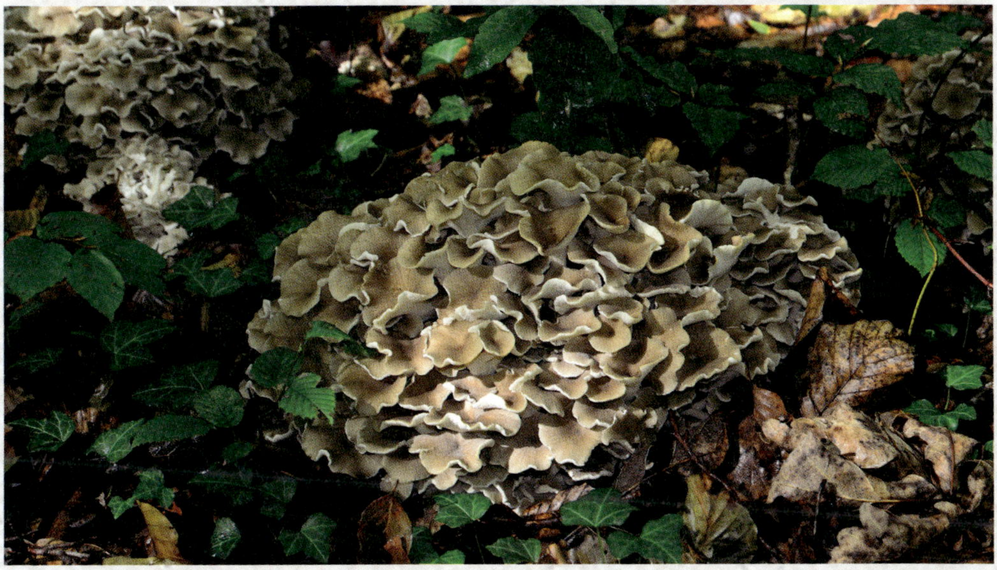

Synonyme: *Grifola umbellatus*, *Dendropolyporus umbellatus*
Weitere Namen: Ästiger Büschelporling, Chorei Maitake (japanisch für den Fruchtkörper), Zhu Ling (chinesisch für das Sklerotium)
Familie: *Polyporaceae* (Stielporlingsverwandte)
Vorkommen: Der Eichhase ist ein Wärme liebender Holzzersetzer und gehört zu den Weißfäulepilzen. Er kommt in Laub- und Mischwäldern in Asien, Europa und Nordamerika vor und bevorzugt kalziumreiche Böden. Er wächst am liebsten, wie der Name schon andeutet, an alten Eichen, kommt aber auch an Rotbuchen und anderen Laubbäumen vor. Der Pilz kann bei ungünstigen Lebensbedingungen lange Zeit als Sklerotium – eine unterirdische knollenartige Verdickung aus verdichteten Myzelfäden – überdauern. Die schwarzen, runzeligen Knollen, die sein Überleben sichern, kann er jedoch interessanterweise nur bilden, wenn in der Nähe der Honiggelbe Hallimasch *(Armillaria mellea)* vorkommt und die beiden Pilze eine Symbiose eingehen. Neben der Vermehrung durch Sporen kann sich der Eichhase auch durch Bildung neuer Sklerotien aus dem alten heraus ausbreiten.

Aussehen: Seine gelblichen Fruchtkörper ragen an einem einzelnen Strunk als großes Büschel (ähnlich wie beim Maitake, mit dem er nah verwandt ist) von 10 bis 50 Zentimeter Durchmesser und bis zu 20 Kilogramm Gewicht aus dem Boden heraus, meist im Bereich von Baumwurzeln, an der Basis von Stümpfen oder aus unterirdischem Holz. Jedes Büschel besteht teilweise aus mehreren Hundert einzelnen Fruchtkörpern.

Polyporus, wie der hierzulande selten vorkommende Pilz als Heilmittel oft betitelt wird, ist aus der TCM nicht wegzudenken. Schon vor rund 2000 Jahren wurde im *Shen Nong Ben Cao,* dem ältesten chinesischen Handbuch über Landwirtschaft und Arzneipflanzen, auf seine harntreibende Wirkung und seine Fähigkeit, Ödeme und Flüssigkeitsansammlungen zu beseitigen, hingewiesen. In den letzten 20 Jahren haben zahlreiche Forschungsarbeiten bestätigt, dass der als Sonderling unter den Heilpilzen anmutende Pilz seinem Ruf in der TCM als stark wassertreibendes Naturheilmittel gerecht wird. Beim Eichhasen wird traditionell das Sklerotium, die unterirdische Knolle, die das Überleben des Pilzes in schlechten Zeiten gewährleisten soll, arzneilich eingesetzt. Dieses bildet der Pilz, wie bereits erwähnt, aus bisher unbekannten Gründen nur, wenn er eine Symbiose mit dem Hallimasch eingehen kann.

Inhaltsstoffe

Polyporus ist besonders reich an Mineralstoffen wie Kalium, Kalzium und Phosphor und enthält dabei kaum Natrium. Sein Verhältnis von Kalium zu Natrium ist mit 5 : 1 optimal, um das für die Funktionsfähigkeit der Körperzellen wichtige Kalium-Natrium-Gleichgewicht aufrechtzuerhalten. Weiterhin bietet der Pilz viel Eisen und die Spurenelemente Mangan, Kupfer, Zink, Germanium und Selen. Er ist reich an Ergosterol, Vitamin D und den essenziellen Aminosäuren.

Seine medizinischen Wirkungen basieren vor allem auf den enthaltenen Polysacchariden, Polypeptiden und Steroiden, wie etwa Polyporusteron A und B, und dem Phenol Acetosyringon, die vor allem in ihrer immunstimulierenden und antioxidativen Eigenschaft als Radikalfänger in Erscheinung treten, aber auch zellgiftige Aktivität gegen Krebszellen zeigen und haarwuchsstimulierend wirken.

Ferner enthält er D-Mannitol, das speziell in der Harnröhre stark antibakteriell gegen Chlamydien wirkt, und Ergon (ein Derivat von Vitamin D_2), die zusammen mit den bereits genannten Polyporusteronen A und B sowie Acetosyringon für die stark harntreibenden Eigenschaften des Pilzes verantwortlich ist. Die Aquaporine AQP1, AQP2 und AQP3 helfen ebenfalls dabei, überschüssiges Wasser und Natrium (Na) aus dem Körper zu entfernen.

Medizinische Wirkung

Polyporus ist am bekanntesten für seine harntreibenden Eigenschaften. Die Wissenschaft hat in den letzten 20 Jahren vielfach bestätigt, dass der Pilz tatsächlich sehr effektive diuretische und nierenschützende Eigenschaften besitzt,[133] die in ihrer Wirkungsweise denen eines chemischen Diuretikums sehr ähnlich sind. Es gibt jedoch einen wichtigen Unterschied, denn einige chemische Diuretika haben die unerwünschte Wirkung, Kalium auszuschwemmen, das jedoch für die reibungslose Funktion der Körperzellen und insbesondere für das Herz und die Muskeln enorm wichtig ist. Der Pilz wirkt hier in Synergie mit den Nieren, weil er ebenso wie diese nur überschüssiges Wasser und Natrium ausleitet und die körpereigenen Kaliumreserven nicht nur erhält, sondern durch seinen eigenen hohen Gehalt daran auch aufstockt. Dies ist besonders im Sommer von Vorteil, wenn durch Schwitzen viel Kalium verloren geht.

Kaliummangel kann neben Herzrhythmusstörungen auch Schmerzen, Muskelverspannungen und Krämpfe, vor allem in den Beinen, verursachen. Weiterhin nachgewiesen wurden immunstimulierende, antientzündliche, antioxidativ nierenschützende und leberschützende sowie haarwuchsstimulierende Eigenschaften.[134]

Anwendungsgebiete

- **Nierenerkrankungen:** Durch seine harntreibenden Eigenschaften ist der Eichhase nützlich bei Nierenerkrankungen. Er wirkt als Diuretikum stärker harntreibend als Koffein. Eine Studie zeigte, dass eine Gabe von 8 Gramm des Pilzes als Abkochung (Tee) die abgegebene Urinmenge in einem sechsstündigen Zeitfenster um 62 Prozent und die Chloridausscheidung um 54,5 Prozent erhöhte.[135] Der Pilz schafft es damit, ähnlich stark entwässernd zu wirken wie Furosemid, ein häufig verwendetes Diuretikum.
- **Bluthochdruck:** Seine diuretische Wirkung ist auch bei Bluthochdruck sehr nützlich, denn sie senkt Bluthochdruck, fördert die Durchblutung und entlastet das Herz. Darüber hinaus löst Polyporus Ödeme, also krankhafte, durch Eiweißmangel oder Durchblutungsstörungen verursachte Flüssigkeitsansammlungen, indem er überschüssige Flüssigkeiten ausleitet, ohne dabei den Blutdruck zu senken, falls er nicht erhöht ist. Der Polyporus kann insbesondere bei nierenbedingtem Bluthochdruck mit Ödembildungen helfen. Seine blutdrucksenkenden Effekte wirken sich insbesondere auf den diastolischen (unteren) Blutdruck aus. Er wird häufig und sehr erfolgreich mit dem Reishi und Maitake kombiniert, wodurch sich die ausgleichende Wirkung auf den Blutdruck noch steigern lässt. Durch die Verbesserung der Durchblutung stärkt Polyporus die Herzfunktion und entlastet den Herzmuskel.

- **Veneninsuffizienz:** Polyporus unterstützt wirksam bei Venenschwäche und damit verbundenen Erscheinungsbildern wie Besenreisern und Krampfadern und hilft, die unangenehmen Folgen von Blut- und Lymphstauungen durch Sitzen oder Stehen über längere Zeiträume zu lindern. Der Pilz kann daher gerade bei längeren Flugreisen sehr gute Dienste leisten.
- **Lebererkrankungen:** Polyporus wurde zur Behandlung der chronischen Hepatitis B, die weltweit nach wie vor ein ernsthaftes Gesundheitsproblem darstellt, in einigen klinischen Studien erfolgreich eingesetzt. Polyporus kann auch bei der Behandlung von Aszites eingesetzt werden, einer abnormalen Wasseransammlung in der Bauchhöhle, die durch eine fortgeschrittene Leberzirrhose verursacht wird. Allgemein unterstützt der Pilz die Leberfunktion, indem er bei der Entgiftung der Leberzellen hilft und die Entwässerung unterstützt.
- **Haarausfall:** Studien konnten die in der TCM wohlbekannten den Haarwuchs kräftigenden Eigenschaften von Zhu Ling bestätigen. Der Pilz enthält Substanzen, unter anderem Folsäure, Biotin, Niacin, Retinol und andere nur in Polyporus vorkommenden Stoffe, etwa die Triterpene Polyporusteron A und B, sowie Acetosyringon, die den Hautstoffwechsel fördern und die Haarwurzeln kräftigen und schützen. Somit sorgen sie für eine positive Wirkung auf den Haarwuchs und verhindern, dass das Haar geschwächt wird und ausfällt.
- **Mikrobielle Infektionen:** Polyporus ist ein natürlicher Immunstimulator, der bei Blasenentzündungen, Infektionen der Harnwege, Prostataentzündung sowie bei grippalen Infekten und bei Erkrankungen der Atemwege eingesetzt werden kann. Der Pilz wirkt antibakteriell, besonders gegen krankheitserregende Bakterien wie Chlamydien, die oft hinter Harnwegs-, Scheiden- und Enddarminfektionen stecken und als Geschlechtskrankheit gelten, den Eitererreger *Staphylococcus aureus* sowie *Escherichia coli*, das als EHEC-Erreger immer wieder in diversen Lebensmittelskandalen seinen Weg in die Medien findet.
- **In der begleitenden Krebstherapie:** Zahlreiche Studien belegen die Wirksamkeit von Zhu Ling, wie der Pilz in der TCM heißt. Extrakte aus dem Pilz zeigen sich hilfreich bei Sarkom (einem bösartigen Bindegewebsgeschwür), Lungen- und Leberkrebs sowie bei Leukämie und Blasenkrebs und zeigen auch unterstützende Wirkung in der Begleitbehandlung zur Chemotherapie.[136] Unter anderem hilft der Pilz, dem durch die Chemotherapie bedingten Haarausfall entgegenzuwirken.
- **Autoimmunerkrankungen:** Bei allen Erkrankungen, die auf ein entgleistes Immunsystem zurückzuführen sind, etwa Allergien, kann der Pilz durch seine positive reinigende und schützende Wirkung auf das Lymphsystem hilfreich sein.

Produkte, Dosierung und Zubereitung

- **Produkte:** Sowohl der Onlinefachhandel als auch TCM-Apotheken halten eine Vielfalt an Produkten aus dem Eichhasen zum Verkauf bereit. Der Pilz ist unter anderem als Pulver und Extrakt, aus Sklerotium, Fruchtkörper oder Myzelbiomasse zu erwerben.
- **Dosierungsempfehlung:** In der TCM wird als Diuretikum eine Dosis von 6 bis 15 Gramm des Sklerotiums pro Tag angegeben und in der Krebsbehandlung kommen Polysaccharidextrakte in einer Dosis von 3 bis 6 Gramm pro Tag zum Einsatz.[137]
- **Zubereitung:** Der Pilz ist wohlschmeckend. Sollten Sie das Glück gehabt haben, einen Eichhasen in freier Wildbahn zu »erlegen«, sollte er allerdings, da er sehr verderblich ist, so schnell es geht zubereitet oder getrocknet und zu Pulver verarbeitet werden. In der TCM wird nur das unterirdisch wachsende Sklerotium des Pilzes zu Heilzwecken benutzt, was nicht heißt, dass der oberirdische Teil unwirksam ist. Am einfachsten lässt sich Zhu Ling anwenden, indem man aus der Tagesdosis Pilzmaterial einen Sud auskocht und diesen trinkt. Das Pilzpulver kann natürlich auch in Kapseln gefüllt werden. Ebenso können aus dem Pilz wie auf den Seiten 58 bis 60 beschrieben Tinkturen hergestellt werden.

Neben- und Wechselwirkungen

Wegen des harntreibenden Effekts sollte der Pilz nicht zusammen mit pharmazeutisch-chemischen Diuretika eingenommen werden. Vorsicht ist auch bei Einsatz von Polyporus in der Therapie von Lymphomen angebracht, da der Pilz den Lymphfluss anregt.

Krause Glucke *Sparassis crispa*

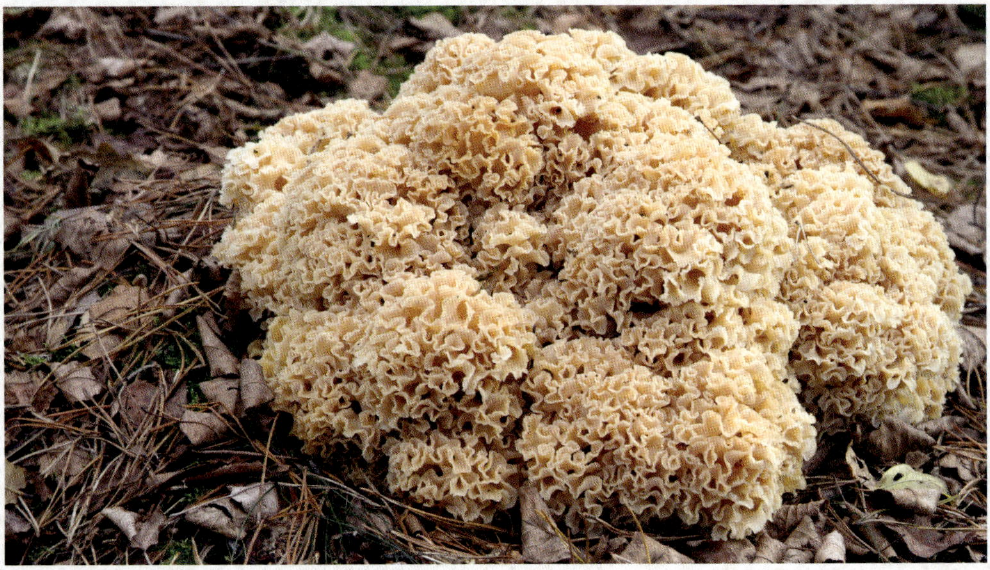

Weitere Namen: Fette Henne, Hanabiratake, Xiu Qui Jun
Familie: Sparassidaceae (Gluckenverwandte)
Vorkommen: *Sparassis crispa* gedeiht in den gemäßigten Zonen der gesamten Nordhalbkugel, wobei er wärmere Regionen bevorzugt. Er kommt als Braunfäule verursachender Holzzersetzer an Nadelgehölzen, insbesondere an Waldkiefern, vor, wo er in den allermeisten Fällen aus der Stammbasis oder aus Stümpfen wächst.
Aussehen: Der Fruchtkörper des auch als Fette Henne bekannten Waldbewohners kann eine Breite von 40 Zentimeter und ein Gewicht von 2 bis 5 Kilogramm erreichen. Dieser hat eine Form, die an einen Blumenkohl erinnert und auch für den englischen Namen »cauliflower mushroom« (»Blumenkohlpilz«) verantwortlich ist. Die Farbe reicht von gelblich über ockerfarben bis hellbraun. Die Struktur ist kraus mit vielen Verästelungen und kleinen Strünken, zwischen denen sich zahlreiche kleine Hohlräume bilden, in denen sich das eine oder andere Krabbeltier, Blätter und Ästchen befinden. Die Stielbasis ist dickfleischig und ähnelt einem Kohlstrunk. Die Konsistenz des reinweißen Fleisches ist jung fest-knorpelig bis brüchig im trockenen Zustand. Es riecht aromatisch bis würzig und schmeckt nussartig.

Die Krause Glucke ist überall, wo sie vorkommt, ein überaus beliebter Speisepilz. In Deutschland ist sie vor allem in den ausgedehnten Kiefernforsten Ostdeutschlands gleichermaßen als Forstschädling verschrien und als begehrter Speisepilz geschätzt. Der schmackhafte Pilz ist bissfest und ähnelt geschmacklich der begehrten und edlen Speisemorchel. Kaum ein Sammler weiß aber, dass die Krause Glucke auch ein ausgezeichneter Heilpilz mit einem außergewöhnlich hohen Polysaccharidgehalt ist und insbesondere zur Vorbeugung und Behandlung von Krebs und Schlaganfällen geeignet ist. Obwohl sie schon länger traditionell verwendet wird, ist die Forschung erst vor etwa zehn Jahren, als die Zucht der Krausen Glucke in Japan als Speisepilz populär wurde, auf das ausgesprochen hohe pharmakologische Potenzial der Krausen Glucke aufmerksam geworden.

Inhaltsstoffe

Neben den üblichen Mineralstoffen und Vitaminen enthält *Sparassis crispa* mehr Vitamin D_2 als andere Pilze. Der Polysaccharidgehalt gehört mit bis zu 43 Prozent zu den höchsten bisher bei Heilpilzen gemessenen. Dazu enthält die Krause Glucke etliche Substanzen, die antimikrobiell wirken, darunter Sparassol, das hochgradig antimikrobiell wirkt, insbesondere gegen den multiresistenten Krankenhauskeim *Staphylococcus aureus*.[138] Darüber hinaus sind in ihr Triterpene und Phthalate entdeckt worden, die Anti-Krebs-Aktivität zeigen.[139] Eine Metastudie aus dem Jahr 2018 kommt zu dem Schluss, dass die Inhaltsstoffe der Krausen Glucke zu den vielversprechendsten überhaupt gehören, was die Entwicklung neuer Arzneien angeht.[140]

Medizinische Wirkung

Die Krause Glucke wirkt durch die enthaltenen Polysaccharide (Beta-D-Glucane) immunstimulierend und hemmt auf mehreren Ebenen das Krebszellwachstum. So wird unter anderem das Wachstum von Tumore versorgenden Blutgefäßen sowie die Metastasierung unterdrückt.[141] Ebenfalls gezeigt werden konnte, dass ein Heißwasserextrakt des Pilzes ein Enzym, die reverse Transkriptase, hemmt, das für die Vermehrung von Retroviren wie HIV benötigt wird. Neben ihrer starken antimikrobiellen Aktivität haben Studien gezeigt, dass die Krause Glucke die Heilung und Gesunderhaltung der Haut fördert, unter anderem, indem der Wasserverlust über die Haut verringert und die Collagenbildung in der Haut angekurbelt wird. Antiallergische Wirkung zeigt sie unter anderem durch Hemmung der Histaminausschüttung und weitere antiinflammatorische Effekte.[142] Ausgesprochen vielversprechend erscheint die Krause Glucke durch ihre blutruckregulierende Wirkung und ihren positiven Einfluss auf die Hirngefäßwandfunktion bei der Vorbeugung von Schlaganfällen.

So konnte in einer Studie mit für Schlaganfall anfälligen Ratten, die unter Bluthochdruck litten, durch die Gabe von dem Heilpilz das Auftreten von Schlaganfällen deutlich reduziert werden.[143]

Anwendungsgebiete

- **Krebs:** Klinische Studien erbrachten den Nachweis, dass bereits eine tägliche Gabe von 0,3 Gramm des Fruchtkörperpulvers sowohl die Aktivität der natürlichen Killerzellen (NK-Zellen)[144] als auch die Lebensqualitätsbewertung von Krebspatienten erhöht hat.[145]
- **Schlaganfallprävention:** siehe medizinische Wirkung, Seite 201
- **Infektionserkrankungen:** *Sparassis crispa* enthält mehrere bakterizide und fungizide Stoffe, die sich insbesondere gegen den gefürchteten multiresistenten Krankenhauskeim *Staphylococcus aureus* wirkungsvoll zeigen.
- **Hautprobleme:** Der Pilz wirkt auf vielerlei Wegen lindernd und heilend bei Dermatitis, unter anderem durch Entzündungshemmung und Senkung von Immunglobulin E im Blut.[146] Eine beschleunigte Wundheilung konnte ebenfalls nachgewiesen werden.[147]

Produkte, Dosierung und Zubereitung

- **Produkte:** Auf dem deutschen Markt ist das Pilzpulver der Krausen Glucke schwer zu bekommen, allerdings sollte sich das durch die inzwischen gut funktionierende Zucht des Pilzes bald ändern. Bis es so weit ist, empfiehlt es sich, bei Herbstspaziergängen im Kiefernwald Ausschau nach ihr zu halten. Ein einziger Fruchtkörper kann genug Pulver für ein bis drei Monate liefern.
- **Dosierungsempfehlung:** Es wurden bereits mit vergleichsweise niedrigen Dosierungen von 0,3 Gramm Fruchtkörperpulver pro Tag deutliche positive Effekte auf Immunsystem und Hautgesundheit beobachtet. Der Medizinalpilzexperte Martin Powell empfiehlt zur Krankheitsbehandlung allerdings eine höhere Dosis von 3 bis 5 Gramm pro Tag.
- **Zubereitung:** Hat man das Glück, eine Krause Glucke zu finden, schneidet man sie am besten kopfüber unter fließendem Wasser in dicke Streifen und spült diese noch mal ordentlich ab. Man kann nun direkt aus den Stücken allerlei leckere Speisen zaubern, effektiver ist jedoch die Aufnahme der Wirkstoffe durch die Herstellung von Pilzpulver und der Einnahme von Kapseln daraus.

Neben- und Wechselwirkungen

Den Autoren sind keine Neben- und Wechselwirkungen bekannt.

Schmetterlingstramete *Trametes versicolor*

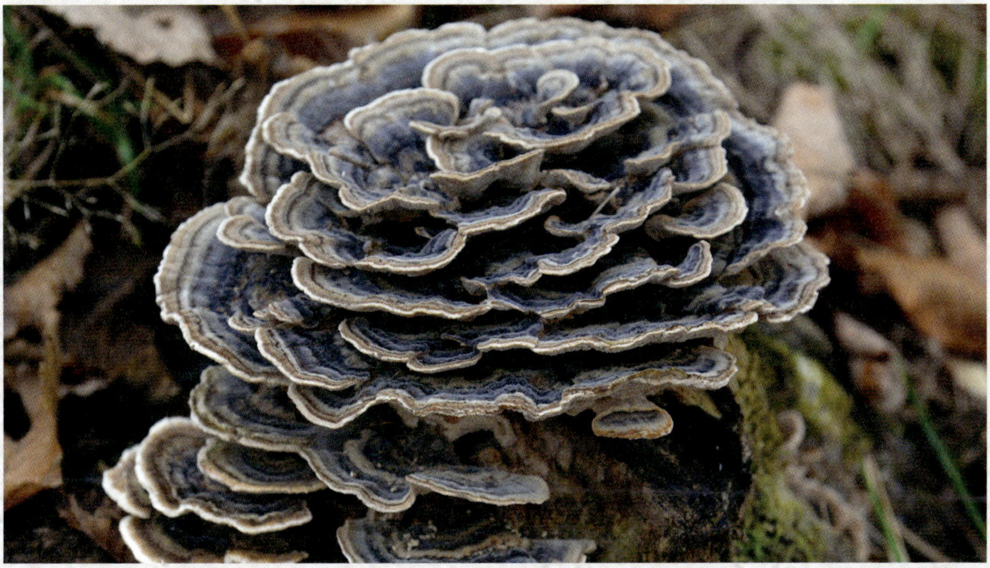

Synonym: *Coriolus versicolor*

Weitere Namen: Coriolus (als Heilpilz), Schmetterlingsporling, Bunte Tramete, Yun Zhi, Kawaratake

Familie: Polyporaceae (Stielporlingsverwandte)

Vorkommen: Der Weißfäulepilz *Trametes versicolor* kommt in weiten Teilen der Welt vor und ist ganzjährig an verrottendem Holz zu finden. Besonders häufig ist er in Mitteleuropa anzutreffen.

Aussehen: Kaum ein anderer Pilz kann mit solch einem Anpassungsvermögen und solch einer Farb- und Formvielfalt aufwarten wie die Schmetterlingstramete. Sie wächst oft in Clustern, in denen ihre fächerförmigen Hüte dicht übereinanderstehen. Deren Oberseite weist kreisförmige, sich kontrastreich farblich voneinander abhebende Zonierungen auf. Die Palette der möglichen Farben reicht von Grünschwarz über Dunkelbraun bis Ocker und Gelb. Der Hutrand ist oft gewellt und leicht gelappt. Die Röhren auf der Unterseite sind erst reinweiß und werden mit zunehmendem Alter bräunlich. Das Fleisch ist faserig, zäh und dünn. Junge Schmetterlingstrameten mit weißer Unterseite sind relativ geschmacklos, ältere Exemplare haben ein dezentes Fischaroma.

Ihr lateinischer Artname »versicolor« bedeutet »bunt, schillernd, schimmernd« und verrät bereits: Die Schmetterlingstramete ist ein echter Hingucker. Sie wurde im Pariser Chic des 19. Jahrhunderts und anderswo gern als Schmuck verwendet und als Brosche, Schnalle oder Hutschmuck verarbeitet und findet bis heute in der Floristik dekorative Verwendung. Ihre fächerförmig angeordneten Fruchtkörper mit den charakteristisch bunten Querstreifen erinnern tatsächlich an Schmetterlingsflügel. Auch eine gewisse Ähnlichkeit mit dem aufgefächerten Schwanz eines erregten Truthahns lässt sich nicht leugnen, was ihren englischen Namen »Turkey Tail« (»Putenschwanz«) erklären dürfte. Der häufig vorkommende Waldbewohner ist von allen Heilpilzen der am umfassendsten erforschte und hat sich vor allem als mächtiger Verbündeter in der Krebstherapie einen Namen gemacht. Aus der Schmetterlingstramete stammen gleich zwei pharmazeutische Präparate: PSK (Polysaccharid Krestin) und PSP (Polysaccharopeptid), die beide in Japan und China als Krebsmedikamente zugelassen sind und jährlich einen Umsatz von mehreren Hundert Millionen US-Dollar erzielen. Neben Krebs gehören chronische Erschöpfungszustände und virale Infektionen zu den Einsatzgebieten des in seiner Funktion als Heilpilz oft Coriolus genannten Pilzes.

Inhaltsstoffe

Trametes versicolor enthält in erster Linie immunologisch aktive Polysaccharide aus der Gruppe der Beta-Glucane, das proteingebundene Polysaccharid PSK, das Glycoprotein PSP und Ergosterine.

Medizinische Wirkung

Die Schmetterlingstramete wirkt immunstimulierend, antitumoral, antiviral bei Herpes und HIV, antibakteriell, antifungal, antioxidativ und gegen Krebs. Mehr als 40 aussagekräftige klinische Studien bestätigen positive Effekte durch die Einnahme des Pilzes, wie erhöhte Überlebensraten und reduzierte Nebenwirkungen der konventionellen Krebstherapie bei einer ganzen Bandbreite von Krebsarten, darunter Magen- und Darmkrebs, Lungenkrebs, Speiseröhren- und Kehlkopfkrebs, Nasopharynxkarzinom (Nasen-Rachen-Krebs), Brustkrebs und Gebärmutterhalskrebs sowie Leukämie.[148, 149] PSK, welches in erster Linie aus Myzelbiomasse gewonnen wird, aber auch aus Fruchtkörpern extrahiert werden kann, steigert die Produktion von Immunzellen, insbesondere des tumormarkierenden Botenstoffs Interleukin-1, und wirkt antioxidativ, indem es die Aktivität der Enzyme Superoxiddismutase und Gluthathionperoxidase erhöht. Studien haben belegt, dass PSP den Immunstatus bei 70 bis 97 Prozent der Patienten mit Magen-, Speiseröhren-, Lungen-, Eierstock- und Gebärmutterhalskrebs signifikant verbessert hat.

Hinweise für Selbstsammler

Wer die Schmetterlingstramete selbst sammeln möchte, sollte sich darüber im Klaren sein, dass Waldpilze Schwermetalle und radioaktive Isotope aus dem Boden oder ihren Wirtsbäumen anreichern können. Sie sollte nur in abgelegenen Waldgebieten und, wegen der immer noch vorhandenen Radioaktivitätsbelastung durch Tschernobyl, nicht in Bayern gesammelt werden. Es sollten nur die jüngeren Exemplare mit weißer Unterseite gepflückt und verwendet werden, wobei es sich empfiehlt, die zähen Fruchtkörper vor dem Trocknen mit einem scharfen Kochmesser in dünne Scheiben zu schneiden.

Anwendungsgebiete

- **Krebs:** In der asiatischen Medizin, insbesondere in Japan, werden die aus der Schmetterlingstramete gewonnenen Polysaccharidextrakte PSP und PSK mit großem Erfolg routinemäßig als Begleittherapie der konventionellen Krebsbehandlung eingesetzt. Es konnte in klinischen Studien gezeigt werden, dass bei Magenkrebspatienten, die zusätzlich zur Chemotherapie PSK bekamen, der Krebs weniger oft wieder auftrat. Ferner erhöhte sich die krankheitsbefreite Überlebensrate.
- **Virale Infektionen:** Die Schmetterlingstramete hilft nicht nur dem Immunsystem, mit viraler Belastung besser fertigzuwerden. Es konnte gezeigt werden, dass Coriolusextrakte auch Viren inaktivieren sowie deren Aktivität hemmen können. Der Pilz ist bei allen viral bedingten Erkrankungen einsetzbar, insbesondere Grippe, HIV, Epstein-Barr-Virus und diversen weiteren Krankheitsbildern, die auf Viren aus der Herpesfamilie zurückzuführen sind, darunter Genital- und Lippenherpes, Rosazea und Gürtelrose. Insbesondere konnten Studien eine dosisabhängige inaktivierende Wirkung auf das Herpes-simplex-Virus und damit verbunden ein vermindertes Auftreten von Herpesausbrüchen feststellen. Weitere klinische Berichte zeigen eine Verbesserung im Immunstatus von HIV-Patienten nach Gabe von Myzelbiomasse.
- **Chronisches Erschöpfungssyndrom:** Dieses geht oft mit hoher Virusbelastung einher – meist aus der Familie der Herpesviren, insbesondere das Epstein-Barr-Virus. Es konnte gezeigt werden, dass diese durch eine tägliche Gabe von 1,5 bis 3 Gramm Myzelbiomasse effektiv verringert werden kann. Ferner konnte eine Verbesserung von subjektiver Lebensqualität und allgemeinen Immunparametern, insbesondere ein Anstieg der Aktivität der natürlichen Killerzellen,[150] gezeigt werden.
- **Leberschutz:** Die Polysaccharide der Schmetterlingstramete zeigen leberschützende Eigenschaften.

Traditionelle Verwendung

In der TCM wird die Schmetterlingstramete verwendet, um das Immunsystem zu stärken und um Tumore und Leberprobleme sowie Infektionen der Lunge und des Urogenitaltrakts zu behandeln.

Produkte, Dosierung und Zubereitung

- **Produkte:** Die Schmetterlingstramete ist als Pulver oder Extrakt von Fruchtkörper oder Myzelbiomasse lose oder in Kapseln erhältlich.
- **Dosierungsempfehlung:** Kommerzielle Polysaccharidextrakte werden üblicherweise in Dosierungen von 3 Gramm pro Tag verordnet. Eine Langzeitdosierung wird in Zyklen von einer Woche Supplementierung gefolgt von zwei Wochen Einnahmepause empfohlen. Bei der Krebsbehandlung kommen täglich 3 bis 6 Gramm Extrakt zum Einsatz. Mit Pulver wurden gute Erfolge in der die Chemotherapie begleitenden Brustkrebsbehandlung bei 8 Gramm pro Tag erzielt. Um das Immunsystem vorbeugend zu unterstützen, reichen 1 bis 2 Gramm Extrakt pro Tag. Bei chronischer Immunschwäche kann auch die Myzelbiomasse (3 Gramm Tagesdosis) mit guten Ergebnissen verwendet werden.
- **Zubereitung:** Die zähen Fruchtkörper der Schmetterlingstramete sind kulinarisch unattraktiv. Aus dem Pulver lässt sich ein Tee aufbrühen, genauso gut lässt es sich in Joghurt oder Smoothies einrühren oder als Zusatz in Suppen, Brühen und Eintöpfen verwenden.

Neben- und Wechselwirkungen

Den Autoren sind keine Neben- oder Wechselwirkungen bekannt.

Silberohr *Tremella fuciformis*

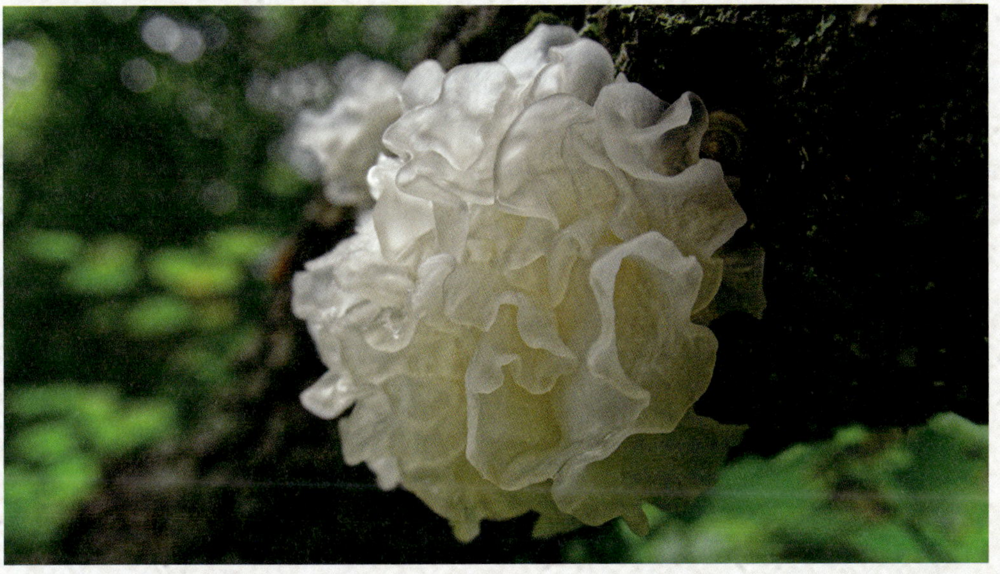

Weitere Namen: Schneepilz (von Englisch *snow fungus*), Shirokikurage, Yín ěr, Syut Yi
Familie: Tremellaceae (Zitterlinge)
Vorkommen: Das eng mit dem Judasohr verwandte Silberohr kommt weltweit vorwiegend in den Subtropen und Tropen vor. Es braucht warmes Klima und wächst bevorzugt auf Mangoholz. Sein ausgesprochen dürreresistentes Myzel kann längere Trockenphasen schadlos überdauern, um dann bei einem Regenguss schlagartig wieder zum Leben zu erwachen und in kurzer Zeit Fruchtkörper zu bilden.
Aussehen: Die Fruchtkörper von *Tremella fuciformis* sind reinweiß bis gelblich und durchscheinend. Sie wachsen büschlig. Jedes in Form und Größe der Blüte einer Chrysantheme ähnelnde Büschel besteht aus je drei bis zehn blattähnlichen, leicht ohrmuschelförmigen Lappen von 5 bis 12 Zentimeter Durchmesser und etwa 0,5 Millimeter Dicke.

In China und Japan gilt das Silberohr seit Langem als exzellenter Vitalpilz, der insbesondere wegen seiner Anti-Aging-Eigenschaften sehr beliebt ist. In getrockneter Form findet man ihn in auf TCM spezialisierten Apotheken. Der auf Englisch als »*snow fungus*« oder »*white fungus*« bekannte Pilz wird für seine zarte, durchscheinende, an Eisbergsalat erinnernde

Gestalt und seine Bissfestigkeit geschätzt und wird in asiatischen Ländern auch gern für Süßspeisen und Desserts verwendet. In der chinesischen *Materia Medica* heißt es, er wirke Hitze und Trockenheit entgegen, nähre das Gehirn und unterstreiche die Schönheit.

Das Fleisch hat kaum Eigengeschmack, dafür aber eine interessante Textur, die als gummiartig weich, aber doch bissfest beschrieben werden kann. Lange Zeit schlugen alle Versuche, den Pilz unter künstlichen Bedingungen zu züchten, fehl, bis man feststellte, dass er zwingend die Anwesenheit eines anderen Pilzes benötigt, um Fruchtkörper zu bilden, also auf einen Symbiosepartner angewiesen ist. Mittlerweile wird der beliebte Pilz in China, Taiwan, Japan und Korea in großen Mengen angebaut.

Inhaltsstoffe

Das Silberohr enthält viele Ballaststoffe und ist reich an Vitamin B_2 und Vitamin D. Es enthält auch Thiamin (Vitamin B_1), Niacin (Vitamin B_3), Pantothensäure (Vitamin B_5), Pyridoxin (Vitamin B_6), Folsäure und Vitamin C. Darüber hinaus finden sich in *Tremella fuciformis* viele wertvolle Mineralstoffe und Spurenelemente. Allein schon das hervorragende Nährstoffprofil könnte bereits den großen Stellenwert des Silberohrs in der TCM erklären, aber das ist noch nicht alles. Seine besonderen Qualitäten beruhen auf seinen in großen Mengen enthaltenen immunologisch aktiven Polysacchariden, die sich strukturell von den in anderen Pilzen vorkommenden abheben. Insbesondere ist seine gesundheitsförderliche Wirkung auf das komplexe Polysaccharid Glucuronoxylomannan, welches unter anderem antientzündliche und blutverdünnende beziehungsweise gerinnungshemmende Eigenschaften zeigt, zurückzuführen.

Medizinische Wirkung

Seine vielfältigen medizinischen Wirkungen basieren hauptsächlich auf den für diesen Pilz einzigartigen Polysacchariden. Das Herz-Kreislauf-System profitiert von einer positiven Wirkung auf die Zellmembranen der roten Blutkörperchen, was einen antithrombotischen Effekt hat, sowie einer Verbesserung der Fließeigenschaften des Blutes. Auch wirkt der Pilz wie das verwandte Judasohr cholesterinsenkend.[151] Durch seine antioxidative Wirkung ergeben sich Anti-Aging-Effekte. Insbesondere konnte gezeigt werden, dass sich die Aktivität der Superoxiddismutase im Gehirn und der Leber erhöht.[152] Ferner schützt *Tremella fuciformis* die Haut vor oxidativem Stress,[153] fördert die Heilung von Wunden[154] und schützt so auch vor radioaktiver Strahlung und UV-Strahlung und wirkt lindernd bei strahlungsbedingten und sonstigen Hautreizungen, unter anderem auch, indem er die Feuchtigkeit der Haut erhöht. Seine Inhaltsstoffe haben eine stärker wasserbindende und befeuchtende Wirkung als Hyaluronsäure, der Pilz wird daher auch vermehrt in Kosmetika eingesetzt. Weiterhin wirkt er ausgesprochen förderlich auf das Nervensystem. Er wirkt antientzündlich und fördert die Nervenregeneration und die Lernfähigkeit des Gedächtnisses.[155] Ferner hilft der beliebte Pilz dem Immunsystem unter anderem, indem er den Erhalt und die Bildung weißer Blutkörperchen (Leukozyten) unterstützt und die Produktion der Interferone und Interleukine erhöht. Letztere gehören zu den Zytokinen, das sind kleine, von den weißen Blutkörperchen produzierte Proteine, die als Botenstoffe an der Immunantwort beteiligt sind. Interferone verhindern etwa die Krebszellteilung und damit das Tumorwachstum, während Interleukine die Bildung und Reifung von Phagozyten, also Zellen, die Krankheitserreger angreifen (zum Beispiel Makrophagen), und deren Fresstätigkeit fördern. Versuche an Mäusen zeigen, wenig verwunderlich, eine hohe antitumorale Wirkung des Pilzes.

Anwendungsgebiete

- **Herz-Kreislauf-Erkrankungen**: In Japan wird der Pilz weitverbreitet zur Vorbeugung von Arteriosklerose und zur allgemeinen Unterstützung des kardiovaskulären Systems eingesetzt. Es konnte speziell gezeigt werden, dass die in *Tremella fuciformis* enthaltenen Polysaccharide die DNA-Produktionsrate in den Gefäßwandzellen erhöhen und diese vor Schäden durch Histamin bewahren sowie die Blutgerinnung hemmen und die Fließeigenschaften des Blutes verbessern.
- **Bestrahlungstherapie:** Die *Tremella*-Polysaccharide schützen vor Strahlungsschäden und helfen die Blutproduktion im Knochenmark wiederherzustellen. Im Tierversuch konnte die Gabe von *Tremella* die Überlebensrate von Mäusen, die einer tödlichen Dosis Gammastrahlung ausgesetzt wurden, auf 50 Prozent erhöhen.
- **Gedächtnisprobleme:** *Tremella* fördert die neuronale Plastizität, also die Ausbildung neuer Nervenverknüpfungen, und wirkt sich so positiv auf die Lernfähigkeit des Gehirns beziehungsweise Lernprozesse und das Gedächtnis aus.
- **Nervenschäden:** Es konnte gezeigt werden, dass wässrige Extrakte von *Tremella* nervenschützende Eigenschaften haben und die Neuverknüpfung von Nervenzellen fördert.
- **Hautprobleme:** Das Silberohr wirkt wundheilungsfördernd, antientzündlich, hautschützend, befeuchtend und durchblutungsfördernd.
- **Kosmetik:** Der Pilz wird traditionell zum Schutz der Haut und zur Schönheitsförderung eingesetzt. *Tremella* bildet eine ideale Grundlage für funktionelle Kosmetikprodukte, sogenannte Cosmeceuticals, da seine Polysaccharide eine exzellente hautschützende, wundheilende, entzündungshemmende und antiallergene Wirkung zeigen. Diese wirken sich ausgesprochen positiv auf die Feuchtigkeitsspeicherung, Elastizität und Glätte der

Haut aus. Ihre bemerkenswerte Fähigkeit, die altersbedingte Degenerationen von Mikrogefäßen zu verhindern, trägt dazu bei, die Durchblutung reifer Haut aufrechtzuerhalten.[156]

Traditionelle Verwendung

In der TCM ist das Silberohr der höchsten Kategorie der Naturarzneien zugeordnet und angezeigt bei Hitzeerkrankungen mit Yang-Überschuss. Es kühlt und wirkt Trockenheit entgegen, fördert also das Energiegleichgewicht. Ferner gilt es als nährend für das Gehirn und die Schönheit fördernd und wird auch als Aphrodisiakum eingesetzt.

Produkte, Dosierung und Zubereitung

- **Produkte:** Das Silberohr kann wie die meisten Heilpilze als Pulver oder Extrakt erworben werden, ebenso findet man im Versandhandel und in Asiamärkten (hier meist als »White Fungus« bezeichnet) getrocknete Fruchtkörper.
- **Dosierungsempfehlung:** Zur allgemeinen Unterstützung der Gesundheit sollten 5 bis 10 Gramm des getrockneten Pilzes oder 1 bis 2 Gramm Polysaccharidextrakt pro Tag konsumiert werden. Bei Studien zur Behandlung von durch Radioaktivität verursachten Schäden wurden höhere Dosen von 3 bis 6 Gramm Polysaccharidextrakt verwendet.
- **Zubereitung:** *Tremella* lässt sich aufgrund seines neutralen Geschmacks sehr vielseitig in der Küche einsetzen. Getrocknete Fruchtkörper werden vor Gebrauch in lauwarmem Wasser eingeweicht, das abgegossen wird. Entfernen Sie anschließend den Stielansatz und zerkleinern Sie die Fruchtkörperblätter des Pilzes in mundgerechte Stücke oder pürieren ihn für Smoothies oder andere Kreationen. In China wird aus Tremella ein Sirup hergestellt, der zur Stärkung von Magen-, Nieren- und Lungenfunktion, zur Förderung der Flüssigkeitsausscheidung und der Sexualfunktion eingesetzt wird. Zu gleichem Zweck wird der Pilz auch sehr gern mit weiteren Zutaten aus der TCM als süße Dessertsuppe (Tong Sui) gereicht. Sie enthält neben *Tremella* getrockneten Longan, schwarze Datteln, rote Datteln, Lotuskerne und Gojibeeren und wird mit Steinzucker gesüßt.

Neben- und Wechselwirkungen

Tremella fuciformis ist ein bedeutender Speisepilz ohne bekannte Nebenwirkungen. Dennoch ist aufgrund seiner milden antithrombotischen Wirkung Achtsamkeit geboten, wenn gleichzeitig Blutverdünner eingenommen werden.

Rezept für Tong Sui (süße Dessertsuppe)

Zutaten für vier Portionen

- 10 rote Datteln, getrocknet
- 5 schwarze Datteln, getrocknet (optional)
- 20 Lotussamen (optional)
- 20 g Longan-Fruchtfleisch, getrocknet
- 30 g Gojibeeren (optional)
- 40 g Silberohr, getrocknet
- etwa ½ l Wasser
- 60 g Kandiszucker (nach Belieben weniger)

1. Datteln, Lotussamen, getrocknetes Longan und die Gojibeeren mit sauberem Wasser abspülen.
2. Das getrocknete Silberohr in warmem Wasser einweichen, bis es weich und prall ist. Das Einweichwasser anschließend entsorgen. Den Pilz mit einer Küchenschere in kleinere Stücke zerteilen und die gelbliche Stielbasis abschneiden.
3. Pilz, Datteln, Lotussamen und Longan-Fruchtfleisch in einen Topf geben. Das Wasser hinzufügen und zum Kochen bringen, dann die Hitze reduzieren und die Mischung 20 Minuten sanft mit lose aufgelegtem Deckel köcheln lassen.
4. Kandiszucker hinzufügen und unter Rühren auflösen lassen. Anschließend die Gojibeeren hineingeben und die Mixtur weitere 5 Minuten köcheln lassen.
5. Die Dessertsuppe kann warm oder abgekühlt serviert werden. Guten Appetit!

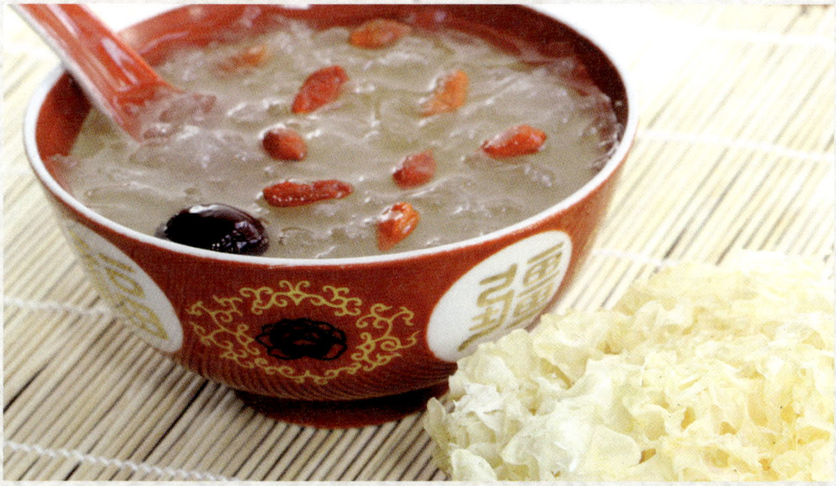

Das therapeutische Potenzial der Magic Mushrooms

Es gibt noch eine weitere Gruppe mächtiger und uralter Heilpilzarten, die trotz anhaltender drogenpolitischer Sanktionen aufgrund ihrer bewusstseinsverändernden Wirkung nicht unerwähnt bleiben soll, auch wenn sie nicht zu den aus der traditionellen Volksmedizin bekannten Vertretern der Heilpilze gehört. Die einen kennen diese Heilpilze als »Narrenschwammerl«, den anderen sind sie als »Magic Mushrooms«, »Psilos« oder »Zauberpilze« bekannt.

Die Rede ist von Pilzen, die die wahrnehmungsverändernden Substanzen Psilocybin und Psilocin enthalten. Weltweit kennt man über 200 von diesen aus den unterschiedlichsten Pilzfamilien. Ihre Nutzungsgeschichte reicht wahrscheinlich mehr als 10 000 Jahre zurück, wie Sie bereits im Einführungskapitel dieses Buches erfahren haben, und ist damit weit älter als die der klassischen Heilpilze der eurasischen Volksmedizin.

Die Magic Mushrooms feiern aktuell ihr Comeback in der Wissenschaft, nachdem eine lange Verbotsgeschichte, die ihren Anfang 1971 im vom damaligen US-Präsidenten Richard Nixon angezettelten »Krieg gegen Drogen« nahm, für einen annähernd

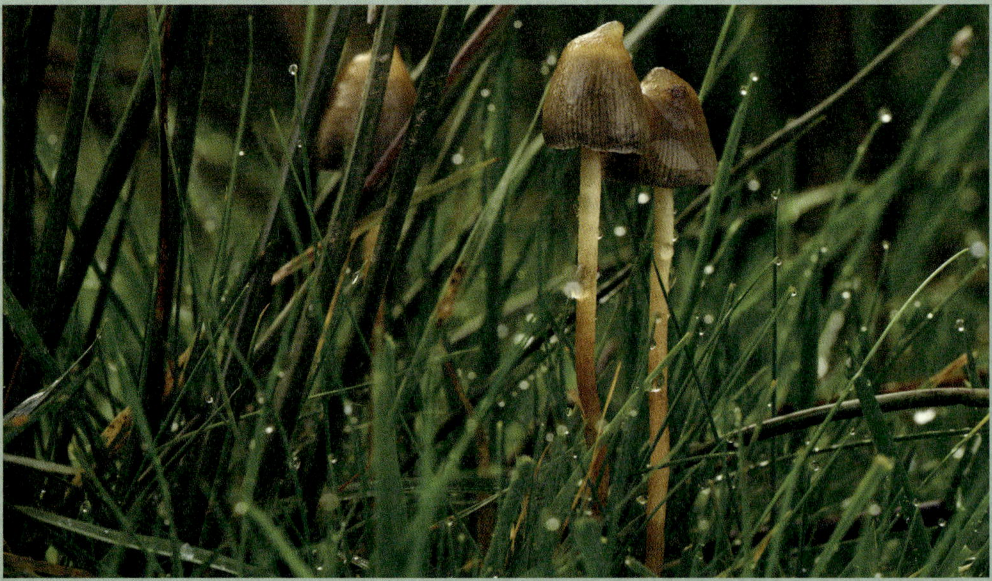

Der Spitzkegelige Kahlkopf (Psilocybe semilanceata) *wächst auch bei uns.*

40 Jahre dauernden Forschungsstillstand sorgte. Nach der Entdeckung des Psilocybins 1958 durch den Schweizer Chemiker Albert Hoffmann begann in den 1960er-Jahren eine rege Forschung zu den Einsatzmöglichkeiten der Zauberpilze in der Psychotherapie. Schon damals wurde schnell klar, dass ihre Wirkung ein außergewöhnlich hohes Potenzial für die Therapie schwer zu behandelnder psychischer Leiden und damit zusammenhängender Nervenerkrankungen besitzt.

Erst vor Kurzem wurde der Würgegriff der Drogenpolitik gelockert und die Forschung konnte, wenn auch unter immer noch erschwerten Bedingungen, ihre Arbeit an der Erforschung der außergewöhnlichen Wirkungen der Zauberpilze – die im Übrigen um ein Vielfaches ungefährlicher sind als die gesellschaftlich akzeptierte Volksdroge Alkohol – wieder aufnehmen und zahlreiche Erkenntnisse dazugewinnen. Es gibt immer mehr Konsens unter den Wissenschaftlern, dass Drogengesetze und -verbote für psychedelische Drogen irrational sind.

Die Wirkung ist ähnlich der des Serotonins

Die nichtsdestotrotz noch immer in Deutschland und großen Teilen Europas illegalen Pilze gehören zu den Entheogenen (von altgriechisch *en* = in, *theos* = Gott und *genesthai* = bewirken). Das bedeutet, dass sie in der Lage sind, eine mystische beziehungsweise spirituelle Erfahrung auszulösen, die als All-Einheit oder Verbindung mit dem schöpferischen Prinzip und mit Gott empfunden wird. Dieser Bewusstseinszustand ist auch unter dem Begriff »Christusbewusstsein« bekannt.

Psilocybin, der Hauptwirkstoff der psychoaktiven Pilze, provoziert diese mystischen Erfahrungen und spirituellen Reisen nicht selbst, sondern wird im Körper erst durch Verdauungsenzyme in die aktive Verbindung Psilocin umwandelt, die dem Serotonin, einem natürlichen Neurotransmitter im Gehirn, sehr ähnlich ist. Psilocin und Serotonin sind aber nicht identisch, sondern unterscheiden sich minimal in ihren Wirkungseigenschaften voneinander.

Dieser feine Unterschied in der Pharmakologie hat tief greifende Auswirkungen auf das Bewusstsein. Er bewirkt einen sogenannten psychedelischen Zustand mit veränderter Sinnes- und Gefühlswahrnehmung. Im psychedelischen Zustand scheint unter anderem eine unspezifische Verstärkung der Gefühlswahrnehmung stattzufinden. Die Stimmung vor der Einnahme – ob positiv oder negativ – wird während der psychedelischen Erfahrung verstärkt. Wenn eine Situation also als positiv wahrgenommen wird, kann sie sich unter dem Einfluss von Psilocybin noch deutlich positiver bis hin zu euphorisch oder ekstatisch anfühlen. Wird hingegen etwas negativ bewertet, kann es sich gleichermaßen höllisch, dysphorisch und beängstigend anfühlen. Grundsätzlich hängt die Rauscherfahrung von der inneren Einstellung zum Zeitpunkt des Konsums und der Umgebung ab (»Set und Setting«).

Studie bestätigt positive Erfahrung

Der hoch angesehene Psychiater und Gehirnforscher Roland Griffiths von der Johns Hopkins University leitete eine 2006 veröffentlichte Studie, in der Freiwillige zum ersten Mal in ihrem Leben Psilocybin erhielten und sich im Anschluss bei beruhigender Musik und in Anwesenheit von Menschen, zu denen sie in einer vertrauensvollen Beziehung stehen, entspannen konnten. Unter diesen Bedingungen berichtet ein hoher Prozentsatz der Probanden am Ende über eine sehr ähnliche Konstellation von Erfahrungen, die laut Griffiths in eine Kategorie fällt, von der Religionspsychologen als eine »primäre mystische Erfahrung« sprechen. In mehreren Folgestudien wurde bestätigt, dass solche Erfahrungen unter Einfluss der Pilze mit sehr hoher Wahrscheinlichkeit auftreten. Vollständige mystische Erfahrungen, also mit dem Maximalwert auf der zur Beurteilung verwendeten Intensitätsskala, traten bei mehr als 70 Prozent aller Probanden auf.[157]

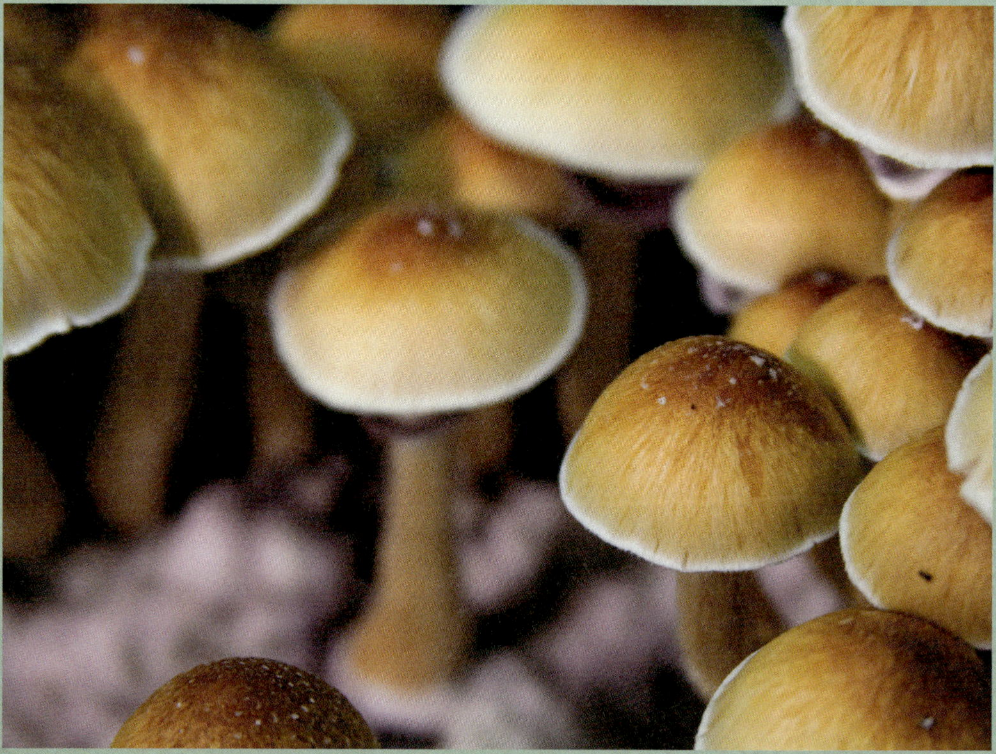

Der »Golden Teacher« ist ein potenter Zuchtstamm des Kubanischen Kahlkopfs (Psilocybe cubensis).

Die Phasen des Rauschzustands

Wird eine wirksame Dosis Psilocybin (etwa 1 bis 5 Gramm getrocknetes Pilzmaterial) eingenommen, kommt es innerhalb von 30 bis 60 Minuten zum Einsetzen eines Rauschzustands, der etwa zwei bis drei Stunden anhält und dann wieder abflacht. In der ersten Phase treten vor allem auf visueller Ebene Sinnesveränderungen ein, etwa intensivierte oder verzerrte Farbwahrnehmungen, sich scheinbar bewegende Objekte sowie sich wandelnde Strukturen auf Boden und Wänden. Bei höheren Dosierungen werden bei geschlossenen Augen häufig kaleidoskopartige Muster gesehen. Ebenso kommt es unter der Wirkung der Substanz zu einer intensivieren und manchmal verzerrten Klangwahrnehmung. Es folgt typischerweise eine zweite Phase, in der eine tiefe Verbundenheit mit der Schöpfung gefühlt wird. Nach fünf bis sechs Stunden ist die Wirkung wieder vollständig abgeklungen.

Es gibt viele Berichte von außergewöhnlichen, spirituellen Erfahrungen. Griffiths zeigte in einer Reihe von Studien, dass bereits eine einzige Erfahrung dieser Art Menschen nachhaltig verändern kann. Versuchspersonen, die unter dem Einfluss von Psilocybin grundlegende mystische Visionen und Einsichten erlebten, bezeichneten das Erlebte noch 14 Monate später als »eine der bedeutsamsten Erfahrungen ihres Lebens« – sowohl in persönlicher als auch in spiritueller Hinsicht. Knapp 60 Prozent ordneten die Begegnung mit den Pilzen den fünf transformativsten Ereignissen ihres Lebens zu. Nur die Geburt des ersten Kindes wurde von ihnen als persönlich noch bedeutenderes Ereignis eingestuft. Zudem zeigten Probanden im Anschluss oft eine Veränderung der Persönlichkeit in Richtung einer größeren Offenheit für neue Erfahrungen.

Die Tatsache, dass das Gehirn derart auf den Wirkstoff reagiert, ist vielversprechend. »Eine der interessanten Implikationen dieser Art von Arbeit ist, dass das Gehirn sozusagen vorgerüstet ist, um diese Art von Erfahrungen machen zu können«, sagt Griffiths. »Diese Erfahrung ist nicht nur Mystikern, die jahrelang meditierend in einer Höhle verbringen, vorbehalten. Es ist Teil der menschlichen Biologie, solche integrativen Erfahrungen zu machen, die wirklich die Basis für bemerkenswerte persönliche Veränderungen schaffen können.«[158] Ganze 80 Prozent seiner Probanden, denen er Psilocybin in einer Studie verabreicht hatte, gaben später an, dass die Erfahrung ihr Wohlbefinden und ihre Lebenszufriedenheit nachhaltig erhöht hat.

Das Potenzial dieser Pilze geht jedoch über die Mystik hinaus und reicht weit in den medizinischen Bereich herein. Neuere

Forschung nutzte die Technologie der Hirnbildgebung, zum Beispiel die funktionelle Magnetresonanztomografie (MRT), die mit rotierenden Magneten Veränderungen im Gehirn zeigen kann, während die Probanden unter dem Einfluss von Psilocybin stehen. Das Forschungsteam von Neurobiologe Paul Expert fand zu seiner Überraschung heraus, dass Hirnareale, die normalerweise nicht miteinander kommunizieren, plötzlich in einem regen Austausch miteinander verbunden waren. Was diese Neuorganisation des Gehirns impliziert, darüber könne momentan nur spekuliert werden, schlussfolgerten die Wissenschaftler.

Anwendungsgebiete der Magic Mushrooms und ihre medizinische Wirkung

Zu den Indikationen der Wirksubstanzen Psilocybin und Psilocin zählen beispielsweise schwere, behandlungsresistente Depressionen, Suchterkrankungen, posttraumatische Belastungsstörungen, Angst- und Zwangsstörungen, Todesangst bei Krebspatienten, Alzheimer, Demenz, Parkinson und weitere neurodegenerative Erkrankungen, schwere Menstruationsleiden sowie Clusterkopfschmerzen, die schlimmste Form, die ein Kopfschmerz annehmen kann. Für viele dieser Leiden, insbesondere die Clusterkopfschmerzen, gibt es in der Schulmedizin noch keine Erfolg versprechende Therapiemöglichkeit.

Wie in einer Studie von Dave Nichols und Kollegen (2017)[159] beleuchtet wird, wirkt Psilocybin entzündungshemmend und kann bei der Behandlung einiger entzündlicher Erkrankungen eine hohe Wirksamkeit haben. Die Wissenschaftler berichten, dass eine Entzündung des Gehirns »mit mehreren psychiatrischen Störungen in Verbindung gebracht werden konnte, darunter Depressionen, Sucht und neurodegenerative Störungen (Nervenleiden) wie zum Beispiel Parkinson und Alzheimer«. Da Entzündungsprozesse in Gehirn und Zentralnervensystem mit erhöhten Serotoninspiegeln in Korrelation zu stehen scheinen, mutet es plausibel an, dass die entzündungshemmende Wirkung des Psilocybins im Gehirn durch seine Wirkung auf das serotonerge System zustande kommt. Als serotonerges System bezeichnet die Wissenschaft kurz gesagt alle diejenigen Nervenzellen im Nervensystem, die Serotonin als Botenstoff verwenden.

Magic-Mushroom-Microdosing

Sollte die Aussicht auf eine psychedelische Achterbahnfahrt durch die Abgründe Ihrer Psyche auf Sie beunruhigend oder gar abschreckend wirken, gibt es gute Nachrichten: Psilocybin entfaltet seine vielen positiven Akut- und Langzeiteffekte bereits in Dosierungen, die unter der Wahrnehmungsschwelle liegen, wie eine Langzeitstudie unter Federführung des Bewusstseinsforschers James »Jim« Fadiman, seines Zeichens Harvard-Absolvent und Begründer des Institute of Transpersonal Psychology (heute als Sofia

University bekannt), unter Beteiligung von mittlerweile weit über 3000 Testpersonen zeigt.[160] Das sogenannte Microdosing erfreut sich weltweit zunehmender Beliebtheit. Hierbei wird typischerweise ein Zehntel bis ein Zwanzigstel der wirksamen Dosis eingenommen. Psychedelische Effekte sind in diesen Größenordnungen nicht zu erwarten.

Es ist längst kein Geheimnis mehr, dass in Arbeitsumgebungen mit hohem Schaffensdruck, etwa der Technologieschmiede Silicon Valley, vielfach Substanzen wie LSD und Psilocybin per Microdosing eingenommen werden. Die Effekte sind subtil, aber deutlich. Der überwiegende Teil der Microdoser berichtet durchweg von Verbesserungen im Alltag, gerade bei Depressionen und anderen psychischen Leiden, aber auch bei Schmerzerkrankungen, was durch die bisher existierende rudimentäre Forschung bestätigt wird. Mitunter kann auch nur »ein richtig guter Tag« dabei herauskommen, wie die Autorin Ayelet Waldman in ihrem gleichnamigen Bestseller beschreibt.

Laut den Studien von Fadiman und Kollegen kristallisieren sich aber zwei Kontraindikationen heraus. Im Gegensatz zur psychedelischen Dosis, die Angststörungen durch Konfrontation mit der Angst unter therapeutischer Begleitung in Luft auflösen kann, scheint Microdosing diese zu verstärken. Ebenso berichten Microdoser, die unter Rot-Grün-Blindheit leiden, von visuellen Artefakten (sogenannte Tracer, das heißt, Objekte ziehen Spuren), die noch Tage nach der letzten Dosis auftreten. Näheres zum Thema können Sie in dem Buch *The Psychedelic Explorer's Guide: Safe, Therapeutic, and Sacred Journeys* von James Fadiman oder in dem auf Deutsch erschienenen US-Bestseller des Journalistikprofessors Michael Pollan, *Verändere dein Bewusstsein: Was uns die neue Psychedelik-Forschung über Sucht, Depression, Todesfurcht und Transzendenz lehrt*, erfahren. Auch wenn bereits viele Menschen auf eigene Faust »forschen« und es erste, sehr vielversprechende wissenschaftliche Untersuchungen gibt, sind sich die Forscher doch einig, dass dringend klinische Studien durchgeführt werden müssen, um Langzeitnutzen und mögliche Risiken zu erfassen.[161]

Warnhinweis

Auf keinen Fall sollten Sie auf eigene Faust psychoaktive Pilze konsumieren. Auch wenn die Pilze vollkommen ungiftig sind, ist eine unbedarfte Einnahme sehr leichtsinnig und es kann zu schweren Panikzuständen kommen, die in der Folge zu Unfällen führen können. Wenn Sie das Bedürfnis verspüren, Magic Mushrooms konsumieren und die Erfahrung machen zu wollen, suchen Sie sich unbedingt eine erfahrene therapeutische Begleitung. Es gibt Länder, in denen die Pilze legal sind und sogenannte Retreats angeboten werden, in denen Schamanen Menschen auf eine innere Reise zu neuen Erfahrungshorizonten begleiten.

»»Wenn dir das Leben einen Korb gibt:
Geh Pilze sammeln!««

Altes Sprichwort

Kapitel **6**

Heilpilze sammeln, *anbauen und verarbeiten*

Heilpilze sammeln

Etliche der in diesem Buch vorgestellten Heilpilze lassen sich auch in heimischen Gefilden sammeln. Dazu gehören Austernseitling, Wiesenchampignon, Schmetterlingstramete, Birkenporling, Zunderschwamm, Schwefelporling, Honiggelber Hallimasch, Samtfußrübling und, wenn etwas Glück im Spiel ist, auch Klapperschwamm, Eichhase, Chaga und sogar Reishi.

Es gibt aber einige wichtige Punkte zu beachten. Einem Sprichwort folgend lautet die wichtigste Regel: »Alle Pilze kann man essen, aber manche nur einmal.« Im Ernst: Sammeln Sie nur Pilze, die Sie selbst eindeutig bestimmen können! Im Zweifel sollten Sie die Pilze lieber stehen lassen. Wenn Sie sich trotz Warnung an einen Pilz heranwagen, den Sie nur zu 98 Prozent sicher bestimmen können, halten Sie immer ein Exemplar zurück und frieren Sie es gut beschriftet ein, damit der Übeltäter chemisch analysiert und identifiziert werden kann, falls es doch zu einer Vergiftung aufgrund einer Verwechslung mit einer giftigen Art kommen sollte. Informieren Sie sich im Vorfeld gut. Ein fundiertes Bestimmungsbuch hinzuzuziehen, ist Pflicht! Sie finden eine kleine Auswahl an solchen Titeln im Anhang dieses Buches (Literaturempfehlungen, Seite 243). Im Angebot der deutschen Gesellschaft für Mykologie (www.dgfm-ev.de) finden Sie weitere Informationen zu den Themen Pilze sammeln, Pilze bestimmen und Pilzvergiftungen. Sie können dort an Bestimmungskursen und Pilzwanderungen teilnehmen und auf eine Liste mit überwiegend ehrenamtlich tätigen Pilzberatern zugreifen, die Sie persönlich hinzuziehen können, um Ihren Fund bestimmen zu lassen.

Dann wäre da noch die Sache mit der Umweltbelastung. Die Qualität der Umwelt, in der ein Pilz wächst, spiegelt sich nämlich wiederum in dessen Qualität wider. Pilze können durch ihre enorm vielfältige Ausstattung an Enzymen zwar sehr viele Schadstoffe aufbrechen und unschädlich machen – sie können sich teilweise sogar von diesen ernähren; so hat man etwa Austernpilze gezüchtet, die Altöl regelrecht auffressen –, Schwermetalle und radioaktive Isotope allerdings lassen sich auch von ihnen nicht abbauen. Es ist hinreichend bekannt, dass Pilze aus dem Boden und auch aus dem Holz, auf dem sie wachsen, Schwermetalle sowie radioaktive Substanzen aufnehmen und in ihren Fruchtkörpern anreichern. Sie schieben die für sie ebenso wie für uns schädlichen Stoffe geradezu aus der Erde hinaus, was auch der Grund ist, warum man Pilze inzwischen gezielt zur Sanierung kontaminierter Böden einsetzt. Ein achtsamer Blick auf die Natur, die Sie umgibt, verrät vieles über den allgemeinen Gesundheitszustand des Ökosystems, in dem Sie sich befinden. Sie tun in jedem Fall gut daran, sich möglichst von Straßen, Industriebrachen, (ehemaligen) Truppenübungsplätzen und dicht besiedelten Gebieten fernzuhalten. Auch wenn sich die Natur dort nicht mehr viel davon anmerken lässt, sollten Sie in Bayern und den angrenzenden Alpenregionen wegen der immer noch erhöhten radioaktiven Belastung durch die Atomreaktorkatastrophe von Tschernobyl im Jahr 1986 lieber ganz auf das Pilzesammeln verzichten.

Der nächste wichtige Punkt ist: Respektieren Sie bitte die Natur und entnehmen Sie nie alle Fruchtkörper, die Sie an einer Stelle finden, damit Sie das Ökosystem nicht aus dem Gleichgewicht bringen. Sammeln Sie nur so viele Pilze, wie Sie verwerten können. Sehr junge und zu alte Pilze sollten Sie stehen lassen, denn auch die älteren und von Maden oder Schnecken angefressenen Exemplare werfen noch Sporen ab, die der Vermehrung beziehungsweise der Arterhaltung dienen.

Pilze richtig ernten

Pilze, die auf der Erde wachsen, sollten Sie vorsichtig herausdrehen oder mit einem kleinen, scharfen Messer dicht über dem Boden abschneiden. Darüber, welche Methode schonender ist, gibt es geteilte Meinungen. Bitte in jedem Fall die Pilze nicht herausreißen, denn das schädigt das unterirdisch wachsende Pilzgeflecht, das Myzel. Ein beim Rausdrehen eventuell im Boden entstehendes Loch füllen Sie wieder mit Humus oder

Timing ist alles, oder: zur rechten Zeit am rechten Ort

Ob Sie nun Ihre gesammelten Heilpilze zur Behandlung einer Erkrankung oder als Tonikum im Sinne einer Präventionsstrategie einsetzen wollen, früher oder später wünschen Sie sich sicher, auf einen ausreichenden Vorrat zurückgreifen zu können. Viele Pilze bilden nur in einem schmalen Zeitfenster Fruchtkörper. Daher sollten Sie dieses gut nutzen, um sich zu bevorraten, solange die Pilze da sind. Wann dies der Fall ist, hängt von den Umweltbedingungen ab. Pilze zeigen sich nur, wenn deren Myzel genug Nährstoffvorräte und Energiereserven angelegt hat, die richtigen Temperaturen herrschen und ausreichend Regenfälle für die richtige Feuchtigkeit gesorgt haben. In Deutschland bedeutet das, dass die meisten Pilze vom Spätsommer, wenn die Nachttemperaturen spürbar fallen, bis zu den ersten Dauerfrösten im Spätherbst fruchten. Besonders gilt dies für fleischige Pilze wie etwa den Wiesenchampignon, den Maitake oder den Austernseitling. Generell erscheinen sie, wenn die richtigen Temperaturen vorherrschen, etwa eine Woche nach ausgiebigen Regenfällen. Baumpilze wie Birkenporling, Reishi und Chaga sind nicht so sehr von Regenfällen abhängig, da ihr Wirtsbaum sie mit Wasser versorgt, und haben ein längeres Aktivitätsfenster.

Laub, damit das Myzel nicht austrocknet und Sie auch beim nächsten Besuch wieder mit Pilzen beglückt werden. Baumpilze, wie etwa den Birkenporling, brechen Sie mit einem beherzten Ruck sauber ab oder schneiden den Pilz vorsichtig mit einem scharfen und stabilen Messer so ab, dass die Rinde des Baums nicht beschädigt wird.

Pilze putzen

Reinigen Sie die Pilze grob schon am Fundort. Das erspart lästige Krabbeltiere in der Küche. Dazu macht sich ein spezielles Pilzmesser gut. Es hat eine gebogene Klinge, die es Ihnen erlaubt, Pilze in der Hand von Schadstellen zu befreien, und idealerweise am hinteren Ende noch eine Bürste, mit der Sie groben Schmutz von den Hüten entfernen können. Transportieren Sie Ihre Ausbeute am besten in einem luftdurchlässigen Korb, da Pilze in luftundurchlässigen Behältnissen wie Plastiktüten schnell verderben. Zu Hause angekommen, sollten der Feinputz und die Weiterverarbeitung zügig erfolgen, da eventuell übersehene Maden über Nacht ganze Pilze in eine stinkende und klebrige Masse verwandeln können.

Pilze sollten immer trocken geputzt werden, da sie die Eigenart haben, sich wie ein Schwamm mit Wasser vollzusaugen,

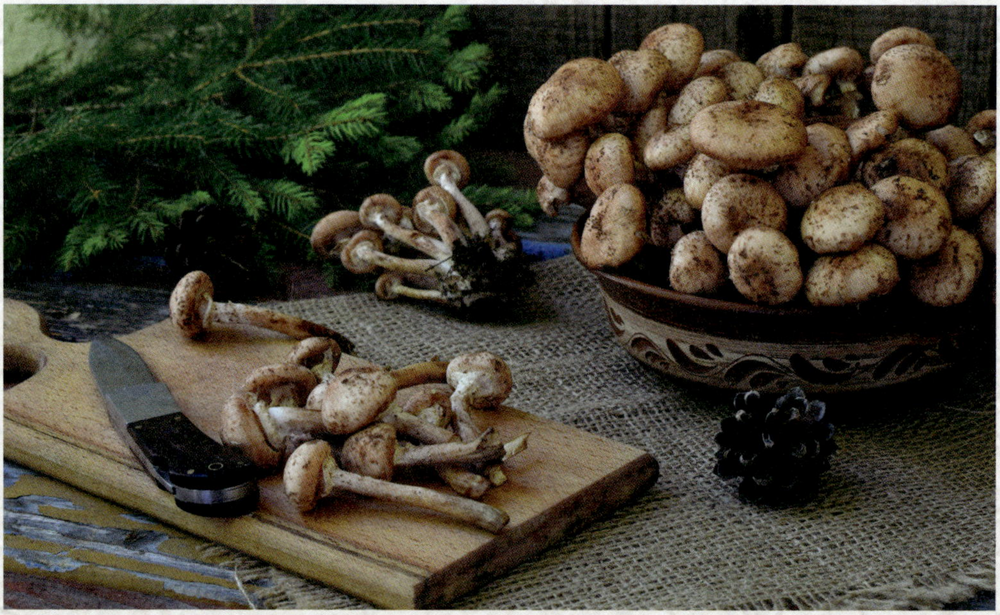

So kann eine reiche Ernte des Honiggelben Hallimasch aussehen.

und dann schlecht trocknen und auch in der Pfanne keine gute Figur abgeben. Wischen Sie die Pilze mit einem Stück Küchenkrepp ab. Hartnäckiger Dreck lässt sich mit einer Zahnbürste oder durch Schaben mit dem Messer entfernen. Eine Ausnahme bildet die Krause Glucke, die oft stark verschmutzt ist und aufgrund ihrer Beschaffenheit nicht abgewischt werden kann und auch glücklicherweise kaum Wasser aufnimmt. Schneiden Sie sie in Scheiben und spülen Sie diese mit reichlich fließend Wasser ab, tropfen Sie die Scheiben in einem Sieb gut ab und legen Sie diese anschließend auf Küchenkrepp zum Trocknen aus, bevor Sie sie weiterverarbeiten.

Die Ausbeute weiterverarbeiten

Da hat man im Eifer des Gefechts einen ganzen Korb voll Austernseitlingen, Samtfußrüblingen und Co. gesammelt. Und jetzt? Generell sollten Sie die Pilze möglichst schnell, wenn möglich binnen 24 Stunden, in jedem Fall aber spätestens nach zwei bis drei Tagen weiterverarbeiten. So lange lassen sich leicht verderbliche Pilze maximal im Kühlschrank aufbewahren. Manche Arten, wie zum Beispiel Shiitake, Champignon oder Schwefelporling, halten bis zu einer Woche luftig gelagert im Kühlschrank durch. Verzehren Sie in keinem Fall Pilze, die schon weiche Stellen haben und unangenehm riechen. Diese sind von Bakterien, Schimmel und/oder Hefen befallen und können zu Lebensmittelvergiftungen führen.

Was nicht unmittelbar auf den Tisch kommt, kann man gut auf verschiedene Arten konservieren. Alle Pilze lassen sich, nachdem sie gründlich geputzt wurden, sehr gut entweder einfrieren oder durch die seit Jahrtausenden bewährte Trocknung konservieren. Die Pilze nach vorherigem Kochen in Essig oder Öl einzulegen, ist eine weitere Möglichkeit. Rezepte dazu finden Sie im Internet.

Pilze einfrieren

Alle in diesem Buch behandelten Pilzarten, die zum kulinarischen Verzehr geeignet sind, lassen sich gut einfrieren. Am besten sind dazu junge, festfleischige Exemplare geeignet. Einige Pilze wie etwa den Schwefelporling oder Maitake sollten Sie vor dem Einfrieren kurz blanchieren. Generell gilt: Alles, was Sie einfrieren wollen, sollte bereits küchenfertig klein geschnitten und portioniert sein. Insbesondere aus Samtfußrüblingen, Austernseitlingen, Champignons, Mandelpilzen und Shiitake, aber auch aus Krauser Glucke und anderen Pilzen lässt sich, wie im Porträt des Samtfußrüblings beschrieben (Seite 125), ein Pilzmus kochen, das dann in Eiswürfelformen eingefroren wird. Dieses »Pilzeis« steht dann schnell und einfach als Kochzutat für Suppen, Soßen, Eintöpfe und andere Speisen zur Verfügung und lässt sich als gesundheitsfördernde Heilpilzdosis ganz einfach in den täglichen Speiseplan einbringen (meist genügen ein bis drei Eiswürfel pro Person).

Pilze trocknen

Putzen Sie die Pilze vor dem eigentlichen Trocknungsvorgang gut (Seite 222/223) und schneiden Sie sie anschließend in etwa 5 Millimeter breite Streifen. Bei zähen und holzigen Pilzen wie Birkenporling und Reishi bewährt sich dazu eine Brotschneidemaschine (Aber Achtung, Verletzungsgefahr beim Schneiden!). Pilze sollten in aller Regel möglichst schonend bei 35 bis 45 Grad Celsius getrocknet werden, damit alle wertvollen Inhaltsstoffe erhalten bleiben. Bei maximal 40 Grad Celsius getrocknete Pilze erfüllen die Kriterien für Rohkostqualität.

In der Heizsaison bietet es sich an, das Trockengut über Heizkörpern oder, wenn vorhanden, im Heizungsraum zu trocknen. Es sollte immer auch von unten Luft an die Pilze herankommen. Legen Sie die Pilze daher auf einen Rost oder ein Gitter. Sie können die Stücke oder ganzen Pilze auch auf einer gespannten Schnur auffädeln. Darüber hinaus gibt es aus mehreren Etagen bestehende Trocknungsnetze für Kräuter zu kaufen, die sich ebenso gut für Pilze eignen und besonders gut neben einem Kaminofen aufgehängt werden können. Bitte beachten Sie jedoch die modellspezifischen Mindestabstände für brennbare Materialien (Feuergefahr!).

Der Trocknungsprozess dauert, je nachdem, welche Methode Sie anwenden, wie dick das Trockengut ist und wie hoch die Temperatur und umgebende Luftfeuchtigkeit sind, zwischen 8 und 48 Stunden. Wichtig ist, dass die Umgebungsluft in Bewegung ist, sonst kann sich Schimmel breitmachen. Insofern keine aufsteigende Warmluft von Heizkörpern zur Verfügung steht, verwenden Sie einen kleinen Ventilator, der die Luft um die trocknenden Pilze herum bewegt. Gerade bei größeren Stücken oder ganzen Pilzen sollten Sie auf eine zügige Trocknung achten und auch regelmäßig nach Madenfraß Ausschau halten. Manchmal können während des Trocknens noch Eier schlüpfen, und dann machen sich Maden über Ihre Fleißarbeit her, solange noch ausreichend

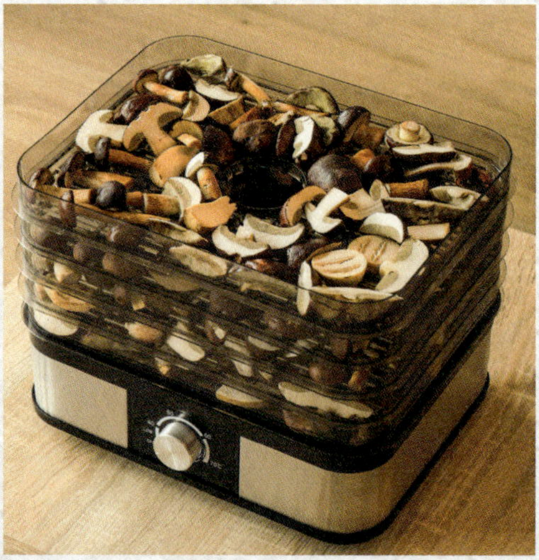

◀ *Ein kleines elektrisches Dörrgerät mit einstellbarer Trocknungstemperatur ist zum Trocknen von Pilzen wunderbar geeignet.*

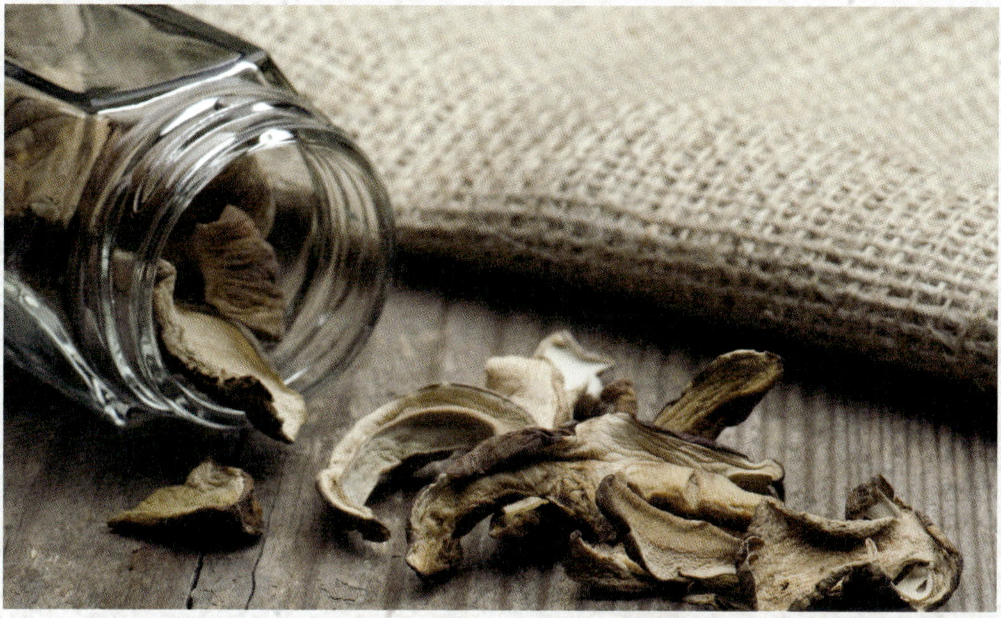

Alle getrockneten Heilpilze können gut in luftdicht verschließbaren Gläsern aufbewahrt werden.

Feuchtigkeit für ihr Überleben vorhanden ist. Befallene Pilzteile sollten Sie sofort entfernen und für eine schnellere Trocknung sorgen. Zur Not kann man die Pilze auch im Backofen, am besten im Umluftbetrieb bei niedrigster Temperatureinstellung und handbreit geöffneter Tür, rasch trocknen.

Am effektivsten und daher schnellsten ist die Trocknung in Dörrgeräten, auch Dörrautomaten genannt. Sie sorgen in ihrem Inneren für ein perfektes Zusammenspiel aus Wärme und Luftbewegung, um das Trockengut schonend, rasch und vor allem gleichmäßig zu trocknen. Leider sind diese Geräte nicht gerade energieeffizient und machen sich bei regelmäßigem Einsatz unangenehm auf der Stromrechnung bemerkbar. Wer technisch versiert ist, findet im Internet diverse Bauanleitungen für einfache Dörrschränke, Dörrautomaten und Solartrockner. Geben Sie zum Beispiel in Ihrer Internetsuchmaschine »Solartrockner selbst bauen« ein, und Sie werden fündig. Diese machen sich allesamt die Sonnenwärme zunutze und sind daher nicht nur umweltschonend, sondern auch günstig in Betrieb und Anschaffung. Einzig ein sonniges Plätzchen auf der Terrasse oder im Garten, ein wenig Zeit und eine Prise Bastelgeschick sind vonnöten. Die Materialbeschaffung sollte mit einem einzigen Baumarktbesuch erledigt sein, da nicht viele Bauteile benötigt werden.

Wie auch immer Sie Ihre Pilze nun trocknen, sie sind vollständig durchgetrocknet, wenn sich die Pilzscheiben mit einem hörbaren Knacken durchbrechen lassen. Bewahren Sie die getrockneten Pilze anschließend luftdicht auf, damit sie nicht wieder Feuchtigkeit aus der Raumluft aufnehmen. Die Pilze können bis zur weiteren Verwendung trocken, kühl und dunkel gelagert werden oder auch direkt, wie in Kapitel 3 ab Seite 52 beschrieben, zu Pulver und Tinkturen weiterverarbeitet werden. Sie behalten, licht- und luftdicht eingelagert, über etliche Monate bis Jahre hinweg ihre Wirksamkeit, da zumindest die für den überwiegenden Teil ihrer positiven Wirkungen verantwortlichen Polysaccharide in getrockneten Pilzen über lange Zeitspannen außerordentlich stabil sind. Wenn Sie wissen, dass Sie die Pilze längere Zeit aufbewahren wollen, verarbeiten Sie sie erst dann zu Pulver, wenn Sie solches brauchen, da die wertvollen Inhaltsstoffe in größeren Stücken besser geschützt sind.

Getrocknete Pilze müssen luftdicht verwahrt werden, gut geeignet sind Schraubdeckelgläser. Wer auf Nummer sicher gehen will, friert die trockenen Pilze vakuumverpackt ein, um die Haltbarkeit zu maximieren. Vakuumiergeräte und die dazugehörigen Folienbeutel gibt es in unterschiedlicher Qualität und zu verschiedensten Preisen überall im Handel. Mit beiden Maßnahmen ist dann auch gewährleistet, dass noch die letzten Schädlingseier abgetötet werden und Sie vor bösen Überraschungen à la »Wo kommen eigentlich die vielen kleinen Käfer im ganzen Haus her?« sicher sein können. Speziell die holzigen Baumpilze wie Reishi und Zunderschwamm können nämlich Eier von Schwarzkäfern enthalten, deren Larven sich in der Natur über abgestorbene Fruchtkörper hermachen. Diese Larven haben im Gegensatz zu den »üblichen« Pilzmaden, die frische Pilze befallen, kein Problem damit, bereits getrocknete Fruchtkörperstücke zu verputzen, vertragen aber genauso wenig wie die Eier der Käfer Frost und werden durch Einfrieren sicher abgetötet.

Die Grundlagen der Pilzzucht

Es gibt kaum etwas Faszinierenderes, als zu Hause in aller Ruhe beobachten zu können, wie aus einer selbst produzierten oder gekauften Pilzkultur binnen weniger Tage ein Meer von Pilzhüten sprießt. Von den in diesem Buch vorgestellten Heilpilzen lassen sich etliche gut zu Hause, im Haus oder im Garten züchten, allen voran der robuste Austernseitling. Aber auch Shiitake, Reishi, Hericium, Schopftintling und andere Pilze lassen sich im trauten Heim oder im Garten zur Fruchtkörperbildung überreden. Mit ein wenig Vorwissen und gewissenhafter Reinlichkeit gelingt es auch Neulingen, erste »Sieh, die Pilze wachsen«-Erfahrungen zu sammeln sowie mit etwas Übung und Hingabe mit vergleichsweise wenig Aufwand

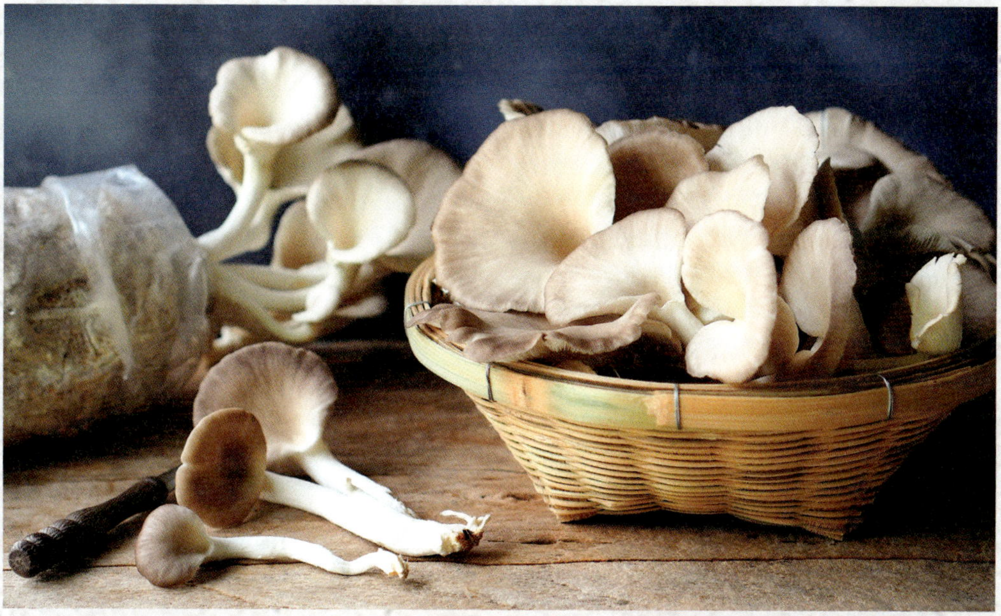

*Der Lungenseitling (*Pleurotus pulmonarius*) lässt sich genau wie der Austernseitling einfach züchten.*

einen steten Nachschub an Frischpilzen zu schaffen. So lässt sich viel Geld sparen und – sofern man solche Pilze wählt, die auch kulinarisch interessant sind – nebenbei eine leckere und gesunde Protein- und Nährstoffquelle erschließen, die durchaus das Potenzial hat, Fleisch in der Ernährung durch eine gesündere Alternative zu ersetzen.

Bei der Eigenzucht weiß man genau, unter welchen Bedingungen die Pilze gewachsen sind, und kann selbst den optimalen Erntezeitpunkt bestimmen. Oft werden in der kommerziellen Produktion Pilze nämlich vollreif geerntet, weil ihr Gewicht dann am höchsten ist – Qualität und Wirkstoffgehalte sowie Geschmack und Aroma sind jedoch in den meisten Fällen in jungen Fruchtkörpern besser. Im Internet findet sich eine große Vielfalt an Pilzzuchtkits, Pilzbruten und Substraten sowie Pilzzuchtzubehör. Mehr Informationen finden Sie im Anhang auf den Seiten 241 bis 243.

Da eine ausführliche Einführung in die Pilzzucht den Rahmen dieses Buches sprengen würde, beschränkt sich dieses Kapitel auf die Erklärung der grundlegenden Prozesse in der Pilzzucht und stellt einige wenige, für Neulinge Erfolg versprechende Zuchtprojekte vor. Empfehlenswerte Literatur für einen tieferen Einstieg in die faszinierende Welt der Pilzzucht finden Sie im Anhang unter »Literaturempfehlungen« auf Seite 243.

Sechs Schritte für die Pilzzucht

Die Pilzzucht lässt sich in sechs einzelne Schritte unterteilen, die auf dem Lebenszyklus der Pilze basieren (Grafik Seite 19), die auf den folgenden Seiten ausführlich dargestellt werden.

Schritt 1: Reinkultur gewinnen

Im ersten Schritt geht es darum, eine Reinkultur zu gewinnen – so bezeichnet man das Myzel, das in sehr sauberer oder steriler Umgebung auf einem speziellen gelartigen Nährboden namens Agar, angereichert mit verschiedenen Nährstoffquellen wie Malzextrakt, Dextrose (Traubenzucker) und Hefeextrakt, angesiedelt wurde. Meistens werden zur Ansiedlung der Reinkultur Petrischalen verwendet, wie sie auch in medizinischen Laboren Verwendung finden, um etwa Zellkulturen oder Bakterienkulturen anzulegen. Man benötigt hierfür von dem gewünschten Pilz entweder Myzel, einen frischen Fruchtkörper oder die aus einem solchen Fruchtkörper gewonnenen Sporen. Das Übertragen eines Stücks aus dem Inneren eines Fruchtkörpers oder von Sporen auf den Nährboden nennt man »beimpfen«.

Dieser Agar-Nährboden ist allerdings auch sehr attraktiv für unerwünschte »Gäste« in Form von Hunderttausenden Pilzsporen und Bakteriensporen, die zu jeder Zeit jeden Kubikmeter Raumluft bevölkern. Sie würden rasch ebenfalls den Nährboden besiedeln und kontaminieren und die Reinkultur wertlos machen. Daher verlangt dieser an sich simple Vorgang eine hochreine

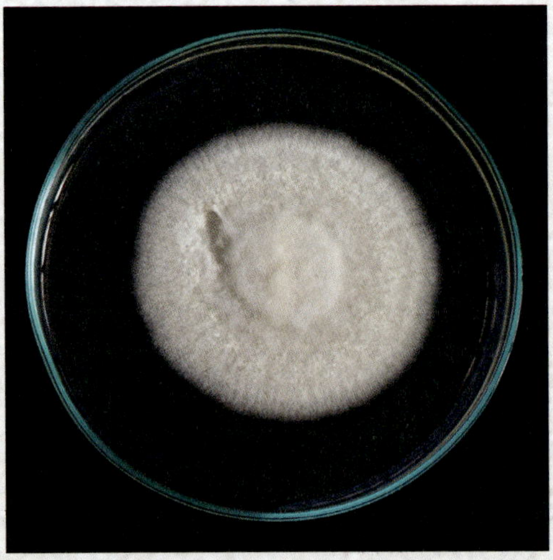

Auf einer Petrischale hat sich hier die Reinkultur eines Pilzmyzels entwickelt.

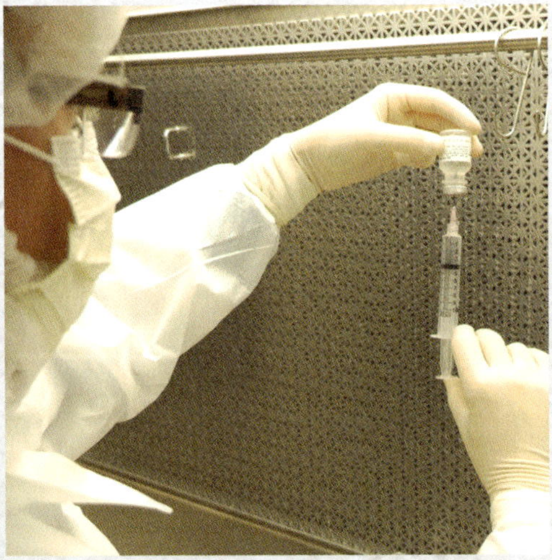

Ein Mykologe zieht im sterilen Luftstrom vor einem HEPA-Filter Sporenlösung in eine Spritze auf.

Was ist eine Holzdübelbrut?

Oft werden von Myzel durchwachsene Holzdübel angeboten. Diese eignen sich nicht zur Gewinnung einer Reinkultur und sollten besser nur für die Pilzzucht auf Baumstämmen zum Einsatz kommen, da sie in der Regel nicht ganz steril sind. Das Pilzmyzel kann sich auf den Holzdübeln durchsetzen, auf einer Petrischale hingegen hat es meist keine Chance gegen die Kontaminationen.

Pilzdübel lassen sich aber mit etwas Übung vermehren, indem die gekauften Dübel unter eine größere Menge abgekochter und gut abgetropfter Buchenholzdübel gemischt werden. Dazu ist ein sehr sauberes Glas oder ein anderer blitzsauberer Behälter notwendig, etwa eine verschließbare Plastikdose. In beide bohrt man entweder ein Loch von etwa 6 Millimetern in den Deckel und zieht einen Pfropfen Filterwatte halb hindurch oder man legt den Deckel nur lose auf.

Versuchen Sie es doch mal in kleinem Maßstab. Dazu fertigen Sie wie beschrieben einen Filterdeckel für ein kleines Marmeladenglas an, kochen eine Handvoll Buchenholzdübel ab und lassen sie in einem Sieb abtropfen. Idealerweise machen Sie das in Ihrer gut geputzten Küche unter der Dunstabzugshaube. Durch den Sog ist das Risiko geringer, dass zu viele Kontaminanten in das Glas fallen und das Myzel bei der Besiedlung der neu hinzugefügten Dübel den Kürzeren zieht.

Arbeitsumgebung. Es sind diverse Maßnahmen erforderlich, die diesen Schritt für Anfänger schwierig gestalten. Profis arbeiten hier im Luftstrom eines großen HEPA-Luftfilters (auch Flowhood genannt), der 99,99 Prozent aller Luftkeime entfernt, während Anfänger oft erste Erfahrungen in einer selbst gebauten sogenannten Glove-Box (auch Still-Air-Box genannt) sammeln. Hierbei handelt es sich einfach um eine durchsichtige Plastikkiste mit zwei Seiteneingriffen, an denen langärmlige Gummihandschuhe befestigt sind, mit denen man im Inneren der Kiste hantieren kann. Vor Gebrauch wird alles, was für die »Operation« benötigt wird, in die Kiste gelegt, diese dann kräftig mit Isopropanol-Alkohol ausgesprüht und anschließend der Deckel aufgelegt. Nachdem sich der Alkoholnebel gelegt hat, lässt sich in der Box halbwegs keimfrei hantieren.

Wer es sich zutraut, kann auch Reinkulturen auf Petrischalen oder in Kulturflaschen kaufen, zum Beispiel bei den Tyroler Glückspilzen (Anhang Seite 242), und durch sogenanntes Überimpfen vermehren, indem man in einer solchen Glove-Box oder vor einem HEPA-Filter mit einem sterilisierten Skalpell aus der gekauften Kultur ein Stück entnimmt und auf einen neuen Nährboden

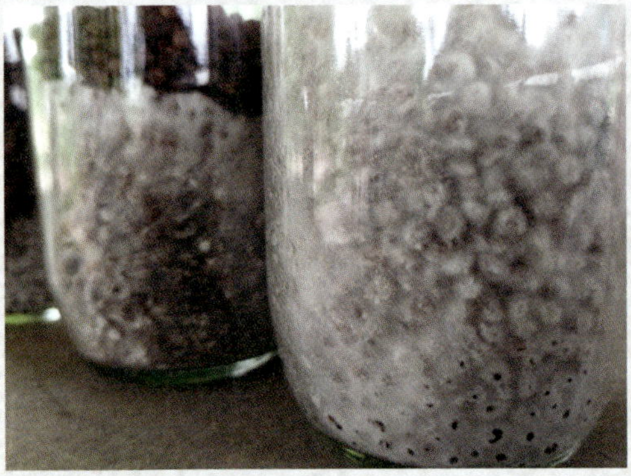

In Gläsern entwickelt sich hier eine Pilzbrut auf Getreide.

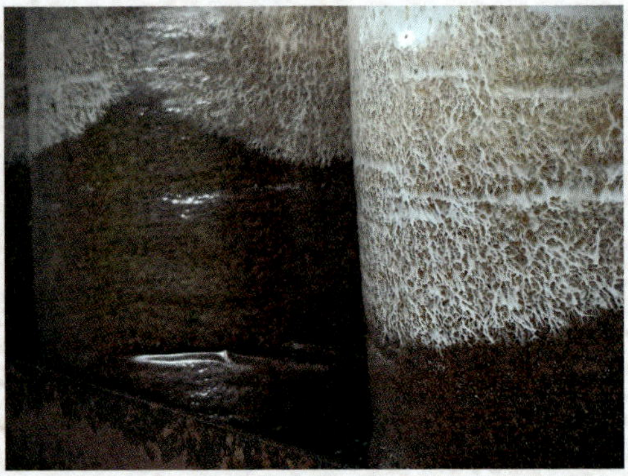

Das Myzel durchwächst mit Pilzbrut beimpftes Sägespänesubstrat in Plastikbeuteln.

legt. Das kann eine weitere Petrischale mit Nährboden sein oder ein Glas (mit Luftfilter im Deckel, um es dem Myzel zu ermöglichen, CO_2 abzuatmen) mit gekochtem und sterilisiertem Getreide, meist Roggen.

Schritt 2: Pilzbrutherstellung

Damit wären wir beim zweiten Schritt, der Pilzbrutherstellung angelangt. Pilzbrut muss nicht selbst hergestellt werden, sie lässt sich fertig kaufen (Anhang Seite 241–243). Ist ein Glas mit Getreidebrut vollständig besiedelt, kann man damit circa zehn weitere Gläser, die steriles Getreide enthalten, beimpfen, indem sein Inhalt auf diese aufgeteilt wird. Auch bei diesem Schritt ist eine keimfreie Umgebung erforderlich. Nach dem Beimpfen treiben Körner, die bereits von Myzel durchwachsen sind, rasch neues Myzel aus und erobern in wenigen Tagen bis hin zu mehreren Wochen, je nach Art und Klimabedingungen, das gesamte Getreidesubstrat.

Schritt 3: Substrate besiedeln

Hat man ausreichend Brut vermehrt oder gekauft, kann man damit dann im dritten Schritt die endgültigen Substrate (Nahrungsquellen für Pilze) besiedeln. Das sind bei der Pilzzucht im Haus meist auf Sägespänen oder Stroh basierende Substrate, die mit der Brut vermischt in Plastikbeutel mit Filterfenster oder andere geeignete Behältnisse gefüllt werden. Beim Pilzanbau im Garten werden üblicherweise Baumstämme oder Baumstümpfe als Substrat für die Pilzkultur genutzt, es können aber auch Pilzbeete mit losen Substraten wie Holzmulch oder Strohhäckseln angelegt werden.

Schritt 4: Durchwachsphase

Im vierten Schritt, der Durchwachsphase, wächst das Myzel aus der Brut durch das Substrat und besiedelt es vollständig. Auch hier kann man das Myzel weitervermehren und beispielsweise einen Liter gekaufte Getreidebrut in einem Beutel mit sechs bis acht

Litern Sägespänesubstrat ansetzen und mit diesem dann, nachdem es durchwachsen ist – was je nach Art und Bedingungen wenige Wochen bis mehrere Monate dauert –, zum Beispiel eine größere Anzahl an Baumstämmen für die Gartenkultur beimpfen. Dafür verwenden Sie dann die sogenannte Schnittmethode oder die Bohrlochmethode. Wie das funktioniert, erfahren Sie zum Beispiel auf www.shii-take.de oder www.pilzgarten.at.

Schritt 5: Fruchtungsphase

Nachdem das Substrat vollständig durchwachsen ist, folgt der fünfte Schritt, die Fruchtungsphase. Nun ist es an der Zeit, die Pilzkulturen zum Fruchten zu bringen. Das geschieht, indem sie an Orte gebracht werden, die gute Bedingungen für eine Fruchtkörperbildung bieten. Im Garten wäre das ein möglichst feuchter und windgeschützter Bereich, der idealerweise im Vollschatten liegt. Bei Drinnenkulturen muss man mit einem Zimmergewächshaus, in dem auf drei bis vier Gitterbodenebenen bis zu zwölf Fertigkulturen untergebracht werden können, oder einer Fruchtungsbox, die zwei Kulturen fasst (zum Bau Seite 234–236), für eine Umgebung sorgen, die eine hohe Luftfeuchtigkeit ermöglicht (über 85 Prozent relative Luftfeuchtigkeit), gleichzeitig gut mit Frischluft versorgt wird sowie ausreichend Licht bietet.

Stimmen die Rahmenbedingungen, bilden sich nach wenigen Tagen kleine Pilzknospen, die sogenannten Primordien, die dann im Laufe weniger Tage zu ausgewachsenen Pilzen heranwachsen.

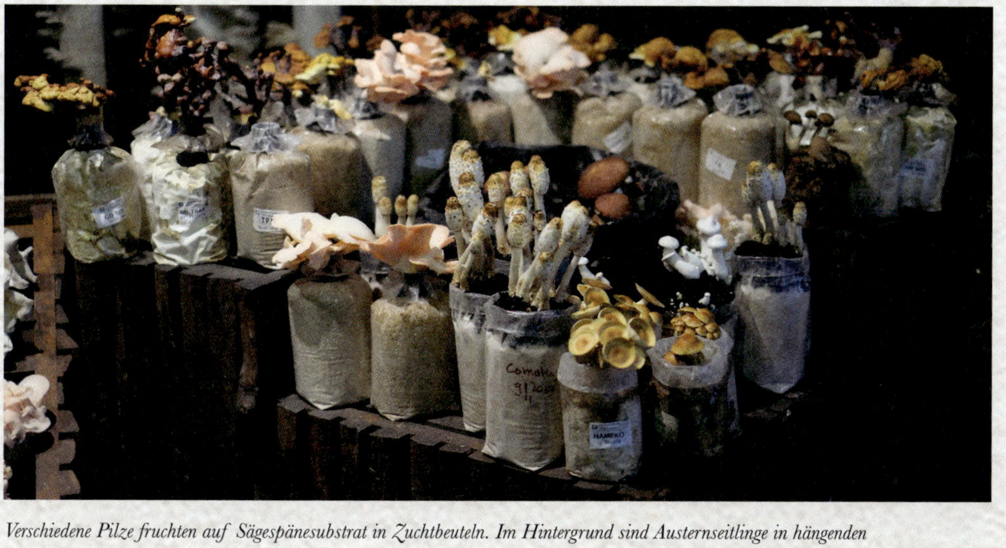

Verschiedene Pilze fruchten auf Sägespänesubstrat in Zuchtbeuteln. Im Hintergrund sind Austernseitlinge in hängenden Strohsubstratsäcken zu erkennen.

Die Produkte der sechs Pilzzuchtschritte im Überblick

Reinkultur: Hierbei handelt es sich um isoliertes (kontaminationsfreies) Myzel des gewünschten Pilzes auf Spezialnährboden, meist in einer Petrischale oder einem Kulturröhrchen. Es ist im Fachhandel erhältlich (Anhang Seite 241–243).

Pilzbrut: Myzel wurde auf einer Nahrungsquelle, meist Getreide, aber auch Holzdübeln, vermehrt. Diese sogenannte Pilzbrut wird dann zur raschen Besiedlung von endgültigen Nahrungsquellen verwendet, mit dem Ziel, den Pilz darauf Fruchtkörper bilden zu lassen. Fertige Pilzbrut ist vielfältig im Handel erhältlich und wird häufig von Hobbyzüchtern gekauft, die sich die Reinraumarbeit ersparen wollen oder nicht zutrauen.

Beimpftes Substrat: Dies ist die mit Pilzbrut versetzte endgültige Nahrungsquelle. Je nach Pilz und Kulturbedingungen sind solche Nahrungsquellen (Nährsubstrate) Baumstämme, Strohballen, Holzhäcksel, Mist-Kompost-Substrate und anderes.

Durchwachsenes Substrat: Das vollständig besiedelte Nährsubstrat wird durchwachsenes Substrat genannt.

Fruchtungsreifes Substrat: Die meisten Pilze benötigen nach dem vollständigen Durchwachsen des Substrats noch eine Ruhezeit, in der die Fruchtung vorbereitet wird. In diesem Stadium befinden sich gekaufte Fertigkulturen meist.

Fruchtkörper: Der Fruchtkörper ist der Lohn der Mühe. Nach der ersten Fruchtung sind weitere Erntewellen mit dazwischenliegenden Ruhephasen möglich.

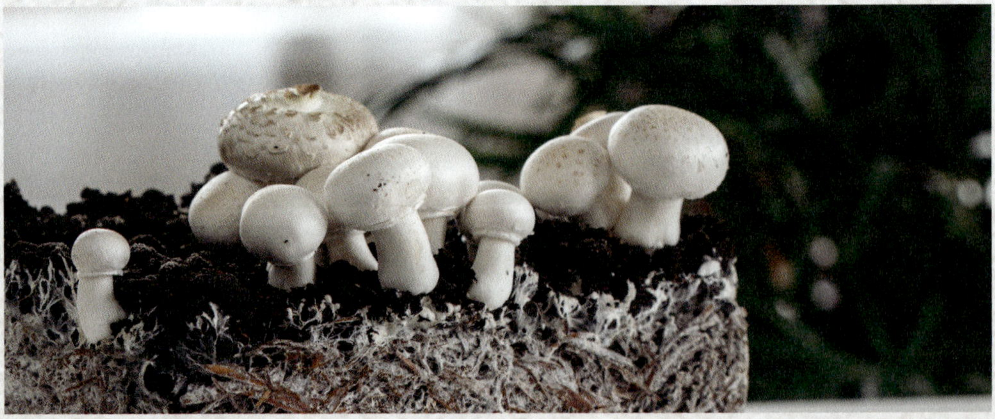

Auf einem Strohsubstratblock mit Deckerde fruchten hier Champignons.

Einzig beim Reishi kann es schon mal mehrere Wochen dauern, bis die Fruchtkörper erntereif sind.

Schritt 6: Ernte

Der sechste und letzte Schritt ist dann die Ernte. Der Zeitpunkt der Ernte sollte nicht zu spät gewählt werden. Bei den meisten Pilzarten, insbesondere beim Shiitake, erkennt man das daran, dass der Hutrand noch nach unten gewölbt ist. Fangen die Fruchtkörper an, sich nach oben zu biegen, und bilden sich Sporenbeläge auf den Flächen unter ihnen, ist der optimale Erntezeitpunkt bereits verpasst. Sind alle Fruchtkörper abgeerntet – man erntet immer alle auf einmal, auch die kleinen –, kann die Kultur meist nach einer mehrtägigen Ruhephase, in der das Myzel sich regeneriert und Nährstoffreserven auffüllt, erneut zum Fruchten gebracht werden. Das kann etliche Male wiederholt werden, bis das Substrat aufgebraucht ist und sich, weil das Myzel mit der Zeit an Kraft verliert, ungebetene Gäste, meist in Form von grünem Schimmel oder Trauermücken, breitmachen.

Der schnelle Weg: Fertigkulturen und Pilzzuchtkits

Will man nur die Pilze wachsen sehen, ohne viel Aufwand zu betreiben – oder einfach erste Erfahrungen mit höher entwickelten pilzlichen Lebensformen als Brotschimmel sammeln –, lohnt sich die Investition von etwa 15 bis 30 Euro in eine sogenannte Fertigpilzzuchtkultur, die in großer Vielfalt von diversen Zuchtbetrieben angeboten werden. Mehr Informationen dazu finden Sie im Anhang ab Seite 241 oder auch online. Diese Fertigkultur beinhaltet in der Regel einen mit Pilzmyzel durchwachsenen Substratblock in einem sterilen Mikrofilterbeutel. Das ist ein dicht verschweißter Plastikbeutel mit Mikrofilterfenster, das den Gasaustausch ermöglicht, ohne dass Bakterien oder andere Pilze eindringen können, die das Substrat kontaminieren würden. Die Gefahr der Kontamination ist, während das Substrat vom Pilzmyzel besiedelt wird, am höchsten. Ist es vollständig besiedelt, wie bei diesen Fertigkulturen, ist das Kontaminationsrisiko um ein Vielfaches geringer und es bedarf nur noch einfacher Hygienemaßnahmen im Umgang mit diesen. Eine Anleitung liegt der Kultur so gut wie immer bei und in der Regel auch ein kleines Plastikzelt als Minigewächshaus.

Der Substratblock besteht für holzzersetzende Pilze wie Austernseitling, Shiitake, Reishi und Hericium aus Hartholzchips und -spänen und enthält oft Zuschläge wie Gips (dieser stabilisiert den pH-Wert und dient als Schwefelquelle für die Herstellung von Aminosäuren), Kleie (Stickstoffquelle für üppigeres Wachstum) und Vermiculit (ein »aufgepopptes« Vulkangestein, das die Wasserspeicherkapazität des Substratblocks erhöht).

Kompostbewohner wie der Champignon oder der Mandelpilz (ABM) brauchen bereits von anderen Zersetzern vorverdautes Substrat und wachsen auf einem nach einem speziellen Fermentationsverfahren hergestellten Pilzkompost.

Am besten sammeln Sie mit dem Austernseitling erste Erfahrungen, da er der mit Abstand robusteste Pilz ist, kleine Handhabungsfehler verzeiht und schnell wächst. Geht man einigermaßen hygienisch mit der Kultur um, sind meist drei oder vier Erntewellen möglich. Wichtig ist, nach jedem Erntevorgang das Wasser zu ersetzen, das durch die abgeernteten Pilze verloren gegangen ist. Ein Substratblock kann dazu für bis zu zwölf Stunden (mit einem Stein beschwert, denn Myzel schwimmt oben) in kaltes Wasser getaucht werden. Das hat einen weiteren Vorteil: Eventuell im Substrat vorhandene Trauermückenlarven ertrinken und das Myzel kann sich von den Fraßschäden erholen.

Das richtige Klima

Damit die Pilze aus der Fertigkultur sprießen und das Myzel fruchtet, also die Bildung von Pilzen beginnt, sollten Sie die richtigen klimatischen Bedingungen schaffen. Drei Voraussetzungen müssen erfüllt sein:

- hohe Luftfeuchtigkeit
- Frischluftzufuhr (wichtig, um Schimmel zu vermeiden)
- Licht (für die meisten Pilze wichtig)

Auch wenn die Fertigkulturhersteller meist einen Plastikbeutel mitliefern, der über die Pilzkultur gestülpt als Feuchtigkeitszelt dienen soll, ist das keine optimale Lösung, da Sie mehrfach täglich die Innenwände des Beutels mit einer Wassersprühflasche ansprühen müssen. Dies ist mühselig, insbesondere wenn bereits Fruchtkörper vorhanden sind, die es nicht zu berühren oder mit Wasser zu benetzen gilt. Die hohe Luftfeuchtigkeit erreicht man bequemer mit einer selbst konstruierten Fruchtungsbox.

Eine Fruchtungsbox selbst aufstellen

Eine eigene Fruchtungsbox ist schnell gebaut und für die eigene Pilzzucht vorbereitet. Sie brauchen dafür nur wenig Zubehör, nicht viel Platz und ein wenig Pflege-Know-how. Folgendes Zubehör benötigen Sie:

- hohe, transparente Kunststoffbox aus Polyethylen mit Deckel mit etwa 65 bis 75 Liter Fassungsvermögen
- Bohrmaschine und 6-mm-Bohrer
- Perlit (im Gartenfachhandel oder online erhältlich)
- optional: Entgratmesser oder Cuttermesser

Anleitung für Bau und Pflege

1. Als Erstes wird die Box von allen sechs Seiten, also auch Deckel und Boden, in einem 5-Zentimeter-Raster mit Luftlöchern versehen. Achten Sie beim Bohren der Löcher darauf, nicht zu fest zu drü-

cken, sonst splittert der Kunststoff. Wer mag, kann jetzt die Löcher mit einem Entgratmesser oder einem Cuttermesser vorsichtig entgraten. Anschließend wird die Box mit Wasser und Essigreiniger ausgewaschen, mit klarem Wasser gut gespült und abgetropft.

2. Als Nächstes wird in einem großen Nudelsieb das Perlit gut gespült, bis alle kleinen Partikel ausgewaschen sind und das Material vollständig durchnässt ist. Anschließend wird der Boden der Box mit dem gewaschenen und abgetropften Perlit circa 5 bis 7 Zentimeter hoch bedeckt. Das Material ist jetzt mit Wasser gesättigt und sorgt durch Verdunstung für feuchte Luft und auch einen gewissen Luftaustausch durch Luftbewegung. Dadurch ist es nicht so tragisch, wenn mal das Sprühen vergessen wurde oder es versäumt wurde, den Deckel zum Lüften anzuheben.
3. Die Box ist jetzt bereit, um an ihrem Aufstellort die Pilzkultur aufzunehmen. Bevor das Paket mit der Fertigkultur ankommt, sollte bereits ein geeigneter Ort zum Aufstellen gefunden sein. Wählen Sie am besten einen Platz, an dem Sie oft vorbeikommen, weil das Innere der Kiste täglich mindestens einmal mit etwas Wasser besprüht werden muss, damit die für die Fruchtkörperbildung und -reifung benötigte hohe relative Luftfeuchtigkeit von 85 bis 90 Prozent gewährleistet bleibt.

   Hinweis: Verwenden Sie für das Besprühen unbedingt sauberes Wasser, am besten sogar abgekochtes, und vermeiden Sie möglichst, die sich entwickelnden Fruchtkörper direkt anzusprühen, das mögen Pilze gar nicht. Manche Anbieter warnen davor, einen Pflanzensprüher zu verwenden, mit der Begründung, dass sich in dessen Inneren schädliche Bakterien ansiedeln könnten. Um das zu vermeiden, können Sie dem Gießwasser darin einen Schluck 3-prozentiges Wasserstoffperoxid hinzufügen. Sie bekommen es in der Apotheke als Mundspülung. Ein Liter kostet etwa 6 Euro. Bewährt hat sich der Zusatz im Verhältnis 1 : 10 – also ein Teil Wasserstoffperoxid zu neun Teilen Wasser –, das ergibt eine 0,3-prozentige Lösung. Das Wasserstoffperoxid schadet so verdünnt dem Myzel nicht, tötet aber effektiv Mikroben im Sprühwasser und in der Box ab.
4. Sorgen Sie dafür, dass von unten Luft an die Box kommt, damit der Verdunstungseffekt funktioniert, und dass eventuell durch die Bodenlöcher tropfendes Wasser in einer passenden Schale oder einem zweiten Deckel als Untersetzer aufgefangen wird. Die Fertigkultur stellen Sie einfach auf das Substrat in der Box, nachdem Sie laut Herstellerangabe entweder den Plastikbeutel der Kultur oben geöffnet, an mehreren Stellen kreuzförmig eingeritzt oder entfernt haben.
5. Sorgen Sie für die richtige Temperatur (siehe Anleitung für die jeweilige Kultur), in der Regel sollte die Temperatur für die meisten Arten zwischen 10 und 20 Grad

Celsius liegen. Fast alle kommen mit normaler Wohnraumtemperatur zurecht. Je kälter es ist, desto langsamer wachsen sie und desto intensiver schmecken sie.

6. Setzen Sie die Kultur für zwölf Stunden pro Tag Licht aus. Für die meisten Pilze sollte die Lichtstärke 500 bis 1000 Lux betragen. Um diese zu erreichen, genügt eine kleine LED-Leuchte oder -Röhre (5 bis 9 Watt oder etwa 470 Lumen), am besten mit kalter Farbtemperatur, und eine Zeitschaltuhr. Sie können die Box in den helleren Jahreszeiten auch in der Nähe eines Fensters aufstellen, aber nie an ein Südfenster, denn es sollte zu keinem Zeitpunkt direktes Sonnenlicht auf die Box fallen.
7. Nachdem Sie die gewachsenen Pilze abgeerntet haben, tauchen Sie die Kultur für acht bis zwölf Stunden unter Wasser oder sorgen Sie durch Gießen dafür, dass der Block etwa das Gewicht an Wasser aufnimmt, das er durch die Pilze verloren hat. Das ist wichtig, um eine größere zweite Erntewelle zu erzielen. Achten Sie darauf, dass die Kultur auf der Unterseite nie direkt im Wasser steht, und versuchen Sie, zwischen den Erntewellen die Kultur möglichst nicht zu bewegen.

Unterschiedliche Zuchtbehälter – Sie haben die Wahl

- **Gefrierbeutel:** Als Zuchtbehälter können Sie, falls Sie die angelegten Kulturen in Gebäuden fruchten lassen wollen, einfache 6-Liter-Gefrierbeutel nutzen, die Sie an der Öffnung nach dem Befüllen wie gewohnt mit den beiliegenden Drähtchen verschließen – allerdings mit dem Unterschied, dass Sie einen Wattebausch oder besser noch ein Stückchen Aquarienfilterwatte in die Öffnung klemmen, sodass ein Luftfilter entsteht und Gasaustausch stattfindet, ohne dass Keime und Schädlinge wie Trauermücken eindringen können. In diesen Beuteln können Sie sehr gut den Fortschritt Ihrer Kultur beobachten und mögliche Kontaminationen gleich erkennen (das Myzel verfärbt sich).
- **Große Gurkengläser:** Gut eignen sich auch 1,75 Liter fassende Gurkengläser, in deren Deckel Sie mit Schraubenzieher und Hammer oder einem Metallbohrer ein kleines Loch mit etwa 6 Millimeter Durchmesser stoßen oder bohren. Mit einem Wattestopfen, den sie zur Hälfte durch das Loch ziehen, verschließen Sie das Loch.
- **Eimer:** Eigentlich funktioniert so gut wie jedes abdeckbare Gefäß, das sich penibel reinigen lässt. Auch Eimer mit 5 oder 10 Litern Fassungsvermögen mit Deckel lassen sich ganz hervorragend verwenden. Bohren Sie rundherum in einem gleichmäßigen Raster etwa acht bis zwölf Löcher à 8 Millimeter Durchmesser und ein Abflussloch für überschüssiges Wasser auf Höhe des Bodens in den Eimer. In der Durchwachsphase wird der Eimerdeckel dann lose aufgelegt und die vorher

gebohrten Löcher werden mit Klebeband verschlossen.

- In Eimern lässt sich der Besiedlungsverlauf nicht so gut beobachten, es sei denn, Sie finden transparente Eimer. Dafür lassen sich die Eimer sehr praktisch zu Säulen auftürmen. In der Fruchtungsphase entfernen Sie dann das Klebeband von den Löchern und verschließen den Deckel fest. Es werden sich dicke Trauben von Fruchtkörpern durch die kleinen Löcher schieben, die Sie ganz leicht abbrechen und so abernten können.
- **Zimmergewächshaus:** 10 Liter fassende Austernpilz-Eimer sind zu groß für die vorgestellte Fruchtungsbox. Hierfür verwenden Sie ein Zimmergewächshaus oder Sie stellen die Eimer bei passender Witterung zum Fruchten an einen schattigen und geschützten Ort ins Freie. **Hinweis:** Achtung, Schnecken werden magisch von Pilzen angezogen. Eine wirksame Schneckenbarriere und ein günstiges Mikroklima erreichen Sie, indem Sie die Eimer in eine große wassergefüllte Schale oder Schüssel und diese auf Ziegelsteine stellen.
- **Tomatenhaus:** Ein Tomatenhaus leistet gute Dienste bei trockener Witterung. Behalten Sie die Luftfeuchtigkeit immer im Auge, sie sollte mehr als 85 Prozent betragen, damit die Pilze schöne Fruchtkörper bilden. Ist es zu trocken, sprengen sie zum Beispiel häufiger den Boden rund um die aufgestellten Eimer.

Austernseitlinge unkompliziert auf Strohpellets züchten

Diese Methode ist relativ neu und es ist kein großer Hygieneaufwand nötig. Hierbei wird handelsübliche Getreidepilzbrut auf Strohpellets, wie sie im Fachhandel für Heimtierbedarf und Landwirtschaft als Einstreu für Kleintiere und Pferde recht preiswert angeboten werden, als Substrat eingesetzt.

Um mögliche Pestizidrückstände zu vermeiden, sollten Sie Biostrohpellets bevorzugen. Die etwa bohnendicken Pellets bestehen aus unter hohem Druck gepressten Strohhäckseln und ergeben mit Wasser versetzt nach einem siebentägigen Fermentationsprozess bei 15 bis 20 Grad Celsius ein ideales Substrat für alle Seitlingsarten, insbesondere aber den Austernseitling.

Bei der Fermentation oder Vergärung wird die Strohmasse durch Milchsäurebakterien, die sich von selbst ansiedeln, aufgeschlossen, das heißt, die Bakterien zersetzen das Stroh und machen die Nährstoffe leichter verfügbar. Nebenbei werden durch die Milchsäurebakterien Schimmelpilze und schädliche Bakterien unterdrückt. Dem Pilzmyzel machen sie nichts aus. Im Gegenteil, gerade der Austernseitling profitiert von der Anwesenheit dieser Milchsäurebakterien sogar, da sie ihm Verdauungsarbeit abnehmen und er diese Bakterien selbst auch als willkommene Nahrungsquelle nutzt. Der kleine Nachteil dieser Methode ist, dass es bei der Vergärung zu einem intensiven Silagegeruch kommt, der für empfindliche Nasen eine Geruchsbelästigung darstellen kann. Daher sollten Sie zur Vergärung einen großen Eimer (20 Liter) mit Deckel verwenden.

Für die Zucht von Austernseitlingen und anderen Seitlingen auf fermentiertem Stroh benötigen Sie folgende Materialien:

- 2,5 Kilogramm Strohpellets (Bioqualität)
- etwa 10 Liter lauwarmes Wasser
- einen großen Eimer mit Deckel, mindestens 20 Liter, besser 30 Liter
- 1 Kilogramm Getreidepilzbrut, die Sie so bestellen, dass sie zum Ende der Vergärungsphase nach sieben Tagen bereitsteht

Anleitung für Bau und Pflege

1. Bereiten Sie eine Woche vor Ankunft der Brut das Substrat vor, indem Sie in einen 20-Liter-Eimer mit Deckel 2,5 Kilogramm Strohpellets geben und etwa 10 Liter warmes Wasser hinzugießen. Lassen Sie das Ganze bei 15 bis 20 Grad Celsius sieben Tage lang vergären.
2. Pressen Sie nach den sieben Tagen das Wasser aus der Strohmasse ab beziehungsweise gießen Sie es aus. Tragen Sie zum Ausquetschen am besten saubere Einweg- oder Spülhandschuhe, sonst stinken Ihre Hände hinterher. Das Substrat sollte jetzt Feldkapazität haben. Feldkapazität ist eine Fachbezeichnung für die maximale Wassermenge, die ein Substrat halten kann, ohne dass es durch die Schwerkraft von allein heraustropft. Um zu prüfen, ob die Feuchte stimmt, nehmen Sie eine Faust voll Strohmasse in die Hand und quetschen Sie sie so kräftig wie möglich. Wenn beim starken Quetschen nur ein paar Wassertropfen herauskommen und herabtropfen, hat das Substrat die Feldkapazität erreicht.
3. Nun können Sie die hoffentlich inzwischen frisch eingetroffene Pilzbrut mit dem vorbereiteten Substrat vermengen. Zunächst muss die Pilzbrut aufgelockert werden. Wenn sie in einem Beutel geliefert wurde, kneten Sie diesen vorsichtig durch, bis sich alle Körner voneinander getrennt haben. Ist die Brut in einem Glas, schlagen Sie das Glas ein paarmal mit dosierter Kraft gegen einen Fahrradreifen, eine (saubere) Schuhsohle oder etwas anderes ähnlich Nachgiebiges, damit sich die Körner voneinander lösen können, ohne dass das Glas zerbricht.
Hinweis: Ist die Brut überlagert, also überreif, funktioniert die Trennung der Körner nicht mehr, da das Myzel, nachdem das Substrat vollständig besiedelt wurde, anfängt, sich zu verdichten, und die Körner so weit verdaut sind, dass sie ihre Form verlieren. Eine solche Brut, die bereits zu dicht ist, um die Körner noch trennen zu können, oder sogar schon Fruchtkörperansätze bildet, wurde zu lange stehen gelassen und zeigt schwächeres Wachstum als frische Brut. Sie können versuchen, mit einem sehr saube-

ren Löffel die verklumpte Masse aus dem Glas zu löffeln und mit den Händen über dem Strohsubtrat zu zerbröseln, aber Sie werden nicht so schöne Ergebnisse erzielen wie mit frischer Brut »in Wachstumslaune«.

4. Nachdem Sie die Brut gut verteilt haben (besser einmal zu viel durchmischen als einmal zu wenig), füllen Sie die Masse in die Behälter Ihrer Wahl und sorgen Sie, wie bereits beschrieben, für ein wenig Gasaustausch.
5. Für die Durchwachsphase bringen Sie die Behälter nun an einen geeigneten Ort. Dieser sollte nicht zu dreckig sein und die Luft sollte ab und zu bewegt werden. Ein Treppenhaus ist gut, ebenso eine Speisekammer (insofern Sie regelmäßig nach Ihren Kulturen schauen). Generell gilt: Je wärmer die Umgebungsluft ist, desto schneller das Durchwachsen, aber desto größer auch das Kontaminationsrisiko. Ein Regal in einem luftigen Kellerraum bei 15 bis 20 Grad Celsius ist für den Austernseitling ideal. Er braucht keine Dunkelheit. Nach etwa vier Wochen dürfte das Substrat vollständig besiedelt sein.
6. Nun sollten sich erste Fruchtkörperansätze bilden. Wenn Sie diese sehen, ist es an der Zeit, die Fruchtung einzuleiten. Dazu entfernen Sie das Klebeband von den Löchern, wenn Sie sich für die Eimermethode entschieden haben. Haben Sie die Beutelmethode gewählt, schneiden Sie den Beutel dort, wo sich die Fruchtkörperansätze zeigen, x-förmig ein, ohne dabei die Fruchtkörperansätze zu verletzen. Sorgen Sie jetzt für viel Frischluftzufuhr, Licht und ausreichende Bewässerung (ein- bis zweimal täglich besprühen).
7. Erntezeit! Ernten Sie immer die ganzen Büschel, da die kleineren Fruchtkörper sich nicht mehr weiterentwickeln und absterben, wenn Sie nur die größeren entfernen. Lassen Sie die Pilze nicht so groß werden, dass sie anfangen, Sporen zu werfen. Wenn Sie weiße Beläge auf den Pilzen entdecken, ist das kein Schimmel. Es sind die Sporen, die signalisieren, dass die Pilze nun unverzüglich geerntet werden müssen. Am besten ernten Sie, wenn die Hutränder noch nach unten eingerollt sind. Sie können mit mehr als einem Kilo Austernseitlingen pro Behälter rechnen. Lassen Sie das Substrat zwischen den Erntewellen nie austrocknen, aber überwässern Sie es auch nicht.

Die Autoren

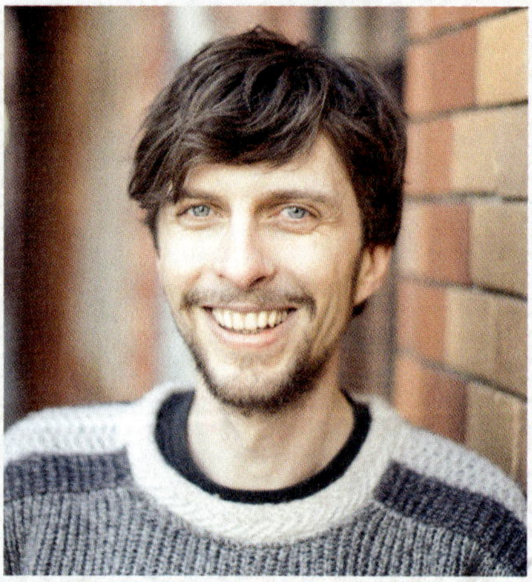

Philip Rebensburg ist Diplom-Biologe mit dem Spezialgebiet Mikrobiologie, Ökologie und Ökotoxikologie. Sein Forschungsschwerpunkt lag zunächst auf Bodenmikrobiologie und Schadpilzen in der Landwirtschaft, bevor er sich als Mykologe der Arbeit mit Heilpilzen widmete. Inzwischen führt er eine eigene Heilpilzzucht und hält Vorträge über das Heilen mit Pilzen und die Pilzzucht.

Weitere Informationen rund um die Themen Heilpilze und Heilpilzzucht finden Sie auf www.mycosoma.com oder auf Facebook unter MycoSoma.

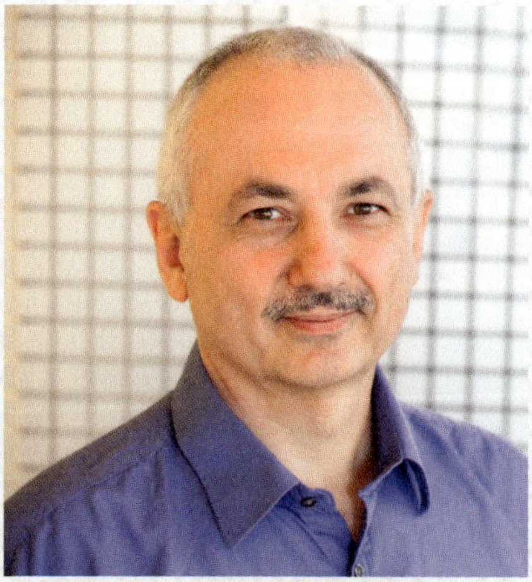

Dr. med. Andreas Kappl ist Arzt für Allgemeinmedizin und Naturheilverfahren. Seit 20 Jahren ist er mit eigener Praxis in Wackersdorf tätig. Im Rahmen der Naturheilmedizin liegt sein Schwerpunkt in der Arbeit mit Heilpilzen. Der Arzt und Buchautor vermittelt sein Wissen durch zahlreiche Publikationen, Schulungen und Vorträge.

Die Naturprodukte von Dr. med. Andreas Kappl finden Sie unter www.dr-kappl.de oder auf Facebook unter Dr. Kappl. Informationen zur Praxis finden Sie auf folgender Website: www.drkappl-kinesiologie.de.

Empfehlenswerte Hersteller von Heilpilzprodukten

GAMU GmbH, www.gamu.de

Die Gesellschaft für angewandte Mykologie und Umweltstudien mbH wurde Prof. Jan Lelley, der als Begründer der modernen Mykotherapie gilt, ins Leben gerufen und ist ein Ableger der Versuchsanstalt für Pilzanbau der Landwirtschaftskammer Rheinland. Die Firma bietet eine breite Palette an Heilpilzprodukten in Bioqualität an. Dazu gibt es auch eine telefonische Beratung.

Oriveda, www.orvieda.com

Heilpilzextrakte in Spitzenqualität mit wahrheitsgemäßen Inhaltsstoffangaben, an neuesten Forschungsergebnissen orientiert, bietet die niederländische Firma Oriveda. Diese ist sehr bemüht, Mythen und Fakten rund um Heilpilze auseinanderzudividieren. Exzellent recherchierte Artikel finden sich auf der Firmen-Blogseite oriveda.wordpress.com. Diese Seite ist nur in englischer Sprache verfügbar.

Pilze Wohlrab, www.wohlrab-pilze.de

Qualitativ hochwertige Trocken- und Vitalpilzprodukte sowie Frischpilze vertreibt die Traditionsfirma Pilze Wohlrab. Spartipp: Sie können Vitalpilze als Trockenpilzbruch von Wohlrab auf der Website www.vitalpilze-naturheilkraft.de günstig kaufen und selbst weiterverarbeiten.

Terra Mundo, www.terra-mundo.de

Terra Mundo bietet auf Schadstoffe getestete Heilpilzprodukte in Bioqualität an. Jede Charge wird einzeln getestet, was heutzutage nicht selbstverständlich ist. Außerdem berät die Besitzerin der Firma, Anja Wolter, persönlich am Telefon. Terra Mundo bietet eine Kombination von Extrakt und Pulver mit Schwerpunkt auf dem Extrakt an, vereint in einer Kapsel pro Pilzart.

Anbieter von Pilzbruten, Fertigkulturen und Pilzzuchtzubehör

Im Internet finden sich diverse Anbieter von Pilzbruten, Pilzkulturen, Pilzzuchtsets und Zuchtzubehör. Nicht alle Bruthersteller sind vorbehaltlos zu empfehlen. Oft bekommt man gerade von den größeren Zuchtbetrieben minderwertige Ware. Mal ist die Brut überlagert und kraftlos oder man muss noch wochenlang warten, bis das Nährsubtrat vollständig besiedelt ist und man die Pilze endlich fruchten lassen kann (»Sechs Schritte für die Pilzzucht«, ab Seite 228). Daher sind Anbieter zu empfehlen, die erst auf Bestellung Brut oder Fertigkulturen produzieren. Sie müssen dadurch zwar längere Wartezeiten in Kauf nehmen (etwa drei bis sechs Wochen), dafür bekommen Sie die Kulturen dann in Bestzustand geliefert und laufen nicht Gefahr, überlagerte Kulturen zu erhalten.

Mycelia, www.mycelia.be

Eine riesige Auswahl an Pilzbruten professioneller Spitzenqualität mit viel begleitender Info zu den besonderen Anforderungen und Vorlieben der einzelnen Zuchtpilze findet man bei Mycelia in Belgien. Dort kann man sich nicht nur die Pilzart, sondern auch verschiedene Zuchtstämme (Strains) der einzelnen Arten aussuchen, die jeweils unterschiedliche Charakteristika haben. Mycelia bietet unter anderem auch sporenlose Austernpilzsorten an. Die meisten deutschen Zuchtbetriebe beziehen ihre Zuchtstämme über Mycelia.

Pilzbrutversand Krämer, www.shii-take.de

In dem Onlineangebot von Nicola Krämer findet sich – mit derzeit 20 verschiedenen Arten – eine üppige Auswahl an Pilzbruten (darunter auch etliche der in diesem Buch porträtierten Heilpilzarten). Dazu gibt es gute und ausführliche Anleitungen zur Pilzzucht auf Holzstämmen, Stroh und anderen Substraten sowie Rezepte und Verarbeitungstipps. Fertigkulturen sind zwar nicht erhältlich, dafür aber ein sehr empfehlenswertes Shiitake-Kombiset, bestehend aus Pilzbrut, Substraten und Zuschlagsstoffen, speziellen Folienbeuteln und ausführlicher Anleitung. Diese Kombisets verlangen etwas mehr Einsatz als Fertigkulturen, liefern dafür aber auch üppigere Erträge sowie ein »tieferes Eintauchen« in die Materie der Pilzzucht. Hier werden Sie übrigens auch am Telefon ausführlich beraten.

Tyroler Glückspilze, www.gluckspilze.com

Auch eine sehr gute Auswahl bieten die in Österreich ansässigen »Tyroler Glückspilze«. Bei diesen bekommt man alles rund um Pilze – von Vitalpilzkapseln über Brut und Zuchtkits bis hin zu Nahrungsmitteln, frischen Pilzen, Büchern und Pilzzuchtzubehör. Es gibt eine große Auswahl an verschiedenen gut erklärten Fertigkulturen und Zuchtkits, unter anderem auch für die Pilzbeetkultur draußen im Garten, und einen großen Fundus an Pilzwissen in der Rubrik »Gut zu wissen«. Hier bestellte Fertigkulturen werden nach Bestellung frisch angesetzt.

Waldviertler Pilzgarten, www.pilzgarten.at

Die Autoren des sehr empfehlenswerten Buches *Pilze selbst anbauen. Das Praxisbuch für Biogarten, Balkon, Küche, Keller*, Herbert und Magdalena Wurth, führen als Familienunternehmen den wunderschönen Waldviertler Pilzgarten in Österreich, der, wie bereits der Name verrät, auf den Pilzanbau im Garten auf Baumstämmen spezialisiert ist. Der kleine Familienbetrieb führt eindrucksvoll vor Augen, wie eine Hobbypilzzucht die Gartengestaltung aufwerten kann. Neben allerhand Informationen findet man auf der Internetpräsenz des Waldviertler Pilzgartens ausführliche Anleitungen zur Pilzzucht im Garten, zusätzlich hilfreiche Werkzeuge sowie Pilzbrut und fertig besiedelte Baumstämme, die man ordern und in den Garten stellen kann, wenn man etwa kein frisch geschlagenes Stammholz zur Besiedlung mit Pilzbrut zur Verfügung hat.

Literaturempfehlungen

Pilzzucht

Cotter, Tradd: *Organic Mushroom Farming and Mycoremediation. Simple to Advanced and Experimental Techniques for Indoor and Outdoor Cultivation.* Chelsea Green Publishing, Vermont/USA 2014 (Englisch)

Hutter, Sylvia: *Einfach Pilze anbauen. Anleitungen für drinnen und draußen.* Ökobuch Verlag, Staufen 2019

Stamets, Paul: *Growing Gourmet and Medicinal Mushrooms.* Ten Speed Press, Berkeley/USA 2000 (Englisch)

Wurth, Magdalena; Wurth, Herbert: *Pilze selbst anbauen. Das Praxisbuch für Biogarten, Balkon, Küche, Keller.* Löwenzahn Verlag, Innsbruck/Österreich 2015

Pilzbestimmung

Flück, Markus: *Welcher Pilz ist das? Extra: Pilze und ihre Baumpartner.* Franckh Kosmos Verlag, Stuttgart 2016

Goldscheider, Stefanie: *Speisepilze selbst anbauen.* blv/Gräfe und Unzer Verlag, München 2018

Guthmann, Jürgen; Reichel, Rainer; Hahn, Christoph: *Taschenlexikon der Pilze Deutschlands.* Quelle & Meyer Verlag, Wiebelsheim 2010

Guthmann, Jürgen; Reichel, Rainer; Hahn, Christoph: *Die Pilze Deutschlands. Beschreibung, Vorkommen und Verwendung der wichtigsten Arten.* Quelle & Meyer Verlag, Wiebelsheim 2019

Lüder, Rita: *Grundkurs Pilzbestimmung. Eine Praxisanleitung für Anfänger und Fortgeschrittene.* Quelle & Meyer Verlag, Wiebelsheim 2018

Pilzwissen

Gartz, Jochen: *Narrenschwämme. Psychoaktive Pilze rund um die Welt.* Nachtschatten Verlag, Solothurn/Schweiz 2015 (derzeit nur als E-Book erhältlich)

Hofrichter, Robert: *Das geheimnisvolle Leben der Pilze. Die faszinierenden Wunder einer verborgenen Welt.* Gütersloher Verlagshaus, Gütersloh 2018

Lelley, Jan I. I.: *No fungi no future. Wie Pilze die Welt retten können.* Springer Verlag, Berlin 2018

Kothe, Hans W.; Kothe, Erika: *Pilze. Eine unterhaltsame Einführung in die Mykologie.* LIT Verlag, Münster, 2010

Rogers, Robert: *The Fungal Pharmacy. The Complete Guide to Medicinal Mushrooms and Lichens of North America.* North Atlantic Books, Berkeley/USA 2011 (Englisch)

Stamets, Paul et al.: *Fantastic Fungi: How Mushrooms Can Heal, Shift Consciousness, and Save the Planet.* Earth Aware Editions, London/UK 2019 (Englisch)

Quellenverzeichnis

Kapitel 1: Die faszinierende Welt der Pilze

1 Wasser, S. (2014): »Medicinal Mushroom Science: Current Perspectives, Advances, Evidences, and Challenges.« Biomedical Journal, 37 (6), S. 345. doi: 10.4103/2319-4170.138318

1 Sorenson, W. G. (1999): »Fungal Spores: Hazardous to Health?« Environmental Health Perspectives, 107 (Supplement 3), S. 469–472. doi: 10.1289/ehp.99107s3469

2 de Borhegyi, C. (2010): »Breaking the mushroom code.« https://www.mushroomstone.com/

3 www.le.ac.uk/english/em1060to1220/mss/EM.P.Lat.8846.htm

4 Seaman, D. R. (2002): »The Diet-Induced Proinflammatory State: A Cause of Chronic Pain and Other Degenerative Diseases?« Journal of Manipulative and Physiological Therapeutics, 25 (3), S. 168–179. doi: 10.1067/mmt.2002.122324

5 Fontes-Villalba, M., et al. (2011): »The Western Diet and Lifestyle and Diseases of Civilization.« Research Reports in Clinical Cardiology, 2, S. 15–35. doi: 10.2147/RRCC.S16919

6 Selmi, C., et al. (2012): »Mechanisms of Environmental Influence on Human Autoimmunity: A National Institute of Environmental Health Sciences Expert Panel Workshop.« Journal of Autoimmunity, S. 272–284. doi: 10.1016/j.jaut.2012.05.007

7 Song, Y. Y., et al. (2010): »Interplant Communication of Tomato Plants through Underground Common Mycorrhizal Networks.« PLoS ONE, 5 (10), S. e13324. doi: 10.1371/journal.pone.0013324

8 Gorzelak M. A., et al. (2015): »Inter-Plant Communication through Mycorrhizal Networks Mediates Complex Adaptive Behaviour in Plant Communities.« AoB Plants, 7: plv050

9 Kume, K., et al. (2016): »α-Amanitin Restrains Cancer Relapse from Drug-Tolerant Cell Subpopulations via TAF15.« Scientific Reports, 6 (1), S. 25895. doi: 10.1038/srep25895

10 Power, R. C., et al. (2015): »Microremains From El Mirón Cave Human Dental Calculus Suggest a Mixed Plant-Animal Subsistence Economy During the Magdalenian in Northern Iberia.« Journal of Archaeological Science, 60, S. 39–46. doi: 10.1016/j.jas.2015.04.003

11 O'Regan, H. J., Lamb, A. L., Wilkinson, D. M. (2016): »The Missing Mushrooms: Searching for Fungi in Ancient Human Dietary Analysis.« Journal of Archaeological Science, 75, S. 139–143. doi: 10.1016/j.jas.2016.09.009

12 Hanson A. M., et al. (2003): »Mycophagy among Primates.« Mycologist, 17 (1), S. 6–10

13 www.wissenschaft.de/geschichte-archaeologie/pilze-als-glutspender/

14 www.evolution-mensch.de/thema/feuer/bedeutung-feuer.php

15 Samorini, G. (1992): »The Oldest Representations of Hallucinogenic Mushrooms in the World (Sahara Desert, 9000–7000 BC).« Integration, 2/3, S. 69–78

16 www.inverse.com/article/34186-stoned-ape-hypothesis

17 Catlow, B. J., et al. (2013): »Effects of Psilocybin on Hippocampal Neurogenesis and Extinction of Trace Fear Conditioning.« Experimental Brain Research, 228, S. 481–491. https://doi.org/10.1007/s00221-013-3579-0

18 Keller, A., et al. (2012): »New Insights Into the Tyrolean Iceman's Origin and Phenotype as Inferred by Whole-Genome Sequencing.« Nature Communications, 3 (1), S. 698. doi: 10.1038/ncomms1701

19 Li Shu Zhen, Tran, Luo Xiwen (2003): »Compendium of Materia Medica (Ben Cao Gang Mu).« Beijing: Foreign Languages Press

20 ebd.

Kapitel 2: Inhaltsstoffe, Wirkung und therapeutische Anwendung

1 Valverde, M. E., Hernández-Pérez, T., Paredes-López, O. (2015): »Edible Mushrooms: Improving Human Health and Promoting Quality Life.« International Journal of Microbiology, 2015, S. 1–14. doi: 10.1155/2015/376387

2 Stamets, P. (2005): »Notes on Nutritional Properties of Culinary-Medicinal Mushrooms.« International Journal of Medicinal Mushrooms, 7 (1–2), S. 103–110. doi: 10.1615/IntJMedMushr.v7.i12.100

3 Koyyalamudi, S. R., et al. (2009): »Vitamin B12 is the Active Corrinoid Produced in Cultivated White Button Mushrooms (Agaricus bisporus).« Journal of Agricultural and Food Chemistry, 57, S. 6327–33

4 Stamets, P. (2005): »Notes on Nutritional Properties of Culinary-Medicinal Mushrooms.« International Journal of Medicinal Mushrooms, 7 (1–2), S. 103–110. doi: 10.1615/IntJMedMushr.v7.i12.100

5 Keegan, R. J. H., et al. (2013): »Photobiology of Vitamin D in Mushrooms and its Bioavailability In Humans.« Dermato-Endocrinology, 5 (1), S. 165–176. doi: 10.4161/derm.23321

6 Torruella, G., et al. (2015): »Phylogenomics Reveals Convergent Evolution of Lifestyles in Close Relatives of Animals and Fungi.« Current Biology, 25, S. 2404–10

7 Alves, A. J., Ferreira, C. F. R. (2013): »A Review on Antifungal Activity of Mushroom (Basidiomycetes) Extracts and Isolated Compounds Abstract: Current Topics in Medicinal Chemistry.« Bentham Science Publishers, 13 (21), S. 2648–2659. doi: 10.2174/15680266113136660191

8 Chan, G., Chan, W., Sze, D. (2009): »The Effects of β-Glucan on Human Immune and Cancer Cells.« Journal of Hematology & Oncology, 2 (1), S. 25. doi: 10.1186/1756-8722-2-25

9 Wasser, S. (2014): »Medicinal Mushroom Science: Current Perspectives, Advances, Evidences, and Challenges.« Biomedical Journal, 37 (6), S. 345. doi: 10.4103/2319-4170.138318

10 Leif, T., Speth, R., Hg. (2006): »Die fünfte Gewalt. Lobbyismus in Deutschland.« Bonn: Bundeszentrale für politische Bildung. Lösche, P. (2007): Verbände und Lobbyismus in Deutschland. Stuttgart: Kohlhammer

11 Bundesinstitut für Risikobewertung (2004): Gesundheitliches Risiko von Shiitake-Pilzen. Stellungnahme des BfR vom 23. Juni 2004. www.bfr.bund.de/cm/343/gesundheitliches_risiko_von_shiitake_pilzen.pdf

12 Rahi, D. K., Malik, D. (2016): »Diversity of Mushrooms and Their Metabolites of Nutraceutical and Therapeutic Significance.« Journal of Mycology, S. 1–18. doi: 10.1155/2016/7654123

13 Kawagishi, H., Zhuang, C. (2008): »Compounds for Dementia from Hericium Erinaceum.« Drugs of the Future, S. 149–155. doi: 10.1358/dof.2008.033.02.1173290

14 Wang, Q., et al. (2017): »Bioactive Mushroom Polysaccharides: A Review on Monosaccharide Composition, Biosynthesis and Regulation.« Molecules, 22 (6). doi: 10.3390/molecules22060955

15 Wasser, S. (2003): »Medicinal Mushrooms as a Source of Antitumor and Immunomodulating Polysaccharides.« Applied Microbiology and Biotechnology, 60 (3), S. 258–274. doi: 10.1007/s00253-002-1076-7

16 Mantovani, M. S., et al. (2008): »β-Glucans in Promoting Health: Prevention Against Mutation and Cancer.« Mutation Research – Reviews in Mutation Research, S. 154–161. doi: 10.1016/j.mrrev.2007.07.002

17 Vetvicka V., et al. (2015): »Role of Beta-Glucan in Biology of Gastrointestinal Tract.« Journal of Nature and Science, 1 (7): e129

18 Chan, G., Chan, W., Sze, D. (2009): »The Effects of β-Glucan on Human Immune and Cancer Cells.« Journal of Hematology & Oncology, 2 (1), 25. doi:10.1186/1756-8722-2-25

19 Lee, C. G., et al. (2008): »Chitin Regulation of Immune Responses: An Old Molecule With New Roles.« Current Opinion in Immunology, 20 (6), S. 684–689. doi: 10.1016/j.coi.2008.10.002

20 Wagener, J., et al. (2014): »Fungal Chitin Dampens Inflammation through IL-10 Induction Mediated by NOD2 and TLR9 Activation.« PLoS Pathogens, 10 (4). doi: 10.1371/journal.ppat.1004050

21 Muzzarelli, R. A. A., et al. (2012): »Current Views on Fungal Chitin/Chitosan, Human Chitinases, Food Preservation, Glucans, Pectins and Inulin: A Tribute to Henri Braconnot, Precursor of the Carbohydrate Polymers Science, on the Chitin Bicentennial.« Carbohydrate Polymers, S. 995–1012. doi: 10.1016/j.carbpol.2011.09.063

22 Liberti, A., et al. (2018): »Chitin Protects the Gut Epithelial Barrier in a Protochordate Oodel of DSS-Induced Colitis.« Biology Open, 7 (1), S. bio029355. doi: 10.1242/bio.029355

23 Wasser, S. (2005): »Reishi or Ling Zhi (Ganoderma lucidum).« In Encyclopedia of Dietary Supplements. Hg. von Marcel Dekker, S. 603–622. doi: 10.1081/E-EDS-120022119

24 Wang, H., et al. (2001): »Isolation and Characterization of Velutin, a Novel Low-Molecular-Weight Ribosome-Inactivating Protein From Winter Mushroom (Flammulina velutipes) Fruiting Bodies.« Life Sci, 68. S. 2151–58

25 Tang, C., et al. (2016): »Golden Needle Mushroom: A Culinary Medicine with Evidenced-Based Biological Activities and Health Promoting Properties.« Frontiers in Pharmacology, S. 474. doi: 10.3389/fphar.2016.00474

26 Jeurink, P. V., et al. (2008): »Immunomodulatory Capacity of Fungal Proteins on the Cytokine Production of Human Peripheral Blood Mononuclear Cells.« International Immunopharmacology, 8 (8), S. 1124–1133. doi: 10.1016/j.intimp.2008.04.004

27 Kempken, F. (2011): »Fungal Defences Against Animal Antagonists – Lectins & More.« Molecular Ecology. Wiley/Blackwell (10.1111), S. 2876–77. doi: 10.1111/j.1365-294X.2011.05125.x

28 Nikitina, V. E., Loshchinina, E. A., Vetchinkina, E. P. (2017): »Lectins From Mycelia of Basidiomycetes.« International Journal of Molecular Sciences. Multidisciplinary Digital Publishing Institute (MDPI). doi: 10.3390/ijms18071334

29 Hassan, M., et al. (2015): »Mushroom Lectins: Specificity, Structure and Bioactivity Relevant to Human Disease. « International Journal of Molecular Sciences, 16 (12), S. 7802–7838. doi: 10.3390/ijms16047802

30 Zylka-Menhorn, V. (2004): »Cholesterinsenkung mit Statinen – Nicht über einen Kamm scheren.« Deutsches Ärzteblatt, 101 (13), S. 830–8

31 Paterson, R. R. M. (2006): »Ganoderma – A Therapeutic Fungal Biofactory.« Phytochemistry, 67 (18), S. 1985–2001. doi: 10.1016/j.phytochem.2006.07.004

32 Hammann, S., Lehnert, K., Vetter, W. (2016): »Esterified Sterols and Their Contribution to the Total Sterols in Edible Mushrooms.« Journal of Food Composition and Analysis, 54, S. 48–54. doi: 10.1016/j.jfca.2016.10.002

33 Stamets, P. (2005): »Notes on Nutritional Properties of Culinary-Medicinal Mushrooms.« International Journal of Medicinal Mushrooms, 7 (1–2), S. 103–110. doi: 10.1615/IntJMedMushr.v7.i12.100

34 Chen, S., et al. (2017): »Anti-Tumor and Anti-Angiogenic Ergosterols from Ganoderma Lucidum.« Frontiers in Chemistry, 5 (October), S. 1–12. doi: 10.3389/fchem.2017.00085

35 Weng, Y., et al. (2010): »Ganodermasides A and B, Two Novel Anti-Aging Ergosterols From Spores of a Medicinal Mushroom Ganoderma Lucidum on Yeast via UTH1 Gene.« Bioorganic and Medicinal Chemistry, 18 (3), S. 999–1002. doi: 10.1016/j.bmc.2009.12.070

36 Mau, J.-L., Lin, H.-C., Chen, C.-C. (2002): »Antioxidant Properties of Several Medicinal Mushrooms.« Journal of Agricultural and Food Chemistry, 50, S. 6072–6077. doi: 10.1021/jf0201273

37 Matijaševic, D., et al. (2016): »The Antibacterial Activity of Coriolus Versicolor Methanol Extract and Its Effect on Ultrastructural Changes of Staphylococcus Aureus and Salmonella Enteritidis.« Frontiers in Microbiology, 7 (AUG), S. 1–15. doi: 10.3389/fmicb.2016.01226

38 Santangelo, C., et al. (2007): »Polyphenols, Intracellular Signalling and Inflammation.« Annali dell'Istituto Superiore di Sanita, 43 (4), S. 394–405. doi: 10.1016/j.virusres.2014.03.007

39 Nichols, D. E. (2016): »Psychedelics.« Pharmacological Reviews, 68 (2), S. 264–355. https://doi.org/10.1124/pr.115.011478

40 Hybertson, B. M., et al. (2011): »Oxidative Stress in Health and Disease: The Therapeutic Potential of Nrf2 Activation.« Molecular Aspects of Medicine, 32 (4–6), S. 234–246. doi: 10.1016/J.MAM.2011.10.006

41 Wang, J., et al. (2017): »Emerging Roles of Ganoderma Lucidum in Anti-Aging.« Aging and Disease, 8 (6), S. 691. doi: 10.14336/AD.2017.0410

42 Žun, G., Kos, J., Sabotič, J. (2017): »Higher Fungi Are A Rich Source of L-Amino Acid Oxidases.« 3 Biotech, 7 (3). doi: 10.1007/s13205-017-0813-7

43 Burini R. C., et al. (2017): »The Lifestyle Modification Effectiveness In Reducing Hypertension in a Brazilian Community: From the Epigenetic Basis of Ancestral Survival to the Contemporary Lifestyle and Public Health Initiatives.« Heighpubs J Clin Hypertens, 1, S. 010–031. https://www.heighpubs.org/hjch/pdf/hjch-aid1003.pdf

44 Thompson, P. A., et al. (2015): »Environmental Immune Disruptors, Inflammation and Cancer Risk.« Carcinogenesis, 36, S. S232–S253. doi: 10.1093/carcin/bgv038.

45 Fontes-Villalba, M., et al. (2011): »The Western Diet and Lifestyle and Diseases of Civilization.« Research Reports in Clinical Cardiology, 2, S. 15–35. doi: 10.2147/RRCC.S16919

46 Franks, A. L., Slansky, J. E. (2012): »Multiple Associations Between a Broad Spectrum of Autoimmune Diseases, Chronic Inflammatory Diseases and Cancer.« Anticancer Research, 32 (4), S. 1119–36. http://www.ncbi.nlm.nih.gov/pubmed/22493341

47 Bosma-Den Boer, M. M., Van Wetten, M. L., Pruimboom, L. (2012): »Chronic Inflammatory Diseases Are Stimulated by Current Lifestyle: How Diet, Stress Levels and Medication Prevent Our Body From Recovering.« Nutrition and Metabolism, 9 (1), S. 32. doi: 10.1186/1743-7075-9-32

48 Serhan, C. N., Chiang, N. (2004): »Novel Endogenous Small Molecules As the Checkpoint Controllers in Inflammation and Resolution: Entrée For Resoleomics.« Rheumatic Disease Clinics of North America, 30 (1), S. 69–95. doi: 10.1016/S0889-857X(03)00117-0

49 Freire, M. O., Van Dyke, T. E. (2013): »Natural Resolution of Inflammation.« Periodontology 2000. NIH Public Access, 63 (1), S. 149–164. doi: 10.1111/prd.12034

50 Seaman, D. R. (2002): »The Diet-Induced Proinflammatory State: A Cause of Chronic Pain and Other Degenerative Diseases?« Journal of Manipulative and Physiological Therapeutics, S. 168–179. doi: 10.1067/mmt.2002.122324

51 Thompson, P. A., et al. (2015): »Environmental Immune Disruptors, Inflammation and Cancer Risk.« Carcinogenesis, 36, S. S232–S253. doi: 10.1093/carcin/bgv038

52 Anand, P., et al. (2008): »Cancer Is A Preventable Disease That Requires Major Lifestyle Changes.« Pharmaceutical Research, 25 (9), S. 2097–2116. doi: 10.1007/s11095-008-9661-9

53 ebd.

54 Zhang, H. H., Guo, X. L. (2016): »Combinational Strategies of Metformin and Chemotherapy In Cancers.« Cancer Chemotherapy and Pharmacology, 78 (1), S. 13–26. doi: 10.1007/s00280-016-3037-3

55 Morgan, G. W., Ward, R., Barton, M. (2004): »The Contribution of Cytotoxic Chemotherapy to 5-Year Survival in Adult Malignancies.« Clinical Oncology, 16 (8), S. 549–560. doi: 10.1016/j.clon.2004.06.007

56 He, H., et al. (2015): »Metformin, an Old Drug, Brings a New Era to Cancer Therapy.« Cancer Journal, 21 (2), S. 70–74. doi: 10.1038/nmeth.2835.Multiplexed

57 Figueiredo, L., Régis, W. C. B. (2017): »Medicinal Mushrooms in Adjuvant Cancer Therapies: An Approach to Anticancer Effects and Presumed Mechanisms of Action.« Nutrire, 42, S. 28. doi: 10.1186/s41110-017-0050-1

58 Zhang, L., et al. (2017): »Bioactive Mushroom Polysaccharides: Immunoceuticals to Anticancer Agents.« Journal of Nutraceuticals and Food Science, 2 (2), S. 6

59 Patel, S., Goyal, A. (2012): »Recent Developments in Mushrooms as Anti-Cancer Therapeutics: A Review.« 3 Biotech, 2 (1), S. 1–15. doi: 10.1007/s13205-011-0036-2

60 De Silva, D. D., et al. (2012): »Medicinal Mushrooms in Supportive Cancer Therapies: An Approach to Anti-Cancer Effects and Putative Mechanisms of Action.« Fungal Diversity, 55, S. 1–35. doi: 10.1007/s13225-012-0151-3

61 Li, G., et al. (2014): »Anticancer Potential of Hericium Erinaceus Extracts Against Human Gastrointestinal Cancers.« Journal of Ethnopharmacology, 153 (2), S. 521–530. doi: 10.1016/j.jep.2014.03.003

62 www.AHCCresearch.com

63 Gao, Y., et al. (2006): »Active Hexose Correlated Compound Enhances Tumor Surveillance Through Regulating Both Innate and Adaptive Immune Responses.« Cancer Immunology, Immunotherapy, 55 (10), S. 1258–1266. doi: 10.1007/s00262-005-0111-9

64 Berven, L., et al. (2015): »The Polar High Molecular Weight Fraction of the Agaricus blazei Murrill Extract, AndoSanTM, Reduces the Activity of the Tumor-Associated Protease, Legumain, in RAW 264.7 Cells.« Journal of Medicinal Food, 18 (4), S. 429–438. doi: 10.1089/jmf.2014.0018

65 Hetland, G., et al. (2011): »The Mushroom Agaricus Blazei Murrill Elicits Medicinal Effects on Tumor, Infection, Allergy, and Inflammation Through Its Modulation of Innate Immunity and Amelioration of Th1/Th2 Imbalance and Inflammation.« Advances in Pharmacological Sciences. doi: 10.1155/2011/157015

66 Tangen, J. M., et al. (2017): »Cytotoxic Effect on Human Myeloma Cells and Leukemic Cells By the Agaricus Blazei Murrill Based Mushroom Extract, AndosanTM.« BioMed Research International. doi: 10.1155/2017/2059825

Kapitel 3: Herstellung und Darreichungsformen von Heilpilzprodukten

1 Wu, D. T., et al. (2017): »Evaluation on Quality Consistency of Ganoderma Lucidum Dietary Supplements Collected in the United States.« Scientific Reports, 7 (1), S. 1–10. doi: 10.1038/s41598-017-06336-3

2 Money, N. P. (2016): »Are Mushrooms Medicinal?« Fungal Biology, S. 449–453. doi: 10.1016/j.funbio.2016.01.006

3 Powell, M. (2015): Medicinal Mushrooms: A Clinical Guide. 2. Auflage, Eastbourne: Mycology Press

4 Rathee, S., et al. (2012): »Mushrooms As Therapeutic Agents.« Brazilian Journal of Pharmacognosy, S. 459–474. doi: 10.1590/S0102-695X2011005000195

5 Ooi, V. E. C., Liu, F. (2000): »Immunomodulation and Anti-Cancer Activity of Polysaccharide-Protein Complexes.« Current Medicinal Chemistry, 7, S. 715–729. doi: 10.2174/0929867003374705

6 Osińska-Jaroszuk, M., et al. (2015): »Extracellular Polysaccharides from Ascomycota and Basidiomycota: Production Conditions, Biochemical Characteristics, and Biological Properties.« World Journal of Microbiology & Biotechnology, 31 (12), S. 1823–44. doi: 10.1007/s11274-015-1937-8

7 Rhodes, C. J. (2014): »Mycoremediation (Bioremediation with Fungi) – Frowing Mushrooms to Clean the Earth.« Chemical Speciation and Bioavailability, 26 (3), S. 196–198. doi: 10.3184/0954 22914X14047407349335

8 Chilton, J. (2017): »Redefining Medicinal Mushrooms: A New Scientific Screening Program For Active Compounds.« Nammex White Paper, S. 27. Verfügbar auf: http://www.nammex.com/ (aufgerufen 03/18)

9 Lu, C.-C., et al. (2016): »Immunomodulatory Properties of Medicinal Mushrooms: Differential Effects of Water and Ethanol Extracts on NK Cell-Mediated Cytotoxicity.« Innate Immunity, 22 (7), S. 522–533. doi: 10.1177/1753425916661402

10 Hassett, M. O., Fischer, M. W. F., Money, N. P. (2015): »Mushrooms As Rainmakers: How Spores Act As Nuclei For Raindrops.« PLoS ONE, 10 (10), S. 1–10. doi: 10.1371/journal.pone.0140407

11 Wachtel-Galor, S., et al. (2011): »Ganoderma lucidum (Lingzhi or Reishi): A Medical Mushroom.« In Herbal Medicine: Biomolecular and Clinical Aspects. Hg. von S. Wachtel-Galor. 2. Auflage, S. 175–199. Boca Raton, FL: CRC Press. Verfügbar auf: https://www.ncbi.nlm.nih.gov/books/NBK9 2757/

12 Li, S., et al. (2016): »Development of Ling-zhi Industry in China – Emanated From the Artificial Cultivation in the Institute of Microbiology, Chinese Academy of Sciences (IMCAS).« Mycology, S. 74–80. doi: 10.1080/21501203.2016.1171805

13 Durgo, K., et al. (2013): »Cytotoxicity of Blended Versus Single Medicinal Mushroom Extracts on Human Cancer Cell Lines: Contribution of Polyphenol and Polysaccharide Content.« International Journal of Medicinal Mushrooms, 15 (5), S. 435–448. doi: 10.1615/IntJMedMushr.v15.i5.20

14 Sonam, K. S., Guleria, S. (2017): »Synergistic Antioxidant Activity of Natural Products.« Annals of Pharmacology and Pharmaceutics, 2 (16), S. 1–6

15 Abu-Serie, M. M., Habashy, N. H., Attia, W. E. (2018): »In Vitro Evaluation of the Synergistic Antioxidant and Anti-Inflammatory Activities of the Combined Extracts from Malaysian Ganoderma Lucidum and Egyptian Chlorella Vulgaris.« BMC Complementary and Alternative Medicine, 18 (1), S. 1–13. doi: 10.1186/s12906-018-2218-5

16 Kao, Chi H. J., et al. (2013): »Anti-Cancer Activities of Ganoderma Lucidum Active Ingredients and Pathways.« Functional Foods in Health and Disease, 3 (2), S. 48–65. doi: 10.3390/molecules19045360

17 Paoletti, M. G., et al. (2007): »Human Gastric Juice Contains Chitinase That Can Degrade Chitin.« Annals of Nutrition and Metabolism, 51 (3), S. 244–251. doi: 10.1159/000104144

18 Roos, N., van Huis, A. (2017): »Consuming Insects: Are There Health Benefits?« Journal of Insects as Food and Feed, 3 (4), S. 225–229

19 Coy, C., et al. (2015): »Significant Correlation between TLR2 Agonist Activity and TNF-α Induction in J774.A1 Macrophage Cells by Different Medicinal Mushroom Products.« International Journal of Medicinal Mushrooms, 17 (8), S. 713–722. doi: 10.1615/IntJMedMushrooms.v17.i8.20

20 Rogers, R. D. (2016): »Mushrooms Vs. Mycelium: Choosing the Best Medicina.« FUNGI, 9 (1), S. 18–21

21 Zhang, L., et al. (2017): »Bioactive Mushroom Polysaccharides: Immunoceuticals to Anticancer Agents.« J Nutraceuticals Food Sci., 2 (2), S. 6. Verfügbar auf: http://nutraceuticals.imedpub.com/bioactive-mushroom-polysaccharides-immunoceuticals-to-anticancer-agents.php?aid=20119 (aufgerufen 27. August 2019)

22 Campbell, A. W. (2014): »Autoimmunity and the Gut.« Autoimmune Diseases, S. 152428. doi: 10.1155/2014/152428

23 Zhang, L., et al. (2017): »Bioactive Mushroom Polysaccharides: Immunoceuticals to Anticancer Agents.« J Nutraceuticals Food Sci., 2 (2), S. 6. Verfügbar auf: http://nutraceuticals.imedpub.com/bioactive-mushroom-polysaccharides-immunoceuticals-to-anticancer-agents.php?aid=20119 (aufgerufen 27. August 2019)

24 Blumert, M., Liu, J. (2007): »Jiaogulan – Chinas Pflanze der Unsterblichkeit.« 1. Auflage, Iserlohn: Edition Aesculap

25 Powell, M. (2015): »Medicinal Mushrooms: A Clinical Guide.« 2. Auflage, Eastbourne: Mycology Press

26 Powell, M. (2015): »Medicinal Mushrooms: A Clinical Guide.« 2. Auflage, Eastbourne: Mycology Press

27 Money, N. P. (2016): »Are Mushrooms Medicinal?« Fungal Biology, S. 449–453. doi: 10.1016/j.funbio.2016.01.006

28 www.spektrum.de/wissen/warum-aflatoxine-so-gefaehrlich-sind/1405350

Kapitel 4: Krankheiten mit Heilpilzen behandeln

1 Gao, Q., Wu, G., He, D. (2000): »Effect of Cordyceps Sinensis on the Th1/Th2 Cytokines in Patients With Condyloma Acuminatum.« Zhong Yao Cai, 23 (7), S. 402–04

2 Qin, M., et al. (2016): »Anti-Inflammatory Effects of Ethanol Extract of Lion's Mane Medicinal Mushroom, Hericium erinaceus (Agaricomycetes), in Mice with Ulcerative Colitis.« International Journal of Medicinal Mushrooms, 18 (3), S. 227–34

3 Liu, C., et al. (2015): »Anti-Inflammatory Effects of Ganoderma lucidum Triterpenoid in Human Crohn's Disease Associated with Downregulation of NF-κB Signaling.« Inflammatory Bowel Diseases, 21 (8), S. 1918–25

4 Yu, Z. T., Liu, B., Mukherjee, P., Newburg, D. S. (2013): »Trametes Versicolor Extract Modifies Human Fecal Microbiota Composition In Vitro.« Plant Foods for Human Nutrition, 68, S. 107–12

5 Park Yong, K., et al. (2005): »Suppressive Effects of Ethanolic Extracts from Propolis and Its Main Botanical Origin on Dioxin Toxicity.« Journal of Agricultural and Food Chemistry, 53, S. 10306–309

6 Zhao, J. Q., et al. (2009): »Protective Effects of Propolis on Inorganic Mercury Induced Oxidative Stress in Mice.« Indian Journal of Experimental Biology, 47 (4), S. 264–69

7 Wang, M., et al. (2017): »A Polysaccharide Isolated from Mycelia of the Lion's Mane Medicinal Mushroom Hericium erinaceus (Agaricomycetes) Induced Apoptosis in Precancerous Human Gastric Cells.« International Journal of Medicinal Mushrooms, 19 (12), S. 1053–60. doi: 10.1615/IntJMedMushrooms

8 Wang, M., Gao, Y., Xu, D., Gao, Q. (2015): »A Polysaccharide From Cultured Mycelium of Hericium erinaceus and Its Anti-Chronic Atrophic Gastritis Activity.« International Journal of Biological Macromolecules, 81, S. 656–61. doi: 10.1016/j.ijbiomac.2015.08.043

9 Xu, C. P., et al. (1985): »A Double-Blind Study of Effectiveness of Hericium erinaceus Pers Therapy on Chronic Atrophic Gastritis.« A preliminary report. Chinese Medical Journal (Engl), 98 (6), S. 455–56

10 Búfalo, M. C., Sforcin, J. M. (2015): »The Modulatory Effects of Caffeic Acid on Human Monocytes and Its Involvement in Propolis Action.« Journal of Pharmacy and Pharmacology, 67 (5), S. 740–45

11 Yu, S. B., et al. (2018): »Cordycepin Accelerates Osteoblast Mineralization and Attenuates Osteoclast Differentiation In Vitro.« Evidence-Based Complementary and Alternative Medicine, 5892957. doi: 10.1155/2018/5892957. eCollection 2018.

12 Morigiwa, A., Kitabatake, K., Fujimoto, Y., Ikekawa, N. (1986): »Angiotensin Converting Enzyme-Inhibitory Triterpenes from Ganoderma Lucidum.« Chemical and Pharmaceutical Bulletin, 34, S. 3025–28

13 Mori, K., Inatomi, S., Ouchi, K., Azumi, Y., Tuchida, T. (2009): »Improving Effects of the Mushroom Yamabushitake (Hericium erinaceus) on Mild Cognitive Impairment: A Double-Blind Placebo-Controlled Clinical Trial.« Phytotherapy Research, 23 (3), S. 367–72

14 Zhou, S., et al. (2015): »Hypoglycemic Activity of Polysaccharide from Fruiting Bodies of the Shaggy Ink Cap Medicinal Mushroom, Coprinus comatus (Higher Basidiomycetes), on Mice Induced by Alloxan and Its Potential Mechanism.« International Journal of Medicinal Mushrooms, 17 (10), S. 957–64

15 Brunkwall, L., Orho-Melander, M. (2017): »The Gut Microbiome as a Target for Prevention and Treatment of Hyperglycaemia in Type 2 Diabetes: From Current Human Evidence to Future Possibilities.« Diabetologia, 60 (6), S. 943–51. doi: 10.1007/s00125-017-4278-3

16 Jensen, A. B., et al. (2018): »Increase in Clinically Recorded Type 2 Diabetes after Colectomy.« Elife, 7, S. e37420. doi: 10.7554/eLife.37420

17 Rahman, M. A., Abdullah, N., Aminudin, N. (2014): »Inhibitory Effect on In Vitro LDL Oxidation and HMG Co-A Reductase Activity of the Liquid-Liquid Partitioned Fractions of Hericium erinaceus (Bull.) Persoon (Lion's Mane Mushroom).« BioMed Research International, 828149. doi: 10.1155/2014/828149

18 Sargowo, D., et al. (2018): »The Role of Polysaccharide Peptide of Ganoderma lucidum as a Potent Antioxidant Against Atherosclerosis in High Risk and Stable Angina Patients.« Indian Heart Journal, 70 (5), S. 608–14

19 Ye, T. M., et al. (2010): »Auricularia auricular Polysaccharide Protects Myocardium Against Ischemia/Reperfusion Injury.« Zhongguo Ying Yong Sheng Li Xue Za Zhi, 26 (2), S. 154–58

20 Wu, Q., et al. (2010): »Chemical Characterization of Auricularia auricula Polysaccharides and Its Pharmacological Effect on Heart Antioxidant Enzyme Activities and Left Ventricular Function in Aged Mice.« International Journal of Biological Macromolecules, 46 (3), S. 284–88

21 Tao, J., Feng, K. Y. (1990): »Experimental and Clinical Studies on Inhibitory Effect of Ganoderma lucidum on Platelet Aggregation.« Journal of Tongji Medical University, 10 (4): 240–43

22 Gau, J. P., Lin, C. K., Lee, S. S., Wang, S. R. (1990): »The Lack of Antiplatelet Effect of Crude Extracts From Ganoderma lucidum on HIV-Positive Hemophiliacs.« American Journal of Chinese Medicine, 18 (3–4), S. 175–79

23 Reinhardt, C. (2018): »The Gut Microbiota as an Influencing Factor of Arterial Thrombosis.« Hamostaseologie, Nov 20. doi: 10.1055/s-0038-1675357. (Epub vor Druck)

24 Nagai, K., et al. (2017): »Polysaccharides Derived from Ganoderma lucidum Fungus Mycelia Ameliorate Indomethacin-Induced Small Intestinal Injury via Induction of GM-CSF from Macrophages.« Cellular Immunology, 320, S. 20–28

25 Li, E. K., et al. (2007): »Safety and Efficacy of Ganoderma lucidum (lingzhi) and San Miao San Supplementation in Patients with Rheumatoid Arthritis: A Double-Blind, Randomized, Placebo-Controlled Pilot Trial.« Arthritis & Rheumatology, 57 (7), S. 1143–50

26 Collado Mateo, D., et al. (2017): »Ganoderma lucidum Improves Physical Fitness in Women with Fibromyalgia.« Nutrición Hospitalaria, 32 (5), S. 2126–35

27 Kodama, N., Komuta, K., Nanba, H. (Department of Microbial Chemistry, Kobe Pharmaceutical University, Kobe, Japan. n-kodama@kobepharma-u.ac.jp) (2003): »Effect of Maitake (Grifola frondosa) D-Fraction on the Activation of NK Cells in Cancer Patients.« Journal of Medicinal Food, 6 (4), S. 371–77

28 Kodama, N., Komuta, K., Sakai, N., Nanba, H. (Department of Microbial Chemistry, Kobe Pharmaceutical University, Japan. n-kokama@kobepharma-u.ac.jp) (2002): »Effects of D-Fraction, a Polysaccharide from Grifola frondosa on Tumor Growth Involve Activation of NK Cells.« Biological and Pharmaceutical Bulletin, 25 (12), S. 1647–50

29 Jin, X., Ruiz Beguerie, J., Sze, D. M., Chan, G. C. (2016): »Ganoderma Lucidum (Reishi Mushroom) for Cancer Treatment.« Cochrane Database of Systematic Reviews, 4:CD007731. doi: 10.1002/14651858.CD007731.pub3

Kapitel 5: 22 Heilpilze im Porträt

1 Amtsblatt der Europäischen Union, Durchführungsverordnung (EU) 2017/2470 der Kommission vom 20. Dezember 2017 zur Erstellung der Unionsliste der neuartigen Lebensmittel gemäß der Verordnung (EU) 2015/2283 des Europäischen Parlaments und des Rates über neuartige Lebensmittel

2 Li, S., et al. (2017): »The Antioxidative, Antiaging, and Hepatoprotective Effects of Alkali-Extractable Polysaccharides by Agaricus bisporus.« Evidence-based Complementary and Alternative Medicine, doi: 10.1155/2017/7298683

3 Ragasa, C. Y., et al. (2016): »Sterols and Lipids from Agaricus bisporus.« International Journal of Pharmaceutical and Clinical Research, 8 (10), S. 1451–53

4 Twardowski, P., et al. (2015): »A Phase I Trial of Mushroom Powder in Patients with Biochemically Recurrent Prostate Cancer: Roles of Cytokines and Myeloid-Derived Suppressor Cells for Agaricus bisporus-Induced Prostate-Specific Antigen Responses.« Cancer, 121 (17), S. 2942–50. doi: 10.1002/cncr.29421

5 Apoorva Bhushan, M. K. (2019): »The Medicinal Mushroom Agaricus bisporus: Review of Phytopharmacology and Potential Role in the Treatment of Various Diseases.« Department of Pharmacology, School of Pharmacy, Babu Banarasi Das University, Lucknow, Uttar Pradesh, India, (1), S. 4–9. doi: 10.4103/JNSM.JNSM

6 Liu, Y., et al. (2008): »Immunomodulating Activity of Agaricus brasiliensis KA21 in Mice and in Human Volunteers.« Evidence-based Complementary and Alternative Medicine, 5 (2), S. 205–19. doi: 10.1093/ecam/nem016

7 Lidia Popescu, M., et al. (2017): »Antioxidant Activity of Romanian Agaricus blazei Murrill and Agaricus bisporus J. E. Lange Mushrooms.« Farmacia. Verfügbar unter: http://www.revistafarmacia.ro/201703/art-02-Popescu_Costea_Gird_329-335.pdf (Stand: 12 September 2018)

8 Carneiro, A. A. J., et al. (2013): »Chemical Composition and Antioxidant Activity of Dried Powder Formulations of Agaricus blazei and Lentinus edodes.« Food Chemistry, 138 (4), S. 2168–73. doi: 10.1016/j.foodchem.2012.12.036

9 Lima, C. U. J. O., et al. (2016): »Antimicrobial Properties of the Mushroom Agaricus blazei – Integrative Review.« Brazilian Journal of Pharmacognosy, 26 (6), S. 780–86. doi: 10.1016/j.bjp.2016.05.013

10 Sui, Z. F., et al. (2010): »Chemical Analysis of Agaricus blazei Polysaccharides and Effect of the Polysaccharides on IL-1β mRNA Expression in Skin of Burn Wound-Treated Rats.« International Journal of Biological Macromolecules, 47 (2), S. 155–57. doi: 10.1016/j.ijbiomac.2010.05.006

11 Wisitrassameewong, K., et al. (2012): »Agaricus subrufescens: A Review.« Saudi Journal of Biological Sciences, 19 (2), S. 131–46. doi: 10.1016/j.sjbs.2012.01.003

12 Tangen, J. M., et al. (2015): »Immunomodulatory Effects of the Agaricus blazei Murrill-Based Mushroom Extract Andosan in Patients with Multiple Myeloma Undergoing High Dose Chemotherapy and Autologous Stem Cell Transplantation: A Randomized, Double Blinded Clinical Study.« BioMed Research International, S. 1–11. doi: 10.1155/2015/718539

13 Ishii, P. L., et al. (2011): »Evaluation of Agaricus blazei In vivo for Antigenotoxic, Anticarcinogenic, Phagocytic and Immunomodulatory Activities.« Regulatory Toxicology and Pharmacology, 59 (3), S. 412–22. doi: 10.1016/j.yrtph.2011.01.004

14 Ellertsen L. K., Hetland, G. (2009): »An Extract of the Medicinal Mushroom Agaricus blazei Murill Can Protect Against Allergy.« Clinical and Molecular Allergy, 5, 7 (6): 6

15 Liu, Y., et al. (2008): »Immunomodulating Activity of Agaricus brasiliensis KA21 in Mice and in Human Volunteers.« Evidence-based Complementary and Alternative Medicine, 5 (2), S. 205–19. doi: 10.1093/ecam/nem016

16 Uyanoglu, M., et al. (2014): »Effects of Polysaccharide From Fruiting Bodies of Agaricus bisporus, Agaricus brasiliensis, and Phellinus linteus on Alcoholic Liver Injury.« International Journal of Food Science and Nutrition, 65 (4): S. 482–88

17 Sarnthima, R., et al. (2017): »Culture Broth of Ganoderma lucidum Exhibited Antioxidant, Antibacterial and α-Amylase Inhibitory Activities.« Journal of Food Science and Technology, 54 (11), S. 3724–30. doi: 10.1007/s13197-017-2839-6

18 Obuchi, T., et al. (1990): »Armillaric Acid, A New Antibiotic Produced by Armillaria mellea.« Planta Medica, 56 (4), S. 510–12. doi: 10.7868/s0869565217160241

19 Watanabe, N., et al. (1990): »A Novel N6-Substituted Adenosine Isolated Irom Mi Huan Jun (Armillaria mellea) as a Cerebral-Protecting cCompound.« Planta Medica, 56 (1): S. 48–52

20 Muszyńska, B., et al. (2011): »Analysis of Indole Compounds in Armillaria mellea Fruiting Bodies.« Acta Poloniae Pharmaceutica – Drug Research, 68 (1), S. 93–97

21 Wu, J., et al. (2012): »A Polysaccharide From Armillaria mellea Exhibits Strong in vitro Anticancer Activity via Apoptosis-Involved Mechanisms.« International Journal of Biological Macromolescules, 51 (4): S. 663–67

22 Yu, L., et al. (2006): »Study on the Anti-Vertigo Function of Polysaccharides of Gastrodia elata and Polysaccharides of Armillaria mellea.« Chinese Journal of Information on Traditional Chinese Medicine, 13: S. 29–36

23 Fan, L., et al. (2007): »Evaluation of Antioxidant Property and Quality of Breads Containing Auricularia auricula Polysaccharide Flour.« Food Chemistry, 101 (3), S. 1158–63. doi: 10.1016/j.foodchem.2006.03.017

24 Wu, Q., et al. (2010): »Chemical Characterization of Auricularia auricula Polysaccharides and Its Pharmacological Effect on Heart Antioxidant Enzyme Activities and Left Ventricular Function in Aged Mice.« International Journal of Biological Macromolecules, 46 (3), S. 284–88. doi: 10.1016/j.ijbiomac.2010.01.016

25 Cai, M., et al. (2015): »Extraction, Antimicrobial, and Antioxidant Activities of Crude Polysaccharides from the Wood Ear Medicinal Mushroom Auricularia auricula-judae (Higher Basidiomycetes).« International Journal of Medicinal Mushrooms, 17 (6), S. 591–600

26 Damte, D., et al. (2011): »Anti-Inflammatory Activity of Dichloromethane Extract of Auricularia auricula-judae in RAW264.7 Cells.« Toxicological Research, 27 (1), S. 11–14. doi: 10.5487/TR.2011.27.1.011

27 Khamlue, R., et al. (2012): »Skin Wound Healing Promoting Effect of Polysaccharides Extracts from Tremella fuciformis and Auricularia auricula on the Ex-Vivo Porcine Skin Wound Healing Model.« ICPBEE, S. 93–98. doi: 10.7763/IPCBEE.2012.V43.20

28 Chiu, W. C., et al. (2014): »Auricularia polytricha aqueous Extract Supplementation Decreases Hepatic Lipid Accumulation and Improves Antioxidative Status in Animal Model of Nonalcoholic Fatty Liver.« BioMedicine (Netherlands), 4 (2), S. 29–38. doi: 10.7603/s40681-014-0012-3

29 Chellappan, D. K., et al. (2016): »The Protective Action of the Aqueous Extract of Auricularia polytricha in Paracetamol Induced Hepatotoxicity in Rats.« Recent patents on drug delivery & formulation, 10 (1), S. 72–76

30 Hu, X., et al. (2017): »Hyperglycemic and Anti-Diabetic Nephritis Activities of Polysaccharides Separated from Auricularia auricular in Diet-Streptozotocin-Induced Diabetic Rats.« Experimental and Therapeutic Medicine, 13 (1), S. 352–58. doi: 10.3892/etm.2016.3943

31 Chen, G., et al. (2011): »Hypocholesterolemic Effects of Auricularia auricula Ethanol Extract in ICR Mice Fed a Cholesterol-Enriched Diet.« Journal of Food Science and Technology, 48 (6), S. 692–98. doi: 10.1007/s13197-010-0196-9

32 Reza, A., et al. (2011): »Comparative Antitumor Activity of Different Solvent Fractions From an Auricularia auricula-judae Ethanol Extract in P388D1 and Sarcoma 180 Cells.« Toxicological Research, 27 (2), S. 77–83. doi: 10.5487/TR.2011.27.2.077

33 Wang, Y., et al. (2017): »A Novel pH-Sensitive Carrier for the Delivery of Antitumor Drugs: Histidine-Modified Auricularia auricular Polysaccharide Nano-Micelles.« Scientific Reports, 7 (1), S. 1–10. doi: 10.1038/s41598-017-04428-8

34 Zhuan-Yun, L. I., et al. (2015): »Auricularia auricular-judae Polysaccharide Attenuates Lipopolysaccharide-Induced Acute Lung Injury by Inhibiting Oxidative Stress and Inflammation.« Biomedical Reports, 3 (4), S. 478–82. doi: 10.3892/br.2015.470

35 Li, B., et al. (2010): »Antioxidant Properties of Cap and Stipe from Coprinus comatus.« Molecules, 15 (3), S. 1473–86. doi: 10.3390/molecules15031473

36 De Silva, D. D., et al. (2012): »Medicinal Mushrooms in Prevention and Control of Diabetes Mellitus.« Fungal Diversity, 56 (1), S. 1–29. doi: 10.1007/s13225-012-0187-4

37 Ozalp, F. O., et al. (2014): » Consumption of Coprinus comatus Polysaccharide Extract Causes Recovery of Alcoholic Liver Damage in Rats.« Pharmceutical Biology, 52 (8): S. 994–1002

38 Dotan, N., Wasser, S. P., Mahajna, J. (2011): »The Culinary-Medicinal Mushroom Coprinus comatus as a Natural Antiandrogenic Modulator.« Integrative Cancer Therapies, 10 (2): S. 148–59

39 Stamets, P. (2005): »Notes on Nutritional Properties of Culinary-Medicinal Mushrooms.« International Journal of Medicinal Mushrooms, 7 (1–2), S. 103–10. doi: 10.1615/IntJMedMushr.v7.i12.100

40 Bao, H. N. D., et al. (2010): »Antioxidative Activities of Hydrophilic Extracts Prepared From the Fruiting Body and Spent Culture Medium of Flammulina velutipes.« Bioresource Technology, 101 (15), S. 6248–55. doi: 10.1016/j.biortech.2010.03.026

41 Kashina, S., et al. (2016): »Activity of Extracts from Submerged Cultured Mycelium of Winter Mushroom, Flammulina velutipes (Agaricomycetes), on the Immune System In Vitro.« Inter-

nationalJournal of Medicinal Mushrooms, 18 (1), S. 49–57. doi: 10.1615/IntJMedMushrooms. v18.i1.60

42 Gu, Y. H., Sivam, G. (2006): »Cytotoxic Effect of Oyster Mushroom Pleurotus ostreatus on Human Androgen-Independent Prostate Cancer PC-3 cells.« Journal of Medicinal Food, 9 (2), S. 196–204. doi: 10.1089/jmf.2006.9.196

43 Maruyama, H., Ikekawa, T. (2007): »Immunomodulation and Antitumour Activity of a Mushroom Product, Proflamin, Isolated from Flammulina velutipes (W. Curt.: Fr.) Singer (Agaricomycetideae).« International Journal of Medicinal Mushrooms, 9 (2): S. 20

44 Chang, H. H., et al. (2010): »Oral Administration of an Enoki Mushroom Protein FVE Activates Innate and Adaptive Immunity and Induces Anti-Tumour Activity Against Murine Hepatocellular Carcinoma.« International Immunopharmacology, 10 (2): S. 239-46

45 Tang, C., et al. (2016): »Golden Needle Mushroom: A Culinary Medicine With Evidenced-Based Biological Activities and Health Promoting Properties.« Frontiers in Pharmacology, S. 474. doi: 10.3389/fphar.2016.00474

46 Hsieh, K. Y., et al. (2003): »Oral Administration of an Edible-Mushroom-Derived Protein Inhibits the Development of Food-Allergic Reactions in Mice.« Clinical and Experimental Allergy, 33 (11): S. 1595–602

47 Sano, M., et al. (2002): »Inhibitory Effects of Edible Higher Basidiomycetes mushroom Extracts on Mouse Type IV Allergy.« International Journal of Medicinal Mushrooms, 4 (1): S. 37–41

48 Ikekawa, T., Uehara, N., Maeda, Y. (1969): »Antitumor Activity of Aqueous Extracts of Edible Mushrooms Antitumor Activity of Aqueous Extracts of Edible Mushrooms.« Cancer Reasearch, S. 734–35

49 Mustonen, A. M., et al. (2018): »Myo- and Cardiotoxic Effects of the Wild Winter Mushroom (Flammulina velutipes) on Mice.« Experimental Biology and Medicine, 243 (7), S. 639–44. doi: 10.1177/1535370218762340

50 Roussel, B., et al. (2002): »Fomes fomentarius (L.: Fr.) Fr.: A mushroom with Varied Uses.« Cryptogamie Mycologie, 23 (4), S. 349–66

51 Buller, A. H. R. (1915): »The Fungus Lore of the Greeks and Romans.« Transactions of the British Mycological Society, 5: S. 21–66

52 Grienke, U., et al. (2014): »European Medicinal Polypores – A Modern View on Traditional Uses.« Journal of Ethnopharmacology, 154 (3): S. 564–83

53 Merdivan, S., Lindequist, U. (2017): »Ergosterol peroxide: A Mushroom-Derived Compound with Promising Biological Activities—A review.« International Journal of Medicinal Mushrooms, S. 93–105. doi: 10.1615/IntJMedMushrooms.v19.i2.10

54 Seniuk, O. F., et al. (2011): »Anti-Infective Properties of the Melanin-Glucan Complex Obtained From Medicinal Tinder Bracket Mushroom, Fomes fomentarius (L.: Fr.) Fr. (Aphyllophoromycetideae).« International Journal of Medicinal Mushrooms, 13 (1), S. 7–18

55 Robles-Hernández, L., et al. (2008): »Review of Agricultural and Medicinal Applications of Basidiomycete Mushrooms.« Tecnociencia Chihuahua, 2 (2), S. 95–107

56 Grienke, U., et al. (2014): »European Medicinal Polypores – A Modern View on Traditional Uses.« Journal of Ethnopharmacology, 154 (3): S. 564–83

57 Maljurić, N., et al. (2018): »Isolation and Determination of Fomentariol: Novel Potential Antidiabetic Drug from Fungal Material.« Journal of Analytical Methods in Chemistry. doi: 10.1155/2018/2434691

58 Smith, J. E., et al. (2002): »Medicinal Mushrooms: Their Therapeutic Properties and Current Medical Usage With Special Emphasis on Cancer Treatments.« Cancer Research UK. http://sci.cancerresearchuk.org/labs/med_mush/med_mush.html

59 Pleszczyńska, M., et al. (2017): »Fomitopsis betulina (formerly Piptoporus betulinus): The Iceman's Polypore Fungus With Modern Biotechnological Potential.« World Journal of Microbiology and Biotechnology, 33 (5), S. 0. doi: 10.1007/s11274-017-2247-0

60 Cichewicz, R. H., Kouzi, S. A. (2004): »Chemistry, Biological Activity, and Chemotherapeutic Potential of Betulinic Acid for the Prevention and Treatment of cancer and HIV Infection.« Medical Research Reviews, 24 (1), S. 90–114

61 Kutalek, R. (2002): »Ethnomykologie – eine Übersicht.« Österreichische Zeitschrift für Pilzkunde, S. 11

62 Yong, T., et al. (2018): »Hypouricemic Effects of Ganoderma applanatum in Hyperuricemia Mice Through OAT1 and GLUT9.« Frontiers in Pharmacology, 8, S. 996. doi: 10.3389/fphar.2017.00996

63 Sanodiya, B., et al. (2009): »Ganoderma lucidum: A Potent Pharmacological Macrofungus.« Current Pharmaceutical Biotechnology, 10 (8), S. 717–42. doi: 10.2174/138920109789978757

64 Cör, D., Knez, Ž., Hrnčič, M. K. (2018): »Antitumour, Antimicrobial, Antioxidant and Antiacetylcholinesterase Effect of Ganoderma lucidum Terpenoids and Polysaccharides: A Review.« Molecules, 23 (3), S. 1–21. doi: 10.3390/molecules23030649

65 Wasser, S. (2010): »Reishi« In: Betz, J. M., Blackman, M. R., Levine, M.: Encyclopedia of Dietary Supplements. 2. Auflage. Informa Healthcare. Verfügbar unter: https://www.taylorfrancis.com/books/9781482204056

66 Linnakoski, R., et al. (2018): »Antiviral Agents From Fungi: Diversity, Mechanisms and Potential Applications.« Frontiers in Microbiology, 9 (October). doi: 10.3389/fmicb.2018.02325

67 Ma, H. T., Hsieh, J. F., Chen, S. T. (2015): »Anti-Diabetic Effects of Ganoderma lucidum.« Phytochemistry, 114, S. 109–13. doi: 10.1016/j.phytochem.2015.02.017

68 Santesso, N., Wieland, L. S. (2016): »A Summary of a Cochrane Review: Ganoderma lucidum (Reishi Mushroom) for the Treatment of Cancer.« European Journal of Integrative Medicine, 8 (5), S. 619–20. doi: 10.1016/j.eujim.2016.07.025

69 Wasser, S. (2005): »Reishi or Ling Zhi (Ganoderma lucidum).« In Marcel Dekker: Encyclopedia of Dietary Supplements. S. 603–22. doi: 10.1081/E-EDS-120022119

70 Morishige, F. (1987): »Reishi and Cancer.« In Chinese Traditional Medicine Part III, S. 12–23, ISBN4-88580-053-6 C-0077

71 Thyagarajan, A., Zhu, J., Sliva, D. (2007): »Combined Effect of Green Tea and Ganoderma lucidum on Invasive Behavior of Breast Cancer Cells.« International Journal of Oncology, 30 (4), S. 963–69. doi: 10.3892/ijo.30.4.963

72 Chan, G., Chan, W., Sze, D. (2009): »The Effects of β-Glucan on Human Immune and Cancer Cells.« Journal of Hematology & Oncology, 2 (1), S. 25. doi: 10.1186/1756-8722-2-25

73 Kuo, H. C., et al. (2016): »Hericium erinaceus Mycelium and Its Isolated Erinacine A Protection From MPTP-Induced Neurotoxicity Through the ER Stress, Triggering an Apoptosis Cascade.« Journal of Translational Medicine, 14 (1), S. 1–14. doi: 10.1186/s12967-016-0831-y

74 Diling, C., et al. (2017): »Extracts From Hericium erinaceus Relieve Inflammatory Bowel Disease by Regulating Immunity and Gut Microbiota.« Oncotarget, 8 (49), S. 85838–57. doi: 10.18632/oncotarget.20689

75 Mori, K., et al. (2009): »Improving Effects of the Mushroom Yamabushitake (Hericium erinaceus) on Mild Cognitive Impairment: A Double-blind Placebo-Controlled Clinical Trial.« Phytotherapy Research, 23 (3), S. 367–72. doi: 10.1002/ptr.2634

76 Wittstein, K., et al. (2016): »Corallocins A-C, Nerve Growth and Brain-Derived Neurotrophic Factor Inducing Metabolites from the Mushroom Hericium coralloides.« Journal of Natural Products, 79 (9), S. 2264–69. doi: 10.1021/acs.jnatprod.6b00371

77 Cheng, J. H., et al. (2016): »High Molecular Weight of Polysaccharides From Hericium erinaceus Against Amyloid Beta-Induced Neurotoxicity.« BMC Complementary and Alternative Medicine, 16, S. 170

78 Wong, J.-Y., et al. (2013): »Gastroprotective Effects of Lion's Mane Mushroom Hericium erinaceus (Bull.: Fr.) Pers. (Aphyllophoromycetideae) Extract against Ethanol-Induced Ulcer in Rats.« Evidence-Based Complementary and Alternative Medicine, S. 1–9. doi: 10.1155/2013/492976

79 Spelman, K., Sutherland, E., Bagade, A. (2017): »Neurological Activity of Lion's Mane (Hericium erinaceus).« Journal of Restorative Medicine, 6 (1), S. 19–26. doi: 10.14200/jrm.2017.6.0108

80 Nagano, M., et al. (2010): »Reduction of Depression and Anxiety by 4 Weeks Hericium erinaceus Intake.« Biomedical Research, 31 (4), S. 231–37. doi: 10.2220/biomedres.31.231

81 Barret, J. P., et al. (2017): »Accelerated Re-Epithelialization of Partial-Thickness Skin Wounds by a Topical Betulin Gel: Results of a Randomized Phase III Clinical Trials Program.« Burns, 43 (6), S. 1284–94. doi: 10.1016/j.burns.2017.03.005

82 Dhama, K., et al. (2018): »Medicinal and Therapeutic Potential of Herbs and Plant Metabolites/Extracts Countering Viral Pathogens – Current Knowledge and Future Prospects.« Current Drug Metabolism, 19. doi: 10.2174/1389200219666180129145252

83 Vitak, T., et al. (2017): »Effect of Medicinal Mushrooms on Blood Cells Under Conditions of Diabetes Mellitus.« World Journal of Diabetes, 8 (5), S. 187. doi: 10.4239/wjd.v8.i5.187

84 Ma, L., et al. (2013): »Anti-Inflammatory and Anticancer Activities of Extracts and Compounds From the Mushroom Inonotus obliquus.« Food Chemistry, 139 (1–4), S. 503–08. doi: 10.1016/j.foodchem.2013.01.030

85 Najafzadeh, M., et al. (2007): »Chaga Mushroom Extract Inhibits Oxidative DNA Damage in Lymphocytes of Patients with Inflammatory Bowel Disease.« BioFactors, 31 (3–4), S. 191–200. doi: 10.1002/biof.5520310306

86 Geng, P., et al. (2017): »Antifatigue Functions and Mechanisms of Edible and Medicinal Mushrooms.« BioMed Research International, S. 16. doi: 10.1155/2017/9648496

87 Song, F.-Q., et al. (2013): »Progress on Understanding the Anticancer Mechanisms of Medicinal Mushroom: Inonotus Obliquus.« Asian Pacific Journal of Cancer Prevention, 14 (3), S. 1571–78. doi: 10.7314/APJCP.2013.14.3.1571

88 Vannucci, L., et al. (2017): »Lentinan Properties in Anticancer Therapy: A Review on the Last 12-year Literature.« American Journal of Immunology, 13 (1), S. 50–61. doi: 10.3844/ajisp.2017.50.61

89 Avinash, J., et al. (2016): »The Unexplored Anticaries Potential of Shiitake Mushroom.« Pharmacognosy Reviews, 10 (20), S. 100. doi: 10.4103/0973-7847.194039

90 Suzuki, N., et al. (2013): »Efficacy of Oral Administration of Lentinula edodes Mycelia Extract for Breast Cancer Patients Undergoing Postoperative Hormone Therapy.« Asian Pacific Journal of Cancer Prevention, 14 (6), S. 3469–72. doi: 10.7314/APJCP.2013.14.6.3469

91 Dai, X., et al. (2015): »Consuming Lentinula edodes (Shiitake) Mushrooms Daily Improves Human Immunity: A Randomized Dietary Intervention in Healthy Young Adults.« Journal of the American College of Nutrition, 34 (6), S. 478–87. doi: 10.1080/07315724.2014.950391

92 Vannucci, L., et al. (2017): »Lentinan Properties in Anticancer Therapy: A Review on the Last 12-Year Literature.« American Journal of Immunology, 13 (1), S. 50–61. doi: 10.3844/ajisp.2017.50.61

93 Wasser, S. P. (2010): »Shiitake.« In Betz, J. M., Blackman, M. R., and Levine, M. Encyclopedia of Dietary Supplements. 2. Auflage, Informa Healthcare

94 Mizuno, T. (1995): »Shiitake, Lentinus edodes: Functional Properties for Medicinal and Food Purposes.« Food Reviews International, 1 (1), S. 109–28

95 Watari, T., and Tokuda, Y. (2017): »Shiitake Dermatitis.« QJM, 110 (12), S. 849. doi: 10.1093/qjmed/hcx173

96 Nguyen, A. H., et al. (2017): »Clinical Features of Shiitake Dermatitis: A Systematic Review.« International Journal of Dermatology, 56 (6), S. 610–16. doi: 10.1111/ijd.13433

97 Chu, E. Y., et al. (2013): »Shiitake Dermatitis: A Report of 3 Cases and Review of the Literature.« Cutis, 91, S. 287–90

98 Nakamura, K., et al. (2015): »Anticancer and Antimetastatic Effects of Cordycepin, an Active Component of Cordyceps sinensis.« Journal of Pharmacological Sciences, 127 (1), S. 53–56. doi: 10.1016/j.jphs.2014.09.001

99 Yue, K., et al. (2013): »The Genus Cordyceps: A Chemical and Pharmacological Review.« Journal of Pharmacy and Pharmacology, S. 474–93. doi: 10.1111/j.2042-7158.2012.01601.x

100 Holliday, J. C., Cleaver, M. P. (2008): »Medicinal Value of the Caterpillar Fungi Species of the Genus Cordyceps (Fr.) Link (Ascomycetes). A Review.« International Journal of Medicinal Mushrooms, 10 (3), S. 219–34. doi: 10.1615/IntJMedMushr.v10.i3.30

101 Chen, Y. C. Y. H., et al. (2017): »Functional Study of Cordyceps sinensis and cordycepin in Male Reproduction: A Review.« Journal of Food and Drug Analysis, 25 (1), S. 197–205. doi: 10.1016/j.jfda.2016.10.020

102 Huang, B.-M., et al. (2004): »Upregulation of Steroidogenic Enzymes and Ovarian 17β-Estradiol in Human Granulosa-Lutein Cells by Cordyceps sinensis Mycelium1.« Biology of Reproduction, 70 (5), S. 1358–64. doi: 10.1095/biolreprod.103.022855

103 Holliday, J. C., Cleaver, M. P. (2008): »Medicinal Value of the Caterpillar Fungi Species of the Genus Cordyceps (Fr.) Link (Ascomycetes). A Review.« International Journal of Medicinal Mushrooms, 10 (3), S. 219–34. doi: 10.1615/IntJMedMushr.v10.i3.30

104 Fan, H. T., et al. (2013): »Advances on Cordyceps militaris Constituents and Pharmacological Effect.« China Journal of Chinese materia medica, 38 (15): S. 2549–52

105 Tuli, H. S., et al. (2013): »Cordycepin: A Bioactive Metabolite with Therapeutic Potential.« Life Sci, 93 (23): S. 863–69

106 Ji, D. B., et al. (2009): »Antiaging Effect of Cordyceps sinensis Extract.« Phytotherapy Research, 23 (1), S. 116–22. doi: 10.1002/ptr.2576

107 Liu, Y. K., Shen, W. (2003): »Inhibitive Effect of Cordyceps sinensis on Experimental Hepatic Fibrosis and Its Possible Mechanism.« World Journal of Gastroenterology, 9 (3), S. 529–33. doi: 10.3748/wjg.v9.i3.529

108 Santos, C. (2004): »Cordyceps sinensis Supplementation as Immunonutrition in Alcohol Induced Liver Steatosis-II.« Mycology News, 1 (9): S. 2–3

109 Holbein, S., et al. (2009): »Cordycepin Interferes with 3' End Formation in Yeast Independently of Its Potential to Terminate RNA Chain Elongation.« RNA, 15 (5), S. 837–49. doi: 10.1261/rna.1458909

110 Jiang, Y., et al. (2011): »Isolation Ofadenosine, Iso-sinensetin and Dimethylguanosine With Antioxidant and HIV-1 Protease Inhibiting Activities From Fruiting Bodies of Cordyceps militaris.« Phytomedicine, 18, S. 189–93. doi: 10.1016/j.phymed.2010.04.010

111 Dong, Y., et al. (2014): »Studies on the AntidiabeticActivities of Cordyceps militaris Extract in Diet-Streptozotocin-Induced Diabetic Sprague-Dawley Rats.« BioMed Research International. doi: 10.1155/2014/160980

112 De Silva, D. D., et al. (2012): »Medicinal Mushrooms in Prevention and Control of Diabetes Mellitus.« Fungal Diversity, 56 (1), S. 1–29. doi: 10.1007/s13225-012-0187-4

113 Chen, H., et al. (2016): »Traditional Uses, Fermentation, Phytochemistry and Pharmacology of Phellinus linteus: A Review.« Fitoterapia, 113, S. 6–26. doi: 10.1016/j.fitote.2016.06.009

114 Chen, W., et al. (2019): »A Review: The Bioactivities and Pharmacological Applications of Phellinus linteus.« Molecules, 24 (10), S. 1–24. doi: 10.3390/molecules24101888

115 Ikekawa, et al. (1968): »Antitumour Activity of Some Basidiomycetes, Especially Phellinus linteus.« Japanese Journal of Cancer Research, 59, S. 155–57

116 Stamets, P. (2003): »Potentiation of Cell-Mediated Host Defense Using Fruitbodies and Mycelia of Medicinal Mushrooms.« International Journal of Medicinal Mushrooms, 5, S. 179–91

117 Techaoei, S., et al. (2017): »An Alternative Antimicrobial Approach to Fight Bacterial Pathogens from Phellinus linteus.« International Journal of Bioengineering and Life Sciences, 11 (5), S. 305–08. http://waset.org/abstracts/61558

118 Shibata, Y., et al. (2004): »Dramatic Remission of Hormone Refractory Prostate Cancer Achieved With Extract of the Mushroom, Phellinus linteus.« Urologia Internationalis, 73 (2), S. 188–90

119 Nam, S. W., et al. (2005): »Spontaneous Regression of a Large Hepatocellular Carcinoma with Skull Metastasis.« Journal of Gastroenterology and Hepatology, 20 (3), S. 488–92

120 Kojima, H., et al. (2006): »A Case of Spontaneous Regression of Hepatocellular Carcinoma with Multiple Lung Metastases.« Radiation Medicine, 24 (2), S. 139–42

121 Wing, T. (2012): »Immune Related Female Infertility.« TCM Kongress Rothenburg

122 Shon, Y. H., Nam, K. S. (2003): »Inhibition of Cytochrome P450 Isozymes in Rat Liver Microsomes by Polysaccharides Derived from Phellinus linteus.« Biotechnology Letters, 25 (2), S. 167–72. doi: 10.1023/A:1021935922722

123 Phat, C., Moon, B., Lee, C. (2016): »Evaluation of Umami Taste in Mushroom Extracts by Chemical Analysis, Sensory Evaluation, and an Electronic Tongue System.« Food Chemistry, 192, S. 1068–77. doi: 10.1016/j.foodchem.2015.07.113.

124 Jesenak, M., et al. (2014): »Anti-Allergic Effect of Pleuran (β-Glucan from Pleurotus ostreatus) in Children with Recurrent Respiratory Tract Infections.« Phytotherapy Research, 28 (3), S. 471–74.

125 Jedinak, A., et al. (2011): »Anti-Inflammatory Activity of Edible Oyster Mushroom is Mediated Through the Inhibition of NF-κB and AP-1 Signaling.« Nutrition Journal, 10 (1), S. 52. doi: 10.1186/1475-2891-10-52.

126 Vamanu, E., et al. (2011): »Antioxidant and Antimicrobial Properties of the Extracts from Pleurotus ostreatus M2191 and PQMZ91109.« Bulletin UASVM Animal Science and Biotechnologies, 68 (1–2).

127 Petrović, J., et al. (2013): »Laetiporus sulphureus, Edible Mushroom From Serbia: Investigation on Volatile Compounds, in vitro Antimicrobial Activity and in situ Control of Aspergillus flavus in Tomato Paste.« Food and Chemical Toxicology, 59, S. 297–302. doi: 10.1016/j.fct.2013.06.021

128 Demir, M. S., Yamaç, M. (2008): »Antimicrobial Activities of Basidiocarp, Submerged Mycelium and Exopolysaccharide of Some Native Basidiomycetes Strains.« Journal of Applied Behavioural Science, 2 (3), S. 89–93

129 Jiri, P. (2019): »Will the Sulphur polypore (Laetiporus sulphureus) Become a New Functional Food?« Global Journal of Medical and Clinical Case Reports, 6 (1), S. 006–009. doi: 10.17352/2455-5282.000068

130 Mlinaric, A., et al. (2005): »Screening of Selected Wood-Damaging Fungi for the HIV-1 Reverse Transcriptase Inhibitors.« Acta Pharmaceutica, 55 (1), S. 69–79

131 Khatua, S., Ghosh, S., Acharya, K. (2017): »Laetiporus sulphureus (Bull.: Fr.) Murr. as Food as Medicine.« Pharmacognosy Journal, 9 (6), S. s1–s15. doi: 10.5530/pj.2017.6s.151

132 Léon, F., et al (2004): »Lanostanoid Triterpenes from Laetiporus sulphureus and Apoptosis Induction on HL-60 Human Myeloid Leukemia Cells.« Journal of Natural Products, 67 (12), S. 2008– 11

133 Zhao, Y.-Y. (2013): »Traditional Uses, Phytochemistry, Pharmacology, Pharmacokinetics and Quality Control of Polyporus umbellatus (Pers.) Fries: A Review.« Journal of Ethnopharmacology, 149 (1), S. 35–48. doi: 10.1016/j.jep.2013.06.031

134 Zhao, Y.-Y. (2013): »Traditional Uses, Phytochemistry, Pharmacology, Pharmacokinetics and Quality Control of Polyporus umbellatus (Pers.) Fries: A Review.« Journal of Ethnopharmacology, 149 (1), S. 35–48. doi: 10.1016/j.jep.2013.06.031

135 Zhang, G., et al. (2010): »Diuretic Activity and Kidney Medulla AQP1, AQP2, AQP3, V2R Expression of the Aqueous Extract of Sclerotia of Polyporus umbellatus FRIES in Normal Rats.« Journal of Ethnopharmacology, 128 (2), S. 433–37. doi: 10.1016/j.jep.2010.01.032

136 Powell, M. (2014): Medicinal Mushrooms: A Clinical Guide. 2. Auflage. East Sussex: Mycology Press

137 Powell, M. (2014): Medicinal Mushrooms: A Clinical Guide. 2. Auflage. East Sussex: Mycology Press

138 Kimura, T. (2013): »Natural Products and Biological Activity of the Pharmacologically Active Cauliflower Mushroom Sparassis crispa.« BioMed Research International. doi: 10.1155/2013/982317

139 Yoshikawa, K., et al. (2010): »Novel Phthalide Compounds From Sparassis crispa (Hanabiratake), Hanabiratakelide A-C, Exhibiting Anti-Cancer Related Activity.« Biological and Pharmaceutical Bulletin, 33 (8), S. 1355–59

140 Thi Nhu Ngoc, L., et al. (2018): »Effects of Sparassis crispa in Medical Therapeutics: A Systematic Review and Meta-Analysis of Randomized Controlled Trials.« International Journal of Molecular Sciences, 19 (5), S. 1487. doi:10.3390/ijms19051487

141 Yamamoto, et al. (2009): »Anti-Angiogenic and Anti-Metastatic Effects of ß-1,3-D-Glucan Purified From Hanabiratake, Sparassis crispa.« Biological and Pharmaceutical Bulletin, 32 (2), S. 259–63

142 Kim, H. H., et al. (2012): »Sparassis crispa Suppresses Mast Cell-Mediated Allergic Inflammation: Role of Calcium, Mitogen-Activated Protein Kinase and Nuclear Factor-κB.« International Journal of Molecular Medicine, 30 (2), S. 344–50. https://doi.org/10.3892/ijmm.2012.1000

143 Yoshitomi, H., et al. (2011): »Beneficial Effect of Sparassis crispa on Stroke Through Activation of Akt/eNOS Pathway in Brain of SHRSP.« Journal of Natural Medicines, 65 (1), S. 135–41

144 Hasegawa, A., et al (2004): »Sparassis crispa as Biological Response Modifier.« Gan To Kagaku Ryoho, 31 (11), S. 1761–63

145 Ohno, N., et al. (2003): »Immunomodulating Activity of a b-Glucan Preparation, SCG, Extracted from a Culinary-Medicinal Mushroom, Sparassis crispa Wulf.: Fr. (Aphyllophoromycetideae), and Application to Cancer Patients.« International Journal of Medicinal Mushrooms, 5 (4), S. 359–68

146 Yamada, M., Nishikawa, Y. (2013): »Sparassis crispa (Hanabiratake) Ameliorates Skin Conditions in Rats and Humans.« Bioscience, Biotechnology, and Biochemistry, 77 (9), S. 1961–63

147 Yamamoto, K., Kimura, T. (2013): »Orally and Topically Administered Sparassis crispa (Hanabiratake) Improved Healing of Skin Wounds in Mice with Streptozotocin-Induced Diabetes.« Bioscience, Biotechnology, and Biochemistry, 77 (6), S. 1303–05

148 Eliza, W. L., et al. (2012): »Efficacy of Yun Zhi (Coriolus versicolor) On Survival in Cancer Patients: Systematic Review and Meta-Analysis.« Recent Patents on Inflammation and Allergy Drug Discovery, 6 (1), S. 78–87. doi: 10.2174/187221312798889310

149 Ayeka, P. A. (2018): »Potential of Mushroom Compounds as Immunomodulators in Cancer Immunotherapy: A Review.« Evidence-Based Complementary and Alternative Medicine, S. 1–9. doi: 10.1155/2018/7271509

150 Lu, H., et al. (2011): »Polysaccharide Krestin is a Novel TLR2 Agonist that Mediates Inhibition of Tumor Growth via Stimulation of CD8 T Cells and NK Cells.« Clinical Cancer Research, 17 (1), S. 67–76. doi: 10.1158/1078-0432.CCR-10-1763

151 Cheung, P. C. K. (1996): »The Hypocholesterolemic Effect of Two Edible Mushrooms: Auricularia auricula and Tremella fuciformis in Hypercholesteremic Rats.« Nutrition Research, 16, S. 1721–25

152 Reshetnikov, S. V., et al. (2000): »Medicinal Value of the Genus Tremella Pers. (Heterobasidiomycetes) (Review).« International Journal of Medicinal Mushrooms, 2, S. 345–67

153 Shen, T., et al. (2017): »Tremella fuciformis Polysaccharide Suppresses Hydrogen Peroxide-Triggered Injury of Human Skin Fibroblasts via Upregulation of SIRT1.« Molecular Medicine Reports, 16 (2), S. 1340–46. doi: 10.3892/mmr.2017.6754

154 Khamlue, R., et al. (2012): »Skin Wound Healing Promoting Effect of Polysaccharides Extracts from Tremella fuciformis and Auricularia auricula on the ex-vivo Porcine Skin Wound Healing Model.« ICPBEE, S. 93–98. doi: 10.7763/IPCBEE.2012.V43.20

155 Park, H.-J., et al. (2012): »Tremella fuciformis Enhances the Neurite Outgrowth of PC12 Cells and Restores Trimethyltin-Induced Impairment of Memory in Rats via Activation of CREB Transcription and Cholinergic Systems.« Behavioural Brain Research, 229 (1), S. 82–90. doi: 10.1016/J.BBR.2011.11.017

156 Ahashi, Y., Yamamoto, Y. (2005): »Tremella fuciformis (Shirokikurage) Polysaccharide.« Fragrance Journal, 33 (3), S. 45–50

157 Brown, D. J., Reitman, L. (2009): »Psilocybin Studies and the Religious Experience: An Interview with Roland Griffiths, Ph.D.« maps bulletin, 1. https://maps.org/news-letters/v20n1/v20n1-22to25.pdf

158 Brown, D. J., Reitman, L. (2009): »Psilocybin Studies and the Religious Experience: An Interview with Roland Griffiths, Ph.D.« maps bulletin, 1. https://maps.org/news-letters/v20n1/v20n1-22to25.pdf

159 Nichols, D. E., et al. (2017): »Psychedelics as Medicines: An Emerging New Paradigm.« Clinical Pharmacology and Therapeutics, 101 (2), S. 209–19. doi: 10.1002/cpt.557

160 Fadiman J. (2017): »Microdose Research: Without approvals, control groups, double-blinds, staff or funding by Dr James Fadiman.« Psychedelic Press, 16. November. https://psychedelicpress.co.uk/blogs/ psychedelic-press-blog/microdose-research-james-fadiman

161 Polito, V., Stevenson, R. J. (2019): »A systematic Study of Microdosing Psychedelics.« PLoS ONE, 14 (2), S. 1–26. doi: 10.1371/journal.pone.0211023

Register

Botanisches Register der Heilpilze

Deutsches Register der Heilpilze